SEMIOLOGIA RESPIRATÓRIA

Munir Massud e Ricardo José Fonseca de Oliveira
Sarvier, 1ª edição, 2017

Projeto Gráfico/Diagramação
Triall Composição Editorial Ltda.

Revisão
Maria Ofélia da Costa

Capa
Triall Composição Editorial Ltda.

Impressão e Acabamento
AM Produções Gráficas Ltda.

sarvier

Sarvier Editora de Livros Médicos
Rua dos Chanés 320 – Indianópolis
04087-031 – São Paulo – Brasil
Telefax (11) 5093-6966
sarvier@sarvier.com.br
www.sarvier.com.br

Dados Internacionais de Catalogação na Publicação (CIP)
(Câmara Brasileira do Livro, SP, Brasil)

Massud, Munir
Semiologia respiratória / Munir Massud, Ricardo José Fonseca de Oliveira. -- São Paulo : SARVIER, 2017.

Bibliografia.
ISBN: 978-85-7378-259-2

1. Doenças respiratórias 2. Pneumologia 3. Respiração 4. Semiologia respiratória I. Oliveira, Ricardo José Fonseca de. II. Título.

17-06775 CDD-616.24
NLM-WF 140

Índices para catálogo sistemático:

1. Semiologia respiratória : Medicina 616.24

SEMIOLOGIA RESPIRATÓRIA

MUNIR MASSUD

Professor de Clínica Médica – Pneumologia do Curso de Medicina da Universidade Federal do Rio Grande do Norte (UFRN).

Médico Pneumologista do Hospital Universitário Onofre Lopes da UFRN.

RICARDO JOSÉ FONSECA DE OLIVEIRA

Professor do Departamento de Medicina Integrada da Universidade Federal do Rio Grande do Norte (UFRN). Pneumologista.

sarvier

Prefácio

O compêndio "Semiologia Respiratória" vem preencher importante lacuna no acervo bibliográfico do conhecimento médico. Construída e redigida por representantes de duas gerações de pneumologistas, nas pessoas dos docentes Munir e Ricardo, o texto nos propicia uma agradável viagem pelo conhecimento científico atual, no contexto clinicopatológico, ao mesmo tempo que nos faz recordar dos velhos conceitos e práticas, na arte de bem examinar o sistema repiratório e compreender suas inter-relações com os demais órgãos. Desde o início do século atual, houve uma revolução conceitual na história natural das doenças e o aprimoramento do diagnóstico laboratorial, notadamente na biologia molecular, com novas técnicas mais precisas para o diagnóstico das doenças respiratórias. Os testes genéticos em tempo real, a detecção de marcadores inflamatórios de alta precisão, a atividade imunorreguladora e a utilização de técnicas de diagnóstico de imagem de alta resolução têm melhorado o arsenal de ferramentas necessárias para a boa prática da investigação médica. Apesar de todas essas mudanças, a semiologia continua livre, envolvente, atual e consistente e corresponde ao grande pilar no diagnóstico clínico das doenças, independentemente de sua origem ou topografia.

No capítulo inicial os autores fazem uma abordagem interessante sobre a obtenção de uma boa anamnese e antecedentes, sob a evidência e análise de dez importantes síndromes respiratórias, fazendo correlações clinicopatológicas, quando necessárias. Chamou-me atenção especial a investigação da tosse crônica, em particular sua relação com a doença do refluxo gastroesofágico. Deve ser lido por todo discente ou profissional médico, pois se constitui uma das principais fragilidades no diagnóstico dessa síndrome. Segue-se a abordagem do exame físico, no capítulo seguinte, com clareza e detalhes, de grande utilidade para a obtenção da habilidade de examinar um tórax. Merece destaque a avaliação da obesidade, relacionada às doenças pulmonares, em particular a asma. No terceiro capítulo, são revisadas as principais doenças respiratórias, sob a visão da semiologia. Aqui temos a oportunidade de fazer a interação clinicopatológica com os principais sinais e sintomas de cada doença. Há uma riqueza de detalhes em cada uma delas, fazendo uma revisão atualizada sobre tópicos da pneumologia. Finalmente, o último capítulo é reservado para uma revisão sobre a radiologia torácica, enfatizando sua importância como exame complementar para o diagnóstico das doenças pulmonares.

Gostaria finalmente de ratificar a importância da obra "Semiologia Respiratória" na formação médica. Como professor e educador desta área, sinto-me honrado e ao mesmo tempo gratificado em contribuir para a divulgação e utilização deste livro como referência bibliográfica obrigatória nos cursos de Medicina, no momento em que as reformas curriculares atuais dos cursos de graduação adotam o estudo da semiologia a partir da primeira série do curso de graduação.

Fernando Antônio Brandão Suassuna
Coordenador do Curso de Medicina da UnP.
Infectologista e Alergologista.
Ex-Professor de Doenças Infecciosas da UFRN.
Ex-Coordenador do Curso de Medicina da UFRN.

Apresentação

O aumento do número de cursos de Medicina e de médicos no Brasil e a presença de médicos na maioria das localidades deste imenso País, a exercer tão nobre mister, não raro em condições de escassos recursos diagnósticos, já seriam motivos mais que suficientes para justificar o empenho dessas escolas no ensino da semiologia médica. Aliás, há incentivo das diretrizes curriculares atuais ao ensino precoce da semiologia médica. Adicionalmente, mesmo diante das melhores condições de trabalho, quando se dispõe dos meios mais sofisticados para o diagnóstico das doenças, seria tolo imaginar que se pode abrir mão do exame clínico do paciente. Não é possível diagnosticar sem antes suspeitar do que possa vir a ser determinado conjunto de manifestações clínicas, a menos que se apele para tentativas cegas por meio da solicitação atabalhoada de inumeráveis exames complementares, ofensivos ao paciente e financeiramente custosos.

Semiologia é o estudo dos métodos de exame clínico e maior é seu encanto em razão de sua natureza científica. De fato, tais métodos podem ser genuinamente testados. Além da semiotécnica, que corresponde à pesquisa dos sinais e dos sintomas, a semiogênese trata dos mecanismos de sua formação, corroborados pela compreensão da fisiopatologia e patogenia das doenças e condições clínicas diversas. É perfeitamente explicável, por exemplo, o motivo pelo qual se obtém macicez à percussão de grande derrame pleural, dos ruídos respiratórios, dos frêmitos, das dores etc. Assim, a semiologia médica é um recurso diagnóstico cientificamente orientado e absolutamente imprescindível à prática da Medicina, além de constituir um dos mais relevantes e belos momentos da prática médica.

Este livro representa uma contribuição ao estudo da semiologia respiratória que pode servir como bom começo para aqueles aos quais o tema é imprescindível à prática de suas profissões. Os autores se esforçaram para ser tão completos quanto possível, mas sem exageros ou preciosismos, e claros à compreensão tanto quando é possível à transmissão de conhecimentos cientificamente embasados. Os epônimos foram preservados em honra aos seus descobridores e seus nomes revelados para que não sejam esquecidos. O respeito e a gratidão são virtudes imprescindíveis e não podem ser preteridos em razão de uma praticidade reles, fria e sem identidade cultural e afetiva. Claro está que, para os alunos, é imprescindível a orientação dos professores a indicar o que é relevante em determinado momento do aprendizado, que partes do livro devem receber maior atenção naquele momento. Evidentemente, se alguma afirmação parecer duvidosa ou estranha a determinado leitor, é justo que ele a questione e busque refutá-la. Se tiver a gentileza de nos comunicar, seremos muito gratos. Porém, não é mais possível imaginar que temas dessa importância sejam ministrados por meio de recursos engenhosos e simplórios, comumente chamados de macetes. As profissões da área da saúde exigem estudo contínuo e esmerado, sendo difícil mesmo definir o que vem a ser um conhecimento básico e quais domínios devem ser definidos para quem não é especialista, sob pena de se cometerem omissões que podem resultar em prejuízos irreparáveis. O conhecimento é uma virtude e não há excesso de virtudes.

Os autores agradecem o acolhimento da Editora Sarvier, dedicada à edição de livros de Medicina, bem como ao editor Fernando Silva Xavier, à revisora Maria Ofélia da Costa e à produtora Andrea Del Arco pelos inestimáveis e imprescindíveis serviços prestados na consecução deste livro. O trabalho desta equipe é exercido com competência, denodo e gentileza incomuns.

Munir Massud e *Ricardo José Fonseca de Oliveira*

Introdução

Doenças do aparelho respiratório podem repercutir sobre outros órgãos e sistemas e doenças sistêmicas podem manifestar-se nos pulmões ou a eles agredir (Figs. 1 e 2). Por isso, o exame clínico do pneumopata deve ser parte do exame clínico geral. O exame radiológico convencional do tórax, em posteroanterior (PA) e perfil, de boa qualidade técnica complementa o exame clínico nesses pacientes, embora, sob nenhuma hipótese, deva substituí-lo e, não raro, esse complemento nem chega a ser necessário, não devendo ser realizado em indivíduos sem sintomas pulmonares como parte de exames de rotina. Fundamentados nas informações obtidas em ambos, o médico deve elaborar hipóteses diagnósticas e estabelecer um plano que deverá constar de exames gerais e especializados a serem realizados em sequência racional, sem perder de vista a relação custo-benefício.

É inegável que os exames complementares em Medicina, em face dos avanços tecnológicos e da descoberta de incontáveis parâmetros antes desconhecidos, significam muito mais agora para o diagnóstico do que em décadas anteriores. Consequentemente, muitas doenças foram mais bem caracterizadas, reclassificadas ou descobertas. É inegável também que muitas condições clínicas são diagnosticadas por exames complementares. A título de ilustração, a tomografia computadorizada de tórax de baixa dose para triagem, por exemplo, tem o potencial para reduzir a mortalidade por câncer de pulmão em pacientes de alto risco (ou seja, os indivíduos com idade entre 55 e 74 anos com pelo menos uma história de 30 pacotes/ano de uso do tabaco, que continuam a fumar ou abandonaram nos últimos 15 anos). Existem condições patológicas subclínicas que, se detectadas precocemente, evitam que causem maiores danos. Adicionalmente, sendo a Medicina moderna uma atividade científica, o médico não pode se comportar de outra forma que não seja cientificamente orientada, tendo que comprovar o diagnóstico, sempre que possível, do qual suspeita e que o paciente e seus familiares exigem, a menos que a condição possa ser diagnosticada clinicamente com grande margem de certeza.

Deve ser salientado, adicionalmente, que, em geral, as observações clínicas de um médico são muito comumente limitadas pelas dimensões reduzidas da amostra e pelas suas deficiências na elaboração de conclusões. Se as observações clínicas justificam o tratamento de uma condição clínica, esse empirismo não deve ser cego, mas fundamentado em critérios validados que aumentam acentuadamente a probabilidade do diagnóstico. Isso ocorre, por exemplo, em casos onde se suspeita de tuberculose pulmonar sem comprovação microbiológica ou de fibrose pulmonar idiopática sem caracterização histopatológica.

No entanto, a anamnese e o exame físico do paciente desempenham papel fundamental em Medicina, mesmo na atualidade. Para muitas doenças, o diagnóstico depende da observação empírica, ou seja, dos dados da anamnese e do exame físico (do que o médico vê, escuta e sente). Asma, diversas síndromes paraneoplásicas, doença de Parkinson, paralisia de Bell e tantas outras condições clínicas são exemplos de situações onde a história clínica é fundamental e que sem ela não há como aventar hipóteses diagnósticas e selecionar os exames complementares pertinentes.

Os argumentos apresentados anteriormente nem de longe justificam a solicitação atabalhoada e excessiva de exames complementares, mas sim criteriosamente. E o primeiro critério é a realização de anamnese e exame físico apurados, da análise dos dados obtidos, da avaliação da gravidade da doença, da necessidade ou não de cuidados imediatos e de intervenção terapêutica ou apenas de observação etc. Enfim, o exame clínico é ferramenta inestimável para o diagnóstico médico. Esse, por sua vez, é o alicerce e a justificativa para todos os procedimentos da medicina, notadamente da terapêutica, com quem mantém a mais estreita das correlações.

Assim, o exame clínico tem, evidentemente, importância crucial em Medicina. Ademais, deve ser ressaltado que ele constitui uma atividade cientificamente orientada. O exame clínico baseado em evidência compara os achados clínicos tradicionais com os exames complementares, com os achados de necropsia, com os exames histopatológicos e medições fisiológicas, distinguindo aqueles que têm realmente importância ou que aumentam ou diminuem a probabilidade de uma doença, oferecendo ao clínico a oportunidade de se aproximar muito do diagnóstico diante de sinais e sintomas manifestos.

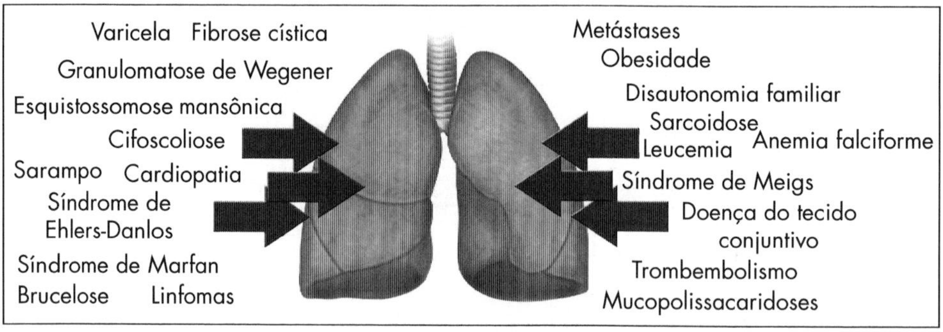

Figura 1 Doenças sistêmicas com repercussões pulmonares.

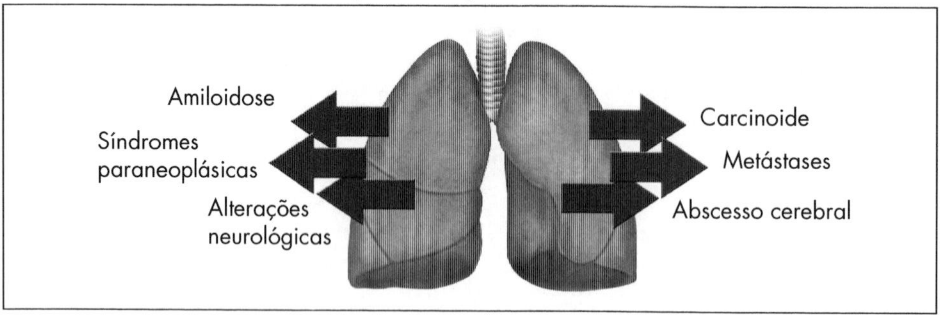

Figura 2 Repercussões extratorácicas de doenças pulmonares.

Cabe ao médico fazer constar do prontuário do paciente:

- Exame clínico.
- Solicitações e resultados dos exames complementares.
- Observações acerca do tratamento instituído.
- Solicitação e análise diagnósticas de pareceres.
- Intercorrências.
- Impossibilidades de qualquer natureza.
- Evoluções periódicas.

Nunca esquecer que o prontuário médico, além das finalidades médicas, tem finalidades legais. Deixar de elaborar prontuário médico para cada paciente corresponde à infração ética.

As finalidades médicas do prontuário são:

- Auxiliar o médico no diagnóstico.
- Auxiliar os médicos, enfermeiros e outros nos cuidados e tratamentos do doente.
- Servir como material médico-didático e para pesquisas clínica e epidemiológicas.

As finalidades legais são:

- Servir como documentação à solicitação de seguro social feita pelo paciente.
- Servir como prova legal em casos de erros médicos, em petições de indenizações contra danos físicos, sindicâncias etc.

Censuras, em razão de erros ou omissões, devem ser evitadas e, para tal, devem-se observar algumas regras ao lidar com o prontuário médico. A primeira delas é fazer constar a descrição de todos os atos do médico em relação ao paciente, bem como os desfechos de tais atos. Mesmo as solicitações que não foram devidamente atendidas, as dificuldades no atendimento devido à falta de material apropriado para procedimentos, demoras e outras devem ser descritas. Lembre-se da conhecida frase: "O que não está no prontuário não aconteceu". Do artigo 299 do Código Penal se deduz que a incorreção das anotações, sua incompletude ou falsidade quanto aos fatos relativos ao paciente caracterizam falsidade ideológica, passível de pena de reclusão e multa.

Ao final de cada relato, sempre realizado em ordem cronológica, o médico deve assinar, escrever o número de sua inscrição no Conselho Regional de Medicina e datar. Caso use carimbo, não carimbar sobre a assinatura. Os relatos devem ser redigidos com letra legível, constituindo infração as letras garranchentas, não raro, ilegíveis até mesmo pelo seu autor, algum tempo depois. Devem ser evitados comentários jocosos ou que denotem falta de respeito ao paciente ou colegas. O cuidado com o prontuário médico é imprescindível e não pode ser esquecido ou deixado em lugares inadequados. Os fatos relatados são sigilosos e não podem ser revelados a outras pessoas sem o consentimento do paciente. Quando o prontuário médico é solicitado judicialmente, ele será disponibilizado ao perito médico nomeado pelo juiz.

Sumário

capítulo 1

Sequência de elementos no exame clínico do aparelho respiratório e relevância para o diagnóstico dos dados obtidos da anamnese

RESUMO

A sequência, do ponto de vista pneumológico, apresentada no quadro 1.1 refere-se ao exame clínico de paciente que não apresenta nenhum quadro agudo, não existe estrita limitação de tempo e a doença é relativamente obscura.

A entrevista não deve ser presenciada por terceiros. No entanto, a presença do cônjuge, parente ou pessoa que mais sabe informar sobre a condição do enfermo pode ser, muitas vezes, de grande utilidade na confirmação da narrativa do paciente e ainda suplementando as informações. Deve-se dar preferência à entrevista com o paciente e apenas mais um informante, visto que maior número de pessoas representa apenas desperdício de tempo e discordância em determinados detalhes.

O médico deve apresentar-se solícito, de pouca pressa e simpático e, sob hipótese alguma, abusar de sua autoridade.

As abreviaturas devem ser evitadas, exceto em algumas ocasiões, seguindo nomenclatura oficial.

Quadro 1.1 Exame clínico do paciente com queixas respiratórias subagudas ou crônicas.

Exame clínico	Anamnese	1. Identificação 2. Informantes, sua relação com o paciente 3. Queixa(s) principal(is) 4. História da doença atual 5. História médica pregressa • Saúde em geral • Doenças infecciosas • Operações e traumatismos • Hospitalizações prévias 6. Revisão dos sistemas e aparelhos 7. História pessoal e social 8. História familiar
	Exame físico	1. Exame geral 2. Exame segmentar

IDENTIFICAÇÃO

Sexo

O hábito de fumar sempre esteve mais presente nos homens e, assim, o câncer de pulmão e as doenças pulmonares obstrutivas, além de outras doenças relacionadas etiologicamente ao tabagismo, eram bem mais comuns no sexo masculino. O grande aumento da incidência dessas doenças em mulheres na atualidade demonstra a disseminação desse tipo de drogação entre elas. Relativamente ao câncer de pulmão, por exemplo, é a condição clínica de maior prevalência e maior mortalidade entre os homens no mundo, seguido, em prevalência, pelo de próstata, porém com mortalidade muito maior do que este. No Brasil, a incidência é muito maior para o câncer de próstata, porém a mortalidade é pouco maior para o câncer de pulmão, em números absolutos. Nas mulheres, o câncer de maior incidência no mundo é o de mama e também o de maior mortalidade por câncer, mas o de pulmão, embora com incidência bem menor, vem em segundo lugar em mortalidade. Assim, o câncer de pulmão é aquele que mais causa mortes por câncer também em mulheres, apenas pouco atrás do câncer de mama. No Brasil, observa-se a mesma relação. A tabela 1.1 sumaria essas informações, em comparação com todos os cânceres.

Tabela 1.1 Incidência e mortalidade por cânceres de pulmão, próstata e mama em 2012 no Brasil e no mundo (OMS, 2012).

No mundo				
	Próstata		Pulmão	
Homens	Incidência	Mortalidade	Incidência	Mortalidade
	1.094.916 (14,8%)	307.481 (6,6%)	1.241.601 (16,8%)	1.098.702 (23,6%)
	Mama		Pulmão	
Mulheres	Incidência	Mortalidade	Incidência	Mortalidade
	1.671.149 (25,1%)	521.907 (14,7%)	583.100 (8,8%)	491.223 (13,8%)
No Brasil				
	Próstata		Pulmão	
Homens	Incidência	Mortalidade	Incidência	Mortalidade
	72.536 (32,5%)	17.218 (14,2%)	20.235 (9,1%)	17.198 (14,2%)
	Mama		Pulmão	
Mulheres	Incidência	Mortalidade	Incidência	Mortalidade
	67.316 (31,4%)	16.412 (15,8%)	14.045 (6,5%)	11.087 (10,7%)

Em face da natureza do trabalho, a exposição ocupacional a poeiras é comum entre os homens e, consequentemente, são eles vítimas mais comuns de pneumoconioses (reação fibrótica crônica dos pulmões à inalação de poeiras). No entanto, algumas doenças ocupacionais podem ocorrer mais em mulheres, como a bissinose, nas fábricas de fiação de linho, por exemplo. Bissinose (do lat. *byssinus*, 'de linho') é o termo usado para denominar os efeitos respiratórios obstrutivos causados pela exposição a poeiras vegetais têxteis, como algodão, linho e cânhamo.

A espondilite anquilosante (doença inflamatória crônica que afeta as articulações do esqueleto axial, notadamente coluna vertebral e quadris) predomina no sexo masculino e, em consequência, suas complicações pulmonares. Nessa doença, o acometimento respiratório pode dever-se, indiretamente, à anquilose das junturas costovertebrais e à expansibilidade torácica reduzida. Diretamente, no parênquima pulmonar, pode ocorrer doença fibrobolhosa que afeta os ápices pulmonares, o que pode levar a ser confundida com tuberculose. Essas bolhas podem ser abrigo para *Aspergillus* e formar aspergilomas (micetomas).

A síndrome mieloproliferativa hipereosinofílica afeta mais os homens, em uma proporção de 7:1. Acomete múltiplos órgãos, causando-lhes dano, e se manifesta por eosinofilia prolongada (> que 1.500/mL), geralmente por mais de seis meses, e quadro clínico que reflete anormalidades hematológicas, cardíacas, neurológicas e pulmonares. O coração é predominantemente acometido e representa a principal causa de morbidade e mortalidade, seguido pelo sistema nervoso central (SNC) e pulmões. A maior parte dos pacientes apresenta sintomas constitucionais, como fadiga e mal-estar. O acometimento pulmonar revelado à tomografia computadorizada (TC) consta de áreas de consolidação focal, com ou sem derrame pleural, e se manifesta por tosse seca, dispneia, dor ou desconforto torácico.

Na síndrome de Behçet[1], o acometimento pulmonar ocorre mais comumente no homem jovem. A doença se manifesta por úlceras aftosas na boca e genitais, lesões semelhantes a eritema nodoso (nódulo hiperemiado, doloroso, profundo, mais comum na face anterior das pernas), exantema folicular, uveíte e lesões neurológicas variadas. Hipertensão pulmonar, aneurisma da artéria pulmonar (acometimento de *vasa vasorum*), embolia pulmonar, derrame pleural e hemorragia alveolar difusa são os acometimentos torácicos mais descritos para essa síndrome na literatura médica.

As mulheres são vítimas mais comuns das doenças difusas do tecido conjuntivo e, portanto, de muitas das complicações pulmonares dessas doenças. O lúpus eritematoso sistêmico (LES), com prevalência de 1:1.000 na população geral, é mais comum em mulheres (9:1), preferência também observada na esclerose sistêmica (15:1). Essas doenças apresentam inúmeras complicações pulmonares.

A localização cutânea da tuberculose afeta mais o sexo feminino. O eritema endurado de Bazin[2], por exemplo, ocorre mais nas mulheres: 82% dos casos.

A linfangioleiomiomatose é uma doença que acomete múltiplos órgãos e que afeta quase exclusivamente as mulheres. É considerada uma neoplasia metastática e destrutiva de baixo grau, que resulta da proliferação de células semelhantes às células musculares lisas (células LAM), que apresentam uma mutação nos genes TSC 1 e 2 do complexo esclerose tuberosa. Nos pulmões, a doença é caracterizada pela destruição cística do parênquima, podendo complicar com derrames pleurais quilosos e pneumotórax recidivante, além de linfangioleiomiomas e angiomiolipomas. A dispneia é gradual e com o tempo a destruição parenquimatosa leva à insuficiência respiratória.

---

1 Hulûsi Behçet (1889-1948), dermatologista turco que descreveu, em 1937, a tríade sintomática de úlceras orais e genitais, associadas à uveíte.

2 Pierre-Antoine-Ernest Bazin (1807-1878), dermatologista francês. Também conhecido como doença de Bazin.

A sarcoidose é mais comum nas mulheres de raça negra. Trata-se de uma doença granulomatosa não caseosa, que afeta múltiplos órgãos, inclusive os pulmões e os linfonodos mediastínicos e paratraqueais, caracterizada patogenicamente por uma reação imunológica do tipo IV da classificação de Gell e Coombs a um antígeno desconhecido.

A paracoccidioidomicose incide mais em homens, visto que em mulheres a ação do 17-betaestradiol age sobre o fungo impedindo-o de transformar-se em levedura, essencial para o desenvolvimento da doença. Trata-se de uma micose sistêmica, geralmente com manifestações cutâneas ulceradas e que, além de outras vísceras, pode acometer os pulmões. Apresenta várias formas clínicas e é transmitida por inalação do fungo, sendo rara a contaminação por outros meios.

O pneumotórax espontâneo primário (sem causa traumática ou doença preexistente) é três vezes mais comum em homens. É consequência da ruptura de pequenas bolhas subpleurais e passagem de ar para a cavidade pleural, com consequente colapso pulmonar. Geralmente, o pneumotórax espontâneo tem volume que varia de pequeno a moderado. No entanto, quando o volume de ar é grande, pode desviar o mediastino e distorcer as cavas, impedindo o retorno venoso ao coração (pneumotórax hipertensivo), uma condição clínica muito grave e que exige intervenção imediata.

A hipertensão pulmonar primária (idiopática) é duas vezes mais comum em mulheres. Essa condição clínica, de causa desconhecida, acomete pequenas artérias pulmonares e é caracterizada por proliferação vascular e remodelamento. O aumento da resistência vascular pulmonar é progressivo, culminando com insuficiência ventricular direita e morte. É definida por uma pressão arterial pulmonar média acima de 25mmHg em repouso, pressão capilar encravada < 15mmHg, RVP > 3U Woods, sem uma causa conhecida. Os pacientes podem apresentar dispneia (60%), principalmente de esforço, fadiga, e outras manifestações menos comuns, como síncopes ou quase síncopes, edema, palpitações, dor torácica.

Raça

Descendentes de judeus provenientes da Europa central, chamados judeus asquenases (*ashkenazim*), mas não os iemenitas, parecem ser mais resistentes à tuberculose por mecanismo de seleção natural. O contrário ocorre com os negros, que parecem possuir macrófagos com menor capacidade para destruir os bacilos da tuberculose fagocitados. Mesmo considerando a relevante variável das piores condições socioeconômicas a que foram e ainda são submetidos indivíduos de raça negra, existe evidência concreta da maior suscetibilidade deles à tuberculose em comparação com os brancos. A NRAMP (*natural resistance-associated macrophage protein* ou proteína macrofágica associada à resistência natural) é membro de uma família de proteínas integrais de membrana. Um tipo de RAMP (RAMP 1) parece estar envolvido na suscetibilidade à tuberculose em seres humanos. Existem variações genéticas (polimorfismos) de NRAMP 1 que têm sido implicadas com maior ou menor suscetibilidade à tuberculose. A NRAMP ativa a resposta microbicida no macrófago infectado, e por isso é importante na resposta inicial inata à infecção por micobactérias. Sua função exata é desconhecida, mas sabe-se que ela se localiza na membrana do endossomo tardio e que atua no antiporte de cátions divalentes. É possível que ela atue principalmente na contenção inicial da infecção micobacteriana, ao interferir com a regulação de cátions, em especial o ferro. Esse elemento é essencial para o metabolismo das micobactérias, tanto quanto é necessário para as células do hospedeiro gerar intermediários reativos de oxigênio e de nitrogênio. Outros cátions, notadamente divalentes, atuam como cofatores para enzimas, como a superóxido dismutase e a catalase.

Há evidências de que fatores genéticos, como aqueles vinculados a polimorfismos na NRAMP 1 contribuam para alta prevalência de tuberculose entre os aborígenes de Taiwan.

Idade

No jovem, o linfoma e os estados leucêmicos são mais comuns. No linfoma de Hodgkin[3], o pulmão pode ser acometido por diversas anormalidades: infiltrado lobar, nódulo solitário ou múltiplos nódulos, cavitação e derrame pleural, acompanhados ou não de acometimento de outros locais pela doença. Podem ser também vitimados, em face da imunodeficiência, por infecções respiratórias oportunistas. Nos linfomas não Hodgkin também pode haver comprometimento do parênquima pulmonar, incluindo nódulos, infiltrados, cavitação e derrame pleural. Nas leucemias, podem ocorrer infiltrados parenquimatosos, notadamente após tratamento. A invasão parenquimatosa por células leucêmicas é rara.

Doenças cerebrovasculares e neurológicas degenerativas aumentam com a idade e estão associadas a disfagia e alteração do reflexo da tosse, que aumentam a probabilidade de aspiração orofaríngea. A aspiração orofaríngea é a principal causa de pneumonias em idosos.

As hérnias diafragmáticas congênitas podem manifestar-se por taquipneia, uso da musculatura acessória da respiração e cianose pouco depois do nascimento.

As fístulas traqueoesofágicas e a atresia esofágica podem ser também manifestas ao nascimento, ao provocar regurgitação de alimentos e dificuldade respiratória consequente.

A fibrose cística ou mucoviscidose se manifesta quase sempre na infância. Essa doença é hereditária, autossômica recessiva, decorrente de uma mutação no cromossomo 7, multissistêmica e acomete órgãos epiteliais, como tratos gastrintestinal e respiratório. A região cromossômica que sofreu mutação codifica uma proteína de canal de cloro da membrana celular, ocasionando disfunção no transporte desse íon e aumento na reabsorção de sódio. Essa alteração, em última análise, produz secreções espessadas, responsáveis por distúrbios nos sistemas orgânicos mencionados. A doença não se manifesta de maneira homogênea em todos os pacientes, acometendo principalmente os pulmões, vias aéreas superiores, pâncreas, glândulas sudoríparas, trato biliar, intestino e aparelho reprodutor. O trato respiratório desses pacientes é mais comumente acometido por sinusopatia e bronquiectasias difusas, essas últimas decorrentes de infecções resultantes da depuração mucociliar afetada, em razão das secreções espessadas.

Várias são as causas de pneumonia em recém-nascidos. As bactérias alcançam os pulmões pela aspiração de material infectado, ainda dentro do útero, por aspiração de

---

3 Thomas Hodgkin (1798-1866), médico inglês.

líquido amniótico na presença de amnionite, por contaminação durante o processo de nascimento ou a partir da equipe de assistência hospitalar, e ainda pela aspiração de material fecal materno. As pneumonias precoces (até 48 horas de vida) apresentam geralmente etiologia gram-negativa.

Diversas outras malformações congênitas afetam o tórax e o aparelho respiratório, incluindo *pectus carinatum* e *excavatum*, esterno bífido, agenesia, aplasia e hipoplasia pulmonares, sequestro pulmonar, cistos broncogênicos e pulmonares congênitos (linfangiectasia congênita, malformação adenomatosa cística), enfisema lobar congênito.

A *Chlamydia trachomatis* é causa comum de pneumonia afebril entre 2 e 20 semanas de vida. As mães adquirem essa bactéria por transmissão sexual e podem desenvolver uma série de condições clínicas, incluindo cervicite, uretrite e salpingite. O recém-nascido de uma mãe com infecção da cérvix por *Chlamydia trachomatis* corre risco elevado de adquirir a infecção durante sua passagem pelo canal do parto. Uma parcela significativa dessas crianças adquire conjuntivite e pneumonia.

Os timomas são raros nas crianças, apresentando pico de incidência entre os 40 e 60 anos de idade. O compartimento anterior do mediastino estende-se da superfície posterior do esterno à superfície anterior do pericárdio e grandes vasos. O timo é uma glândula localizada na porção anterior do mediastino. Os acometimentos neoplásicos do timo, incluindo os timomas benignos e malignos, estão localizados nessa região. Os timomas e os teratomas são as neoplasias mais encontradas no mediastino anterior. A manifestação sistêmica mais comum associada ao timoma é a *miastenia gravis*, que ocorre em 10 a 50% dos pacientes com timoma. Somente 10-15% dos pacientes que apresentam *miastenia gravis* são portadores de timoma. Deve ser notado que dois terços dos casos de timomas nas crianças apresentam sintomas, em razão de estruturas mais compressíveis do que no adulto, dos quais apenas um terço apresenta sintomatologia.

O carcinoma broncogênico é excepcional nas crianças, podendo ser de qualquer tipo histológico, porém, dos casos descritos, o tipo espinocelular (células escamosas) e o adenocarcinoma parecem ser mais comuns. Na maioria dos casos descritos, a doença estava disseminada no momento do diagnóstico.

Cerca de dois terços dos casos de câncer de pulmão não de pequenas células são diagnosticados em pacientes com idade superior a 65 anos e um terço em pacientes com mais de 75 anos de idade.

A doença pulmonar obstrutiva crônica (DPOC), ligada ao hábito de fumar, é doença da idade adulta, embora possa ocorrer mais cedo se os fumantes são portadores de deficiência de alfa-1-antitripsina (alfa-1-AT). A alfa-1-AT é uma proteína que inibe a atividade de certas enzimas proteolíticas, particularmente da elastase neutrofílica. Essa enzima, liberada nos pulmões de fumantes e nas infecções respiratórias, confere proteção de 90% contra o ataque proteolítico das elastases sobre a elastina pulmonar. É produzida no fígado, no retículo endoplasmático rugoso, glicosilada no aparelho de Golgi e secretada para o sangue. A deficiência dessa glicoproteína é condicionada geneticamente, por herança autossômica codominante, com cerca de 100 alelos. Os alelos PiZZ e

PiMZ estão relacionados a quadros de deficiência mais graves e, consequentemente, ao aparecimento precoce de enfisema pulmonar. No entanto, o enfisema por deficiência de alfa-1-AT representa apenas 1% dos casos de enfisema pulmonar.

A fibrose pulmonar idiopática ocorre quase sempre entre os 40 e 70 anos de idade (média de 60 anos) e se manifesta por tosse seca, dispneia de esforço e estertores crepitantes finos, mais audíveis nas bases pulmonares. À tomografia computadorizada é caracterizada por um padrão reticular, de localização mais periférica e acometimento mais acentuado das bases pulmonares, com bronquioloectasias de tração e, caracteristicamente, faveolamento pulmonar nas bases pulmonares. Poucas ou inexistentes imagens em vidro fosco.

A sarcoidose acomete mais os adultos jovens.

A artrite reumatoide manifesta-se na meia-idade. No entanto, existe a forma infantil, que se inicia antes dos 16 anos de idade.

Os tumores de células germinativas do mediastino, embora estejam presumivelmente presentes desde o nascimento, na maioria dos casos são descobertos na adolescência e início da idade adulta. Podem ser teratomatosos, teratomatosos com componentes adicionais malignos e não teratomatosos e corresponder a até 20% dos tumores do mediastino, com predileção pelo mediastino anterior.

Os tumores neurogênicos do mediastino, embora possam ocorrer em qualquer idade, são mais comuns em jovens. Os neurofibromas, neurilemoma e schwanomas malignos são extremamente incomuns em pediatria. O neuroblastoma é maligno e só ocasionalmente ocorre em gânglios simpáticos do mediastino. O ganglioneuroma é benigno e o ganglioneuroblastoma é composto de proporções variadas de ganglioneuroma e neuroblastoma, ocorrendo preferencialmente antes dos 2 anos de idade. O ganglioneuroma é mais comum em crianças do que em adultos. Esses tumores ocorrem, em geral, nos dois terços superiores do hemitórax e se estendem localmente. Um grande número desses tumores é benigno.

A micose fungoide[4], que não é uma doença fúngica, mas um linfoma cutâneo de células T, acomete primariamente a pele, em estágios evolutivos, apresentando-se em sua fase pré-micósica como manchas e placas descamativas, com cerca de 5cm de diâmetro, eritematosas e às vezes pruriginosas. Em estágios avançados pode acometer linfonodos e órgãos internos. Afeta indivíduos primariamente na quinta e sexta décadas de vida e, na sua forma generalizada, a maioria dos pacientes apresenta comprometimento pulmonar, com nódulos múltiplos ou infiltrados confluentes reticulonodulares.

Procedência

Refere-se à região onde o paciente reside atualmente e onde residiu anteriormente. Pode referir-se a um bairro em particular, a um município ou cidade, estado ou país. Há

---

4 Era conhecida como síndrome de Alibert-Bazin em honra a Pierre-Antoine-Ernest Bazin (1807-1878) e Jean-Louis-Marc Alibert (1768-1837), ambos dermatologistas franceses.

cidades onde em determinados bairros é maior a incidência de certas doenças (infecciosas, por exemplo, ou devido a poluentes oriundos de emanações de fábricas). O mesmo se diga em relação às outras unidades da federação e a países nos quais certas doenças são endêmicas. A informação sobre residências anteriores pode ter, não raro, valor decisivo para o diagnóstico.

A paracoccidioidomicose ou blastomicose sul-americana é uma doença sistêmica que também afeta os pulmões, causada pelo fungo *Paracoccidioides brasiliensis*. A maioria dos casos dessa doença tem evolução crônica, é adquirida pela inalação do fungo, afeta pessoas com mais de 30 anos de idade e que trabalham ou trabalharam em zona rural. Além de trabalhadores rurais, essa doença afeta também trabalhadores da construção civil e ataca mais homens do que mulheres. A blastomicose sul-americana é endêmica em regiões tropicais da América Latina, porém mais comum no Brasil, onde existem mais áreas endêmicas. No Brasil, o maior número de casos se verifica nos Estados de São Paulo, Rio de Janeiro, Minas Gerais, Paraná, Rio Grande do Sul, Espírito Santo, Goiás e Mato Grosso do Sul. Nas localidades de clima árido, notadamente na Região Nordeste, a doença é muito menos frequente, de tal forma que o diagnóstico dessa doença em nordestinos leva a crer que residiram em outras regiões do País.

A esquistossomose mansônica é doença produzida pelo *Schistosoma mansoni*, um trematódeo digenético[5], que afeta notadamente o fígado, causando, na dependência de seu estágio de evolução, hipertensão portal, insuficiência hepática grave e hemorragia digestiva. O sistema nervoso, os rins e os pulmões também podem estar comprometidos. Naqueles indivíduos com hipertensão portal é comum o achado de hipertensão pulmonar, que pode evoluir para o *cor pulmonale* crônico, resultante de arterite pulmonar esquistossomótica. A esquistossomose mansônica existe em pouco mais de 50 países, notadamente da África, leste do Mediterrâneo, América do Sul e Caribe. No Brasil, grassa de forma endêmica do Maranhão até Minas Gerais, incluindo a Zona da Mata, principalmente em Pernambuco, mas também com focos em São Paulo, Rio de Janeiro, Paraná, Santa Catarina, Goiás, Distrito Federal e Rio Grande do Sul.

A hidatidose é uma doença que pode ser transmitida ao homem pelos animais (zoonose), causada por larvas de cestódeos[6] do gênero *Echinococcus*, principalmente a espécie *E. granulosus*. Este último vive no intestino delgado de cães e seus ovos são eliminados com as fezes desse animal. Ingeridos por hospedeiros intermediários em certos alimentos, como bovinos, ovinos e mesmo o homem, eclodem no intestino delgado e liberam oncosferas que atravessam a mucosa intestinal, entram nos vasos mesentéricos e são levadas ao fígado, pulmões e outros órgãos. O pulmão é o segundo órgão mais atingido pela hidatidose, cujas larvas formam cistos que crescem geralmente próximos da pleura. Como esses cistos crescem lentamente, o quadro clínico, por muito tempo, é quase inexistente. No entanto, quando crescem muito podem provocar fenômenos com-

5 Parasitas que completam o seu ciclo evolutivo passando pelo menos em dois hospedeiros.

6 Vermes achatados, por isso denominados platelmintos (Gr. platy, "acahatado"), com intestino incompleto.

pressivos (síndrome de Pancoast, síndrome de Claude Bernard-Horner, abaulamento localizado etc.). Os cistos podem ser múltiplos, íntegros ou rompidos, e ao erodirem um brônquio, ou mesmo serem contaminados por essa via, formam abscessos. A ruptura de um cisto pode coincidir com escarros sanguinolentos e ser seguida de contaminação do cisto roto com formação de abscesso. O caso típico de hidatidose é exemplificado por um paciente com menos de 30 anos de idade, procedente da zona rural onde a doença grassa de forma endêmica, com queixas de escarros sanguinolentos, tosse irritativa e dor torácica. No Brasil, a hidatidose ocorre no Rio Grande do Sul e, assim, tal procedência faz suspeitar que a presença de lesões em massa, maiores que 6cm de diâmetro, com paredes lisas, sem sinais de infiltração, nos lobos inferiores e periféricas, ou mesmo abscessos crônicos, que não curam com antibioticoterapia adequada, podem ser decorrentes da hidatidose pulmonar.

A filariose é uma doença causada pelo nematódeo *Wuchereria bancrofti* e transmitida pela picada do mosquito *Culex quinquefasciatus*. A filariose linfática é a principal forma clínica da doença que, na fase crônica, pode manifestar-se por hidrocele, quilúria, elefantíase dos membros, mamas e órgãos genitais. No entanto, existem manifestações pulmonares dessa doença decorrentes provavelmente das consequências do aprisionamento de microfilárias na circulação pulmonar, com uma resposta imunológica responsável pelas suas manifestações clínicas e radiológicas. Esse acometimento pulmonar, denominado eosinofilia pulmonar tropical (EPT), manifesta-se por tosse, sibilos, dispneia, febre, eosinofilia no sangue periférico e infiltrados pulmonares. No Brasil, a filariose encontra-se atualmente restrita a alguns focos na região metropolitana do Recife, em Pernambuco.

Ocupação

Este tópico, de acentuada relevância em Pneumologia, deve ser explorado com esmero, pois muitas são as doenças pulmonares causadas pela exposição a agentes danosos ao aparelho respiratório em ambientes de trabalho. Em face dessa relevância, tendo sido constatado que o paciente exposto a tais agentes e que reclama de problemas respiratórios, a anamnese sobre ocupação deve ser detalhada e elaborada uma *história ocupacional*. Para tanto, o paciente deve ser inquirido sobre sua ocupação, as funções que exerce e que estão relacionadas à inalação, o tempo de exposição diária e os anos de exposição, bem como sobre tabagismo e doenças respiratórias atuais e pregressas, notadamente asma, rinite e tuberculose. O médico deve solicitar ao paciente que descreva seus sintomas respiratórios e, tanto quanto possível, relacioná-los à exposição. Isso é relevante pelo fato de que os sintomas do paciente podem ser resultantes de um agente lesivo presente no trabalho ou do agravamento de uma doença preexistente. Por exemplo, a expressão "asma relacionada ao trabalho" refere-se tanto à asma ocupacional, induzida pelo trabalho (sensibilização ou irritantes), quanto à asma exacerbada pelo trabalho. Assim, avaliação cuidadosa deve ser feita de maneira que a asma exacerbada pelo trabalho possa ser distinguida da asma ocupacional. De maneira semelhante, o tabagismo e outras doenças respiratórias preexistentes não podem ser atribuídos às consequências de exposição ocupacional pelo fato de terem seus sintomas agravados no local de trabalho. Isso é por demais relevante, além de outros aspectos, para que se estabeleça o nexo entre a exposição e a exacerbação dos sintomas. No caso da asma, por exemplo, um nexo causal estará presente se existir um vínculo entre uma ação (ou omissão) e seu resultado. No caso da asma induzida por um agente presente no trabalho (por exemplo, acrilato), excluída a possibilidade de que o paciente apresentasse asma antes da exposição ocupacional, estaria estabelecido um nexo causal. Em caso de câncer de pulmão e sua relação com o tabagismo, não é possível afirmar que exista nexo causal em razão do fato de que nem todos os indivíduos que fumam desenvolvem câncer de pulmão, de ser admitida uma suscetibilidade genética para câncer e de pessoas que não fumam desenvolverem câncer de pulmão. Assim, o nexo que existe entre tabagismo e câncer de pulmão é um nexo técnico, caracterizado pela existência de risco para o desenvolvimento de câncer, não significando que tal risco foi, necessariamente, o fator causal.

Certas exposições ocupacionais podem ser consideradas fatores de risco e carecerem, assim, de nexo causal. Uma contribuição relevante sobre esse assunto foi dada pela classificação de Schilling (1984), que tenta estabelecer o nexo entre as exposições ocupacionais e o desenvolvimento de doenças. Assim, por exemplo, no âmbito da Pneumologia, o trabalho seria causa necessária na exposição à poeira de sílica[7] e no desenvolvimento de silicose. No entanto, seria a ocupação apenas um fator contributivo, mas não necessário, em caso de câncer de pulmão. O terceiro nexo, entre trabalho e doença, refere-se à ocupação como provocadora de um distúrbio latente ou agravante de doença preexistente. Nesse último caso, um exemplo típico é o da asma agravada pelo trabalho, ou seja, um indivíduo portador de asma, controlada ou não, que tem sua doença agravada por exposição a algum inalante no ambiente de trabalho. As exposições ocupacionais que podem estar relacionadas a doenças pulmonares e pleurais são muitas e amplas listas são fornecidas pelo Ministério da Saúde do Brasil. Entre elas se mencionam, principalmente, doença pulmonar obstrutiva crônica (DPOC), asma, pneumoconioses, pneumonites de hipersensibilidade, câncer de pulmão, bronquiolites, edema pulmonar e placas e derrames pleurais.

É necessário usar a terminologia correta na história ocupacional, também em razão de suas implicações legais, na concessão de benefícios previdenciários, inclusive aposentadoria. Assim, por exemplo, pneumoconiose designa o acúmulo de poeiras nos pulmões e a reação tecidual à sua presença. Poeira é um aerossol composto de partículas sólidas inanimadas. Entre as pneumoconioses, destaca-se a silicose, a mais comum no Brasil, que é a doença pulmonar causada pela inalação de poeiras contendo sílica livre, e a fibrose pulmonar consequente. Mais rara é a pneumoconiose causada pelo acúmulo de partículas de carvão nos pulmões e que apresenta maior frequência em estados do Sul, como Paraná, Santa Catarina e Rio Grande do Sul. A antracossilicose pode ocorrer em trabalhadores de minas de carvão expostos a teores elevados de dióxido de silício; a silicossiderose, em fundidores

7 Tem sido admitida a existência de suscetibilidade para o desenvolvimento de silicose, visto que não ocorre em todos os indivíduos expostos. É comum a existência de trabalhadores nos quais a relação dose-resposta não se confirma, outros sensíveis mesmo em doses baixas e outros que apresentam elevada tolerância a grandes exposições. Mecanismos de defesa e depuração de partículas podem ser influenciados por fatores genéticos.

de ferro; a doença de Shaver[8] pela exposição à alumina (Al_2O_3), um abrasivo; a talcose, pela exposição ao silicato de magnésio hidratado monoclínico usado em objetos ornamentais; as pneumoconioses por poeira mista, com menos de 7,5% de sílica livre, como caulim, mica, sericita; além de outras poeiras contendo berílio, metais duros, de estanho e baritose. As atividades que expõem o trabalhador à poeira de sílica e risco de silicose são, de acordo com o Ministério da Saúde do Brasil: "indústria extrativa – mineração subterrânea e de superfície; beneficiamento de minerais – corte de pedras, britagem, moagem e lapidação; indústria de transformação – cerâmicas, fundições, vidros, abrasivos, marmorarias, cortes e polimento de granito; e cosméticos e atividades mistas – protéticos, cavadores de poços, artistas plásticos, jateadores de areia e borracheiros". Anteriormente, a classificação histológica de Liebow[9] para as pneumonias intersticiais crônicas referia-se à pneumonia intersticial de células gigantes, um termo baseado em características histológicas, mas que agora é designada de acordo com seus prováveis agentes etiológicos (cobalto e tungstênio) como "doença pulmonar por metal duro".

O médico deve buscar o estabelecimento da relação causal, como já foi mencionado anteriormente, que permita a ele presumi-la, mesmo sem a existência de prova absoluta. Para tanto, deve-se tentar identificar o agente patogênico pela anamnese e, se necessário, por informações obtidas no ambiente de trabalho. Em seguida, identificado o agente, tentar estabelecer sua vinculação com a doença ou as manifestações clínicas do paciente, usando a classificação de Schilling. É necessário, ainda, estabelecer se a intensidade da exposição e o tempo de exposição são compatíveis com a produção das manifestações clínicas ou da doença diagnosticada. Claro está que se deve procurar saber acerca de doenças prévias e se existe algum registro sobre o estado de saúde anterior do doente. Por fim, procurar fundamentar a presunção com base em evidências epidemiológicas.

Enfim, a história ocupacional deve ser construída com detalhes suficientes que permitam um diagnóstico presuntivo bem fundamentado. Um roteiro deve ser seguido e, além das informações específicas sobre a ocupação (nome, função, equipamentos que utiliza, condições locais de ventilação, outros processos nas proximidades), constar a determinação dos níveis de exposição com questões simples, como se há poeira ou névoa no ar no ambiente de trabalho, se há depósito de poeira nos objetos, se há odor e se é forte, se sente gosto, presença de filtros de ar, níveis de ventilação, cuidados de manutenção. Relativamente aos sintomas respiratórios, devem ser cronologicamente marcados e decidido se melhoram com o afastamento (finais de semana e férias). Importante é indagar sobre a existência e o uso de dispositivos de proteção e se o uso é correto e regular. Indagar sobre o estado de saúde dos colegas e quais suas funções, se fumam etc.

Uma anamnese adequada deve incluir informações tão amplas quanto possível, visto que serve tanto a propósitos clínicos como legais (caracterização de incapacidade visando aos benefícios previdenciários). Do ponto de vista exclusivamente clínico, cabe ao médico avaliar a presença de disfunção respiratória, que significa perda funcional em face de um agravo à saúde, e estabelecer se ela é permanente ou temporária. Não é função exclu-

8 Cecil Gordon Shaver (1901-1987), médico canadense.

9 Averril Abraham Liebow (1911-1975), patologista australiano radicado nos Estados Unidos.

siva de o médico determinar se o paciente é ou não incapaz, visto ser definição a evolver diversos aspectos, além do grau de disfunção.

Anamnese cuidadosa deve informar acerca da cronologia do trabalho atual, incluindo informações sobre onde o paciente trabalha, há quanto tempo e qual a função que exerce. É possível que trabalhos anteriores possam ter contribuído para a doença atual ou ser um fator independente, mas agravante da condição respiratória em pauta. Assim, o médico deve anotar onde o paciente trabalhou anteriormente, em que trabalhou, além da data e a duração de tais trabalhos. Algumas questões são muito relevantes acerca do nível de salubridade do local de trabalho e de exposição ocupacional a agentes potencialmente nocivos. Dessa maneira, deve-se perguntar ao paciente sobre as dimensões do local onde trabalha, o número de funcionários, ventilação no ambiente de trabalho, recomendação para o uso de máscara, se usam máscara, acidentes de trabalho, descuidos constantes ou ocasionais. É essencial saber a que agente o paciente se expõe (poeiras, fumaças, vapores, gases) e se identifica alguma substância química no trabalho. Fundamentais são as questões acerca da apresentação clínica e que contempla o início dos sintomas e sua cronologia. A constância ou variabilidade dos sintomas deve ser bem caracterizada, pois tem valor diagnóstico, quer os sintomas variem de 24 horas quer em uma semana, ou se modificam nas férias ou finais de semana. Inquirir sobre a presença desses sintomas em colegas de trabalho. Enfim, o paciente deve informar onde reside e quais seus lazeres e *hobbies*.

A asma relacionada ao trabalho (ART), a DPOC ocupacional, as pneumoconioses, o câncer pleural, o câncer de pulmão e as doenças granulomatosas (principalmente as pneumonites de hipersensibilidade) são as doenças ocupacionais de interesse pneumológico.

Menção especial deve ser feita em relação à ART, visto ser a doença ocupacional mais prevalente (Fig. 1.1). Milhões de trabalhadores em todo o mundo são portadores de asma em idade produtiva e estima-se que um entre cada dez casos de asma seja atribuível à ocupação. Muitos agentes presentes no trabalho podem induzir ou exacerbar a asma, bem como levar ao aparecimento de outras doenças respiratórias que podem apresentar manifestações clínicas semelhantes à asma, como a bissinose e a bronquite eosinofílica, por exemplo.

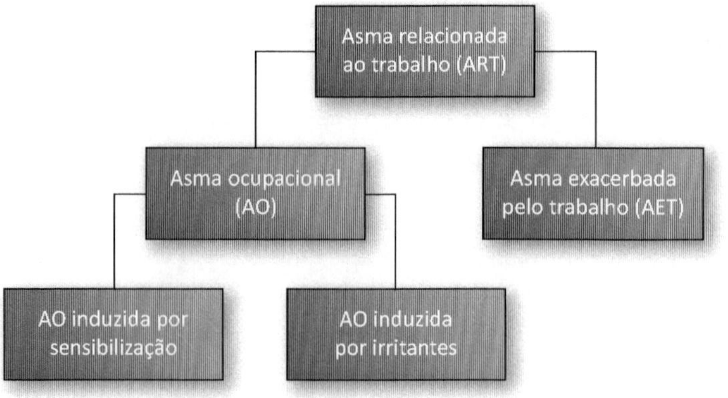

Figura 1.1 Asma relacionada ao trabalho.

A maioria dos casos de ART é de asma preexistente, agravada no ambiente de trabalho. Assim, os pacientes devem ser bem avaliados, de modo que a asma exacerbada pelo trabalho (AET) possa ser diferenciada da asma ocupacional verdadeira (AO), como já mencionado anteriormente. O médico é concitado a definir esses quadros, que comumente se tornam questões trabalhistas e, não raro, envolvem decisões muito importantes para o trabalhador, como afastamentos, abandono de emprego, mudança de profissão, demissões e benefícios previdenciários. Deve também atentar sobre a presença de sensibilizantes (por exemplo: cloraminas, platina, anidrido trimetílico, anidrido ftálico, persulfato, corantes reativos) ou irritantes (por exemplo: materiais de limpeza, cloro, solventes, di-isocianatos, formol, glutaraldeído, amônia) que podem ser responsáveis pela indução de asma, ou seja, pelo desenvolvimento de asma ocupacional. Esses dados da história ocupacional devem, evidentemente, ser associados à comprovação da existência de asma e de sua presença ou ausência antes da exposição ocupacional. Assim, deve ficar claro na anamnese o início e/ou piora dos sintomas (início, recidiva, exacerbação), se os sintomas melhoram quando o paciente se afasta do trabalho em período de férias, finais de semana, feriados e proceder de tal maneira que a existência da asma e seu início sejam confirmados ou ainda se não é asma ou se existe outra doença. Se a asma for confirmada, investigar sobre exposição, fatores que causam ou exacerbam, associação temporal, datas e horários de exposição, tarefas, atividades, sensibilizantes reconhecidos, ambiente de trabalho e empregos anteriores.

QUEIXA PRINCIPAL

A queixa principal é quase sempre o que mais incomoda o paciente ou que lhe causa maior apreensão. A direção que a história da doença atual tomará terá como diretriz a queixa principal, embora essa nem sempre represente o principal distúrbio que o paciente apresenta. No entanto, representa o problema que mais incomoda ou preocupa o paciente. Geralmente, a queixa principal refere-se a dispneia, hemoptise, dor torácica, tosse persistente. Mais raramente, os pacientes procuram o ambulatório de pneumologia por causa de outras manifestações, como febre ou perda de peso, notadamente quando são tidas como manifestações associadas à tuberculose ou por causa de uma radiografia de rotina na qual foi detectada uma anormalidade. Não aceitar expressões científicas mencionadas pelo paciente, procurando esclarecer o que for mencionado dessa forma. A duração da queixa principal deve ser identificada e anotada.

É comum em nosso meio que os pacientes das classes sociais mais humildes se utilizem de vocabulário popular para designar seus padecimentos. Claro está que o emprego de expressões incomuns pode criar certo embaraço, notadamente nos médicos mais jovens. Assim, para evitar tal embaraço, no quadro 1.2 segue uma lista de vocábulos populares de interesse pneumológico.

Quadro 1.2 Vocábulos populares em pneumologia.

Abafação	dispneia, sufocação
Afetado	tuberculoso do pulmão
Afitivo	contínuo
Afrontado	dispneico, sufocado
Arca	tórax
Arquejar	apresentar taquipneia, ofegar
Bafo	hálito
Bofe	pulmão
Cantareira	fossa supraclavicular
Cerração do peito	dificuldade de respirar, sufocação, dispneia
Chave-do-peito	clavícula
Chiadeira	sibilos da asma, pieira, chieira
Erco	em consunção, magro, tuberculoso
Esquinença	tonsilite
Estalicido	coriza abundante
Estilação	coriza nasal
Gosma	catarro mucoso, vítreo, transparente, muito viscoso
Influença	gripe
Istiladeira	coriza intensa
Lambedor	geralmente se refere a xarope expectorante

Quadro 1.2 Vocábulos populares em pneumologia (*continuação*).

Pacaconha	ipecacuanha, xarope de ipecacuanha usado como expectorante
Peito-de-pombo	tórax quereniforme, *pectus carinatum* ou escafoide
Piado	sibilos da asma
Piluriz	pleuriz, pneumonia
Puxado	asma brônquica
Tisga	tísica, tuberculose pulmonar
Tosse comprida	coqueluche, tosse convulsa
Tosse de cachorro	tosse seca, ladrante, de tonalidade grave e um tanto rouca
Venta	nariz
Visgo	"catarro visguento"

HISTÓRIA DA DOENÇA ATUAL

A história da doença atual (HDA) constitui o cerne da anamnese e deve ser clara, objetiva e precisa. Os sintomas do paciente devem ser cronologicamente investigados (Fig. 1.2). Deve-se extrair o máximo de informações relevantes acerca das poucas manifestações clínicas diretamente relacionadas ao aparelho respiratório, como dispneia, estridor, tosse, expectoração, dor torácica, soluço, hemoptise, vômica, rouquidão e algumas outras alterações da voz. Deve ser lembrado que alguns pacientes mais instruídos ou aqueles da área da saúde costumam estabelecer *diagnósticos*, o que não deve ser acatado, devendo o médico insistir nos sintomas do doente. É importante registrar também a ausência de certos sintomas ou sinais quando um sintoma mencionado sugere algumas condições clínicas. Por exemplo, quando um paciente se queixa de tosse seca crônica, deve ser registrado que ele não apresenta sintomas nasais, pirose retrosternal ou dispneia, visto que tais sintomas indicariam mais claramente possíveis causas de tosse crônica, como rinossinusite com fluxo pós-nasal, refluxo gastresofágico ou asma. A HDA deve ser, na medida do possível, breve e facilmente legível. No entanto, quando o diagnóstico persiste obscuro, mais detalhes podem ser incluídos.

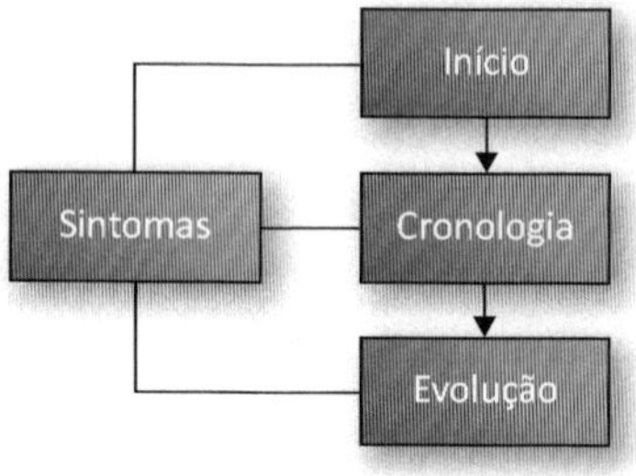

Figura 1.2 Investigação dos sintomas do paciente.

Dispneia

A dispneia (do grego, *dýspnoia*; do latim *dyspnoea*: dificuldade na respiração) é mais comumente definida como a sensação de desconforto para respirar, de que a respiração está difícil, laboriosa, cansativa ou que está sendo dificultada. É subjetiva e, portanto, da mesma forma que a dor, envolve a percepção da sensação pelo paciente e sua reação à sensação. "Dispneia corresponde a uma experiência subjetiva de desconforto respiratório que consiste de sensações qualitativamente distintas que variam em intensidade" (*American Thoracic Society*, 1999). É debilitante e a principal razão para procurar atendimento médico em portadores de doenças pulmonares e/ou cardíacas e é importante causa de morbidade e mortalidade. Alguns pacientes se referem à dispneia como "cansaço", termo que também é usado para a fadiga, da qual deve ser diferenciado na anamnese. "*Grosso modo*, a dispneia ocorre quando a demanda ventilatória é desproporcional à capacidade de resposta do paciente" (West, 2014).

A dispneia é difícil de avaliar, visto que apresenta componentes afetivos, emocionais e comportamentais, carecendo de abordagem multidimensional. É possível que o surgimento da dispneia ocorra quando existe consciência de uma dissociação entre o que o cérebro espera e o que recebe de informações dos sistemas respiratório e muscular e dos quimiorreceptores periféricos. Assim, a dispneia pode resultar de um processo discriminativo central que identifica as informações aferentes relevantes trazidas à consciência como componentes sensoriais (intensidade e qualidade) e outro processo, afetivo, que rotula a sensação consciente como desagradável ou ameaçadora. Em face do seu componente afetivo, parece evidente o papel do estado psicológico do paciente no desconforto respiratório relatado. A percepção desse estado pelo médico pode ajudar no manejo desse desconforto.

Só o paciente deve dizer se apresenta ou não dispneia, enquanto o médico pode apenas supor que ela exista, diante de manifestações como aumento da frequência respiratória e/ou da amplitude da respiração, do tempo expiratório, do uso da musculatura acessória, dos batimentos de asas de nariz, das retrações torácicas (tiragem), respiração oral, frases entrecortadas, com pausas para respirar. No contexto deste livro, a dispneia será considerada sintoma e definida como a sensação consciente e subjetiva de dificuldade respiratória. Por essa concepção, o paciente comatoso ou inconsciente não tem dispneia e o médico não deve inferir do exame que o paciente tem dispneia, invocando as manifestações clínicas antes mencionadas. Mesmo consciente, a menos que ele disso se queixe, mesmo que sejam muito evidentes as manifestações de esforço respiratório, descrevem-se as manifestações.

Tem sido sugerido que a percepção da dispneia pode ser influenciada pela experiência prévia dessa sensação. Chama-se "dispneia desproporcional" à dispneia referida por pacientes como mais grave do que sua incapacidade respiratória sugere. Há quem afirme que a dispneia apresenta um componente sensorial e outro afetivo, de tal maneira que o componente afetivo pode estar relacionado ao perfil psicológico da pessoa ou sua percepção do significado do sintoma. Na verdade, de todas as funções vitais, a respiração é a única que apresenta regulação automática medular, mas que pode sofrer interferência de sinais voluntários.

Avaliação de gravidade

A dispneia pode e deve ser avaliada em termos de gravidade. Para tal são utilizados métodos indiretos e diretos. Os primeiros tentam definir a gravidade da dispneia em termos de grau de limitação funcional imposto pela presença do sintoma. Os métodos diretos tentam quantificar a sensação. A inquirição do paciente para quantificar sua dispneia apresenta muitas limitações, pois produz ampla diversidade de respostas e desconsidera a dimensão afetiva e, consequentemente, o estado psicológico do paciente, na percepção da dispneia. No entanto, a dispneia é frequentemente dependente do esforço e, assim, o esforço requerido deve ser quantificado. Dessa maneira, alguns questionários utilizados classificam os pacientes de acordo com o esforço requerido para induzir dispneia, como mostra a escala de dispneia modificada do *Medical Research Council* (mMRC), desenvolvida em 1998, apresentada no quadro 1.3.

Quadro 1.3 Escala de dispneia MRC modificada (***Medical Research Council*** - modificada, mMRC).

Descrição	Grau
Dispneia apenas ao realizar exercício intenso	0
Dispneia quando apressa o passo, ou sobe escadas ou ladeira	1
Necessita parar algumas vezes quando anda no próprio passo ou anda mais devagar que outras pessoas da mesma idade	2
Necessita parar muitas vezes devido à falta de ar quando anda cerca de 100 metros ou poucos minutos de caminhada no plano	3
Dispneia que impede de sair de casa, ou necessita de ajuda para se vestir, despir-se ou tomar banho sozinho	4

A quantificação da dispneia durante o exercício pode ser apreciada pela aplicação de escalas, como a de Borg, por exemplo (Quadro 1.4). Tal escala inclui descrições verbais (por exemplo: leve, intensa, muito intensa) que as pessoas fazem da sua sensação. Uma escala analógica visual tem sido usada com o mesmo propósito, revelando superioridade em relação à escala de Borg, notadamente quando inclui os adereços (cores, expressões faciais, números, graus de intensidade escritos) mostrados na figura 1.3. Essas avaliações são especialmente úteis antes de uma intervenção terapêutica.

Quadro 1.4 Escala de Borg.

Intensidade da sensação	Gradação
Absolutamente nenhuma	0
Muito pouco, quase nada	0,5
Muito leve	1
Leve	2
Moderada	3
Pouco forte	4
Forte	5-6
Muito forte	7-8
Muito, muito forte	9
Máxima	10

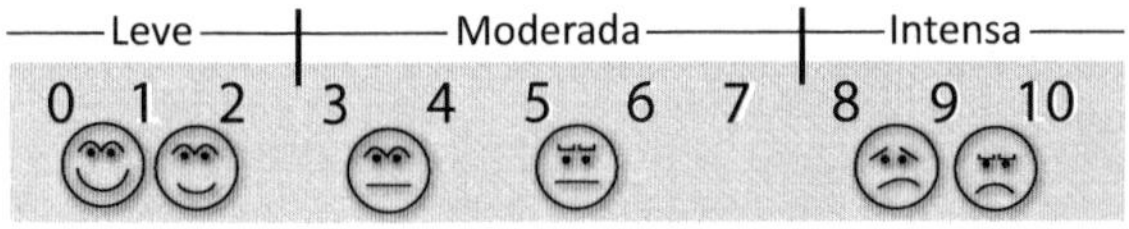

Figura 1.3 Escala analógica visual.

Outro instrumento para quantificar a dispneia é o índice de dispneia basal de Mahler (BDI), um questionário dividido em três partes, que compreendem as respostas aos esforços em condições ordinárias, no trabalho e nas situações de esforço mais intenso (Quadro 1.5). Cada um dos domínios que compõem esse questionário pode receber notas de 0 (dispneia intensa) a 4 (nenhuma dispneia). O resultado final inclui nota que varia de 0 (dispneia máxima) a 12 (sem falta de ar).

Quadro 1.5 Índice de dispneia basal de Mahler (BDI).

Dispneia atual	
Dispneia em atividades de trabalho	
Grau 4	nenhuma incapacidade. Capaz de realizar atividades usuais e ocupação sem falta de ar
Grau 3	incapacidade discreta. Prejuízo em pelo menos uma atividade, mas nenhuma atividade completamente abandonada. Redução das atividades no trabalho ou nas atividades usuais que parece leve ou não claramente causada pela falta de ar
Grau 2	incapacidade moderada. O paciente mudou atividades do trabalho e/ou pelo menos uma atividade usual pela falta de ar

Quadro 1.5 Índice de dispneia basal de Mahler (BDI). (*Continuação*)

Dispneia atual	
Grau 1	incapacidade acentuada. Paciente incapaz de trabalhar ou abandonou a maioria, mas não todas as atividades costumeiras pela falta de ar
Grau 0	incapacidade muito acentuada. Incapaz de trabalhar e abandonou todas as atividades habituais pela falta de ar
W	quantidade incerta
X	desconhecida
Y	incapacidade por outras razões (__________________)
Dispneia para esforços fixos usuais	
Grau 4	extraordinária. Tem falta de ar apenas com atividades extraordinárias, tais como carregar cargas muito pesadas no plano, cargas mais leves ao subir ladeiras, escadas ou correndo. Nenhum falta de ar com tarefas ordinárias
Grau 3	intensa. Tem falta de ar apenas com atividades maiores tais como subindo ladeira forte, mais de 3 lances de escada, ou carregando carga moderada no plano
Grau 2	moderada. Tem falta de ar com tarefas moderadas, tais como subir uma ladeira suave, menos de 3 lances de escada ou carregando uma carga leve no plano
Grau 1	leve. Tem falta de ar com atividades leves, tais como andando no plano, tomando banho, permanecendo em pé ou fazendo compras
Grau 0	nunhuma tarefa. Falta de ar em repouso, enquanto sentado, ou deitado
W	quantidade incerta
X	desconhecida
Y	incapacidade por outras razões (__________________)
Dispneia para esforço mais intenso	
Para a tarefa mais extenuante (Qual ? ________________) que o paciente possa realizar, por pelo menos 5 minutos	
Grau 4	feita rapidamente sem pausas por falta de ar ou sem reduzir o ritmo
Grau 3	feita lentamente, mas sem pausas ou sem parar para tomar respiração
Grau 2	feita lentamente e com uma ou duas pausas para tomar respiração antes de completar tarefa ou pará-la de todo
Grau 1	feita lentamente e com muitas paradas ou pausas antes que a tarefa seja completada ou abandonada
Grau 0	paciente tem falta de ar em repouso ou enquanto sentado ou deitado
W	quantidade incerta
X	desconhecida
Y	(__________________) incapacidade por outras razões
Escore total da dispneia: __________________	

Os testes formais de exercício são complexos, dispendiosos e algumas vezes inadequados. Em virtude disso, testes de caminhada foram desenvolvidos para julgar a tolerância ao exercício em portadores de dispneia crônica. Nesses testes, o paciente é solicitado a cobrir uma distância máxima possível em um tempo fixo, preferencialmente de 6 e 12 minutos. O teste clínico de esforço mais popular, destinado a avaliar a capacidade funcional, é o teste de caminhada em 6 minutos. Esse teste mede a distância que o doente pode andar sobre uma superfície plana, rígida, por um período de 6 minutos. O paciente escolhe sua própria intensidade de exercício e está autorizado a parar e descansar durante a realização do teste. O teste de caminhada de 6 minutos está indicado para avaliações comparativas antes e após transplantes pulmonares, ressecções de parênquima pulmonar, cirurgias de redução de volume, reabilitação pulmonar, DPOC, hipertensão pulmonar, insuficiência cardíaca, fibrose cística e em pacientes idosos. O teste não deve ser realizado em pacientes com angina instável ou infarto do miocárdio durante o mês anterior; frequência cardíaca em repouso > 120bpm, pressão arterial (PA) sistólica > 180mmHg e/ou diastólica > 100mmHg.

O equipamento necessário para a realização do teste inclui cronômetro, fita métrica, oxímetro de pulso e espirômetro. Pacientes com paralisia, dor, doenças psiquiátricas, insuficiência coronariana, hipertensão arterial descompensada e outras condições médicas que poderiam ser agravadas com esforço físico devem ser excluídos do teste.

Antes da caminhada, devem ser aferidas e anotadas a pressão arterial, pulso, dispneia (escala de Borg) e frequência respiratória. Os medicamentos normalmente administrados durante a atividade física (por exemplo, broncodilatadores a pacientes asmáticos e portadores de DPOC) devem ser usados. Pacientes asmáticos e portadores de DPOC devem realizar espirometria pós-broncodilatador e oximetria basal. As caminhadas devem ser realizadas aproximadamente na mesma hora do dia, no mínimo 2 horas após as refeições. Os pacientes são orientados a andar do começo ao fim de um corredor, percorrendo-o o maior número de vezes possível. As caminhadas devem ser realizadas em uma área tranquila, com pouco movimento, e a extensão do corredor deve ser, no mínimo, de 30 metros de comprimento. A temperatura ambiente do local deve ser registrada. Três caminhadas serão realizadas com um intervalo de, no mínimo, 15 minutos. Pacientes debilitados deverão ter um período de descanso maior entre os testes ou mesmo realizá-los no decorrer de dois dias consecutivos. Equações para o cálculo de valores previstos para o teste da caminhada são fornecidas no quadro 1.6.

Quadro 1.6 Equações para o cálculo de valores previstos para o teste de caminhada para homens e mulheres.

Homens	Distância da caminhada 6min = (7,57 × altura em cm) – (5,02 × idade) – (1,76 × peso em kg) – 309m Subtrair 153m para obter limite inferior de normalidade
Mulheres	Distância da caminhada 6min = (2,11 × altura em cm) – (2,29 × peso em kg) – (5,78 × idade) + 667m Subtrair 139 para obter limite inferior de normalidade

Causas

Entre as causas de dispneia, a percepção aumentada da respiração normal é resultado de ansiedade e, em tal situação, a queixa comum é que o paciente tem a sensação de que sua respiração não é completa ou que não consegue uma respiração profunda satisfatória. O padrão respiratório é irregular, com suspiros frequentes. Geralmente não há outras manifestações respiratórias concomitantes e a designação "dispneia suspirosa" é adequada para tais casos. Outra modalidade de dispneia que se observa nos distúrbios emocionais, notadamente transtornos conversivos, é mais ruidosa, alarmante, denotando aparente gravidade. Ocorre mais comumente nas mulheres. Nessas circunstâncias, a respiração é rápida e pouco profunda, à semelhança de um "cão fatigado". Na sua forma mais grave, tal dispneia está associada à sensação de "dormência" ou "formigamento" nas mãos, pés e/ou ao redor da boca e, ocasionalmente, "convulsão". Essa "síndrome de hiperventilação" é diagnosticada apenas após a exclusão de outras causas orgânicas, respiratórias e não respiratórias. A hiperventilação reduz a $PaCO_2$, que pode ser responsável pela variedade dos sintomas mencionados, passíveis de serem reproduzidos concitando-se o paciente a respirar profundamente por 20 vezes.

A obstrução das vias aéreas pode causar dispneia quando pressões elevadas são necessárias para mobilizar o ar para dentro e para fora dos pulmões, como ocorre em pacientes asmáticos, nos portadores de DPOC, nos tumores endobrônquicos e nas estenoses traqueal ou laríngea.

As doenças como a fibrose pulmonar idiopática e outras fibroses intersticiais difusas, a linfangite carcinomatosa, a insuficiência ventricular esquerda reduzem a complacência pulmonar e aumentam o esforço necessário para expandir os pulmões, causando dispneia.

Uma terceira causa de dispneia corresponde a uma anormalidade do aparelho ventilatório, envolvendo distúrbios dos nervos ou músculos respiratórios ou da caixa torácica. As anormalidades neurológicas que produzem dispneia incluem lesões medulares, polineurite ascendente, *miastenia gravis*, esclerose lateral amiotrófica, polineurite e exposição a agentes paralisantes de neurotoxinas. As doenças primárias dos músculos respiratórios incluem polimiosite e distrofia muscular. São exemplos de anormalidades da caixa torácica obesidade extrema, cifoscoliose, grande derrame pleural e outras lesões que ocupam espaço no interior do tórax.

Há também dispneias produzidas pelo aumento dos estímulos (*drive*) respiratórios centrais causados por hipoxemias de qualquer origem, acidose metabólica e estimulação de receptores intrapulmonares.

Doenças cardíacas como arritmias, doença isquêmica, *shunt* intracardíaco, hipertrofia ventricular esquerda, mixoma, doença pericárdica, doença valvular, também podem ser causas de dispneia.

Classificação

Algumas vezes, as dispneias são classificadas de acordo com a estrutura acometida ou com a natureza do processo, como dispneias cardíacas, pleuropulmonares, obstrutivas, hematológicas (causadas por alterações da hemoglobina), neurógenas, musculares, como citadas anteriormente.

Outras vezes os clínicos agrupam as dispneias de acordo com a velocidade de aparecimento. Assim, o pneumotórax espontâneo e a embolia pulmonar, subitâneos que são, produzem dispneias também súbitas, instantâneas. As dispneias que aparecem em minutos a horas, ditas agudas, podem ser devidas a asma, DPOC, obstrução das vias aéreas superiores, diminuição aguda da volemia, intoxicação pelo monóxido de carbono, pneumonia, edema pulmonar, hemorragia pulmonar, pneumonite de hipersensibilidade, embolia pulmonar, infarto agudo do miocárdio, arritmia, tamponamento cardíaco, dissecção aórtica, acidose metabólica, dano cerebral agudo causando hiperventilação, paralisias agudas (acidente vascular cerebral, botulismo, *miastenia gravis*, secção da medula cervical), síndrome de hiperventilação (transtornos de ansiedade). A dispneia subaguda, que evolui em dias, inclui a maioria das causas mencionadas acima e mais derrame pleural, atelectasia, pneumonia intersticial aguda, obstrução da veia cava superior e vasculites pulmonares. As dispneias que duram meses e anos incluem algumas das causas acima, mas principalmente DPOC, asma, fibrose pulmonar idiopática, bronquiectasias difusas, doença tromboembólica crônica, hipertensão pulmonar primária, doença veno-oclusiva pulmonar, deformidades graves da parede torácica, fraqueza neuromuscular, obesidade, anemia, tireotoxicose.

Formas clínicas

Dispneia de esforço – foi descrita pela primeira vez pelo clínico francês Jean Nicolas Corvisart des Marets (1755-1821)[10], daí derivando a expressão "dispneia de Corvisart". Corresponde à dispneia que só aparece sob a influência do esforço, cessando com o repouso do paciente ou a redução da carga de esforço. É necessário compreender que para que seja assim classificada se torna mister verificar qual o esforço que a determinou, diferenciando-a da dispneia fisiológica. Para que seja considerada anormal e patológica e adquira valor diagnóstico, ter-se-á que relacioná-la com a atividade anterior da pessoa, isto é, se o mesmo trabalho habitual que antes não lhe provocava "falta de ar" agora lhe produz. A quantificação do esforço necessário para produzir dispneia, em tais circunstâncias, deve ser determinada. A dispneia de esforço pode ser causada por doenças pulmonares e cardíacas. É comum a classificação apresentada no quadro 1.7, tanto quanto a mMRC, mencionada anteriormente.

10 Corvisart foi professor do College de France (1799) e médico e amigo de Napoleão Bonaparte. Deu contribuições originais em cardiologia e tem seu nome ligado à "doença de Corvisart" (miocardite hipertrófica crônica) e também à tetralogia de Fallot com arco aórtico à direita.

Quadro 1.7 Classificação de dispneia de esforço

Dispneia aos mínimos esforços	Dispneia que aparece ao executar necessidades básicas, como vestir-se ou trocar de roupa, tomar banho
Dispneia aos médios esforços	Dispneia que aparece ao andar no plano, no próprio passo
Dispneia aos grandes esforços	Dispneia que aparece ao andar no plano inclinado ou subir lances de escada

Dispneia paroxística ou acessional – é a que vem por acessos, por crises, com intensificação súbita (paroxismo), nos intervalos das quais não se manifesta. O exemplo mais típico é a dispneia da asma brônquica.

Dispneia de decúbito ou ortopneia e dispneia paroxística noturna – na ortopneia, a dispneia aparece quando o paciente se põe no leito, em posição supina; sentado ou levantado, a dispneia atenua-se ou desaparece. Neste caso ocorre rápida redistribuição de volume intravascular dos vasos periféricos para os centrais e a dispneia aparece tão logo o paciente se deita na posição horizontal. Tem como causas o aumento da pressão capilar pulmonar (insuficiência ventricular esquerda, estenose mitral), asma grave, DPOC e doença neuromuscular que resulte em paralisia diafragmática bilateral.

Na *dispneia paroxística noturna* o paciente desperta do sono com dispneia intensa, ou ainda o sono é interrompido pela sensação de sufocação, e o paciente procura sentar--se no leito ou mesmo levantar-se para obter alívio, tendo como causa a insuficiência ventricular esquerda. Neste caso, embora a descompensação cardíaca e a posição deitada sejam também operantes, o mecanismo difere daquele produzido pela ortopneia, pois a dispneia é consequência da lenta mobilização do líquido de edema, como o periférico, e consequente aumento do volume intravascular.

Platipneia e ortodeoxia – platipneia é a dispneia que ocorre quando o paciente assume a posição ereta e desaparece quando ele se deita, ou seja, é o oposto da ortopneia. Ortodeoxia é a acentuação da hipoxemia arterial em pacientes que assumem a posição ereta e que diminui quando se deitam. As causas dessas manifestações são:

1. Doenças neuromusculares envolvendo primariamente a musculatura da parede torácica (lesões da medula cervical, esclerose lateral amiotrófica).
2. Defeitos do septo atrial causando *shunts* na posição ortostática ou sentada.
3. *Shunts* intrapulmonares nos lobos inferiores (cirrose hepática, malformações pulmonares arteriovenosas).
4. Hipovolemia.

Trepopneia – é a dispneia que aparece quando o paciente se deita em determinado decúbito lateral. Pode ocorrer nas situações onde um dos pulmões está acentuadamente acometido por doença, nos derrames pleurais volumosos unilaterais e na paralisia diafragmática unilateral. Em tais situações, ao deitar-se sobre o lado sadio, que estava compensando o déficit, esse sofre certa restrição à ventilação e sobrevém a dispneia. Na insuficiência ventricular esquerda, o paciente pode sentir dispneia em qualquer decúbito e não em determinado decúbito, não sendo adequado, pois, designá-la como causa de trepopneia.

Dispneias de etiologia "obscura"

Diversas doenças podem produzir dispneia sem que se manifestem claramente ou não sejam lembradas, criando dificuldades diagnósticas reais ou aparentes. Em tais circunstâncias, essas dispneias são ditas "de causa obscura" e algumas doenças, nesse contexto, devem ser lembradas. São exemplos: casos de fibrose pulmonar intersticial na fase inicial, doenças do tecido conjuntivo, obstrução das vias aéreas superiores (pós-entubação traqueal, tumores laríngeos, paralisia de prega vocal, artrite cricoaritenoide), inalação de fumaça, SARA, quase afogamento, aspiração, estenose mitral, estenose aórtica, pericardite constritiva, doença das artérias coronárias, miocardite, miocardiopatia, *shunt* direito-esquerdo congênito ou adquirido, arritmias episódicas, fístula A-V periférica, intoxicação crônica pelo monóxido de carbono (CO), metemoglobinemia, sulfemoglobinemia, intoxicação por salicilato, hipertireoidismo, hipotireoidismo, doença de Addison[11], depressão, ansiedade.

Anotações sobre dispneia

- A dispneia noturna pode ser manifestação de asma, insuficiência cardíaca congestiva (ICC), refluxo gastresofágico ou mesmo obstrução nasal.
- A dispneia intermitente, acessional ou paroxística, é provavelmente devida a eventos reversíveis, como broncospasmo, derrame pleural, embolia pulmonar ou congestão pulmonar da insuficiência ventricular esquerda.
- A dispneia que aparece na posição supina e é aliviada parcialmente na posição ventral sugere paralisia frênica bilateral.
- Qualquer distúrbio associado com diminuição da liberação de oxigênio aos tecidos, tanto por redução da hemoglobina quanto por incapacidade para aumentar o débito cardíaco, pode causar dispneia por acidemia láctica prematura.
- A dispneia que só começa algum tempo após o esforço físico sugere asma induzida pelo exercício.
- A dispneia que independe da atividade física indica problemas mecânicos (por exemplo, aspiração), alérgicos ou psicológicos.
- A dispneia súbita que aparece com o esforço para defecar sugere embolia pulmonar.
- Uma dispneia súbita em paciente acamado ou pós-operado faz suspeitar de embolia pulmonar.

---

11 Thomas Addison (1793-1860), médico inglês.

- Em pacientes com *angina pectoris* a dispneia pode estar relacionada com a sensação de opressão torácica. Em geral, essa combinação de sintomas se associa com o esforço e melhora com o repouso.
- Dispneia súbita com sibilos pode ser devida a asma, mas pode ocorrer na embolia pulmonar.
- Um paciente com dor torácica ventilatório-dependente pode apresentar dispneia em virtude dessa dor, pela limitação ventilatória.
- A dispneia que surge em repouso deve lembrar asma, pneumotórax, edema agudo de pulmão, embolia pulmonar, dispneia psicogênica.
- A "incapacidade de respirar fundo", associada a suspiros frequentes, mas com respiração normal durante o sono ou mesmo durante esforços físicos sugere fortemente o diagnóstico de dispneia psicogênica.

Tosse

A ocorrência de tosse (do latim *tussis*) não é comum em pessoas sadias. Quando está presente e persiste, torna-se relevante do ponto de vista médico, sendo a manifestação clínica mais comumente referida de doenças do aparelho respiratório. Corresponde a um importante mecanismo de defesa e uma forma comum de disseminação de infecções para outras pessoas. A tosse é um mecanismo útil para livrar as vias aéreas de quantidades significativas de material inalado e secreções brônquicas em excesso, tanto quanto de substâncias anormais, como líquido de edema, pus e outros. É também função da tosse impedir a entrada de materiais estranhos no trato respiratório inferior. No entanto, ela pode ser improdutiva, provocada por certas doenças e medicamentos, cuja finalidade é alertar para possíveis danos ao sistema respiratório. Depois do transporte mucociliar, a tosse é o mecanismo de limpeza mais eficiente das vias aéreas. Está sobejamente provado que a tosse aumenta o transporte de muco. A tosse, apesar dos seus benefícios, é uma das formas mais efetivas de transmissão de doenças (resfriado comum, gripe, tuberculose, hanseníase, sarampo, varicela, micoplasmose etc.). Alega-se que a tosse pode vir a reverter arritmias.

Diversas expressões populares são usadas para definir o caráter da tosse. As mais comuns são: **tosse comprida** – coqueluche; **tosse de cachorro** – tosse rouca, ladrante, que se observa na coqueluche e nas afecções laríngeas etc.; **tosse de puxamento** – tosse característica de asmático; **tosse de guariba**[12] – coqueluche.

A tosse involuntária é um fenômeno iniciado nas estruturas inervadas pelo nervo vago e seus ramos. Essas estruturas incluem a porção inferior da orofaringe, a laringe e o trato respiratório inferior, tanto quanto a membrana do tímpano e o meato auditivo externo. Os locais mais sensíveis para o desencadeamento da tosse são a

12 Guariba ou bugio, que se faz notar pela sua voz grave e alta.

laringe e a árvore traqueobrônquica, notadamente a carina da bifurcação traqueal e os pontos de bifurcação dos brônquios. No entanto, existem também receptores da tosse na orelha, esôfago, vísceras abdominais, diafragma, laringe e parênquima pulmonar.

Os receptores tussígenos podem ser ativados por uma ampla variedade de estímulos químicos, mecânicos e farmacológicos. Os receptores de tosse da laringe são derivados do nervo laríngeo superior e ativados por estímulos químicos e mecânicos. Eles são denominados "receptores de irritação" porque são normalmente silenciosos, mas causam resposta rápida a estímulos conduzidos por fibras mielinizadas do vago. A tosse provocada na faringe parece ser mediada por um pequeno ramo faríngeo do nervo laríngeo superior. Receptores de irritação semelhantes estão presentes na traqueia e nos grandes brônquios. Esses receptores representam terminais nervosos no epitélio e são mais abundantes nos pontos de bifurcação da árvore brônquica, rareando na direção das vias aéreas mais distais (Fig. 1.4).

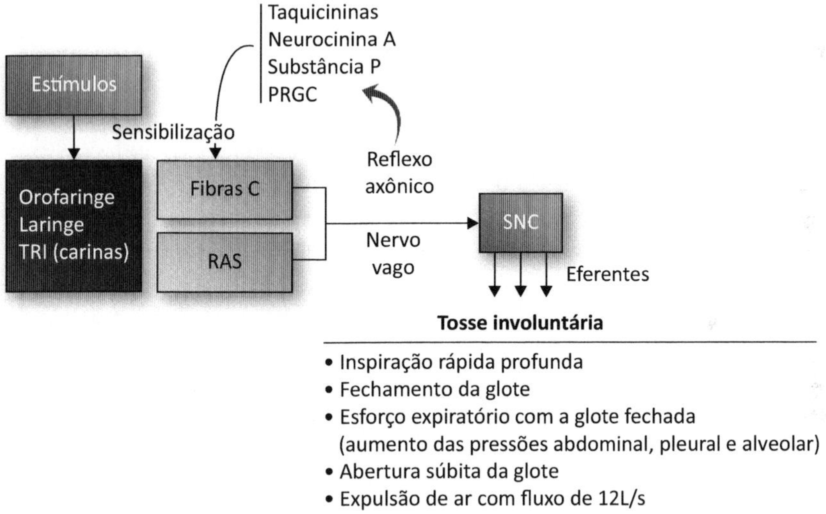

Figura 1.4 Vias, receptores e mediadores da tosse (simplificado). RIR = receptores de irritação rápidos; TRI = trato respiratório inferior; PRGC = peptídeo relacionado ao gene da calcitonina; RAS = *rapidly irritant receptors.*

A existência de um "centro da tosse" é apenas presumida, pois nunca foi individualizado anatomicamente. Ao que parece, a tosse é integrada na medula oblonga, mas pode ser influenciada por controle voluntário. As fibras aferentes vão ao núcleo do trato solitário ou próximo a ele. Os impulsos motores originam-se no grupo respiratório ventral, com o núcleo retroambíguo enviando motoneurônios aos músculos respiratórios e o núcleo ambíguo à laringe e árvore brônquica. O controle voluntário da tosse pode ultrapassar esses centros integradores, visto que alguns pacientes com lesões cerebrais carecem de reflexo espontâneo da tosse, podem conscientemente induzir tosse para limpar as vias aéreas.

A tosse se inicia com inspiração profunda (*fase inspiratória*), seguida por expiração forçada. Essa expiração ocorre inicialmente com a glote fechada (*fase compressiva*, que gera cerca de 300mmHg de pressão intratorácica e dura cerca de 0,2s e descrita como uma manobra de Valsalva modificada) e depois, quando a glote abre, permite o fluxo aéreo expiratório de forma explosiva (*fase expulsiva*, que gera um fluxo aéreo de 12L/min). Uma pressão desse nível, gerada na fase compressiva, transmite-se para o mediastino e para o abdome e pode ser a responsável por alguns efeitos adversos de tosse intensa (ver adiante).

Algumas observações merecem ser realçadas. Quando a tosse se inicia por estímulos gerados na árvore brônquica, a inspiração é longa. No entanto, quando o estímulo é mais proximal, na laringe, por exemplo, essa inspiração inicial pode não estar presente e produzir apenas uma fase expulsiva forte e rápida. Nem sempre ocorre fechamento da glote ou ele é incompleto e nem é condição absolutamente necessária para que um esforço tussígeno cumpra sua finalidade, pois pacientes traqueostomizados ou entubados[13] podem esboçar tosse eficiente.

A efetividade da tosse na depuração de secreções brônquicas excessivas depende das propriedades reológicas dessas secreções e da velocidade da corrente de ar. Durante a tosse essa corrente de ar chega a alcançar velocidade acima de 2.500cm/s. Assim, doenças ou circunstâncias (por exemplo: infecção bacteriana) que induzem a produção de secreções viscosas, tanto quanto aquelas onde ocorre obstrução ao fluxo aéreo, reduzem a eficácia da tosse. A geração de elevado fluxo de ar necessita de uma fase inspiratória com alto volume, para que isso venha a gerar pressão ideal. Ademais, com tal volume os músculos atingem um comprimento ideal e ocorre aumento desejado da força de retração elástica. Assim, pessoas portadoras de doenças neuromusculares, com debilidade acentuada dos músculos inspiratórios, não alcançam volumes adequados na fase inspiratória da tosse e, consequentemente, não geram fluxo de ar significativo, afetando adversamente a efetividade da tosse. A fase compressiva da tosse é também dependente dos músculos expiratórios. Na fraqueza desses músculos, mesmo leve a moderada, não ocorre compressão dinâmica adequada das vias aéreas, tornando a tosse ineficaz, ou seja, incapaz de expulsar secreções. É por essa razão que tais pacientes, incapazes que são de tossir efetivamente, estão mais sujeitos a pneumonias e formação de atelectasias.

A tosse pode tornar-se ineficaz quando as propriedades reológicas das secreções brônquicas sofrem alterações. Secreções tenazes, em virtude do aumento da viscosidade e da elasticidade, aderem à superfície do epitélio e não se desprendem facilmente para se-

---

13 Entubar significa introduzir tubo em ou por. É preferível a seu sinônimo "intubar". Em Houaiss e Villar, entubação é a "introdução de tubo ou sonda em um canal, orifício, estrutura ou cavidade do organismo". Houaiss A, Villar MS. Dicionário Houaiss da Língua Portuguesa. Rio de Janeiro: Objetiva, 2001. Aqui, entubado se refere a um indivíduo no qual foi introduzido um tubo endotraqueal.

rem mobilizadas pela corrente de ar. A perda de água das secreções aumenta a viscosidade e a elasticidade, dificultando sua depuração.

A depuração mucociliar leva as secreções para vias aéreas maiores, onde podem ser eliminadas pela tosse. Fatores que inibem a função dos cílios afetam esse mecanismo e tornam a tosse menos efetiva. O tabagismo apresenta efeitos opostos sobre a depuração mucociliar. Por um lado, certos componentes da fumaça podem inibir a função da ciliatura brônquica, por outro, incrementam a função ciliar por aumentar as secreções das vias aéreas. Quando fumantes apresentam obstrução, as secreções excessivas anulam os efeitos estimulantes das secreções, por sobrecarga.

Chama-se *tosse úmida* ou *produtiva* aquela seguida de expectoração de substâncias anormais (catarro, sangue, pus e outros materiais) e que ocorre comumente nos quadros de DPOC com componente bronquítico exuberante, nas bronquiectasias, traqueobronquites, asma e muitas outras. A *tosse seca* ou *improdutiva* é aquela que se produz sem que haja expulsão de material anormal de origem infraglótica ou mesmo quando existe catarro não removível. Comumente, observa-se que, embora não exista expectoração, ouvem-se ruídos que denotam a mobilização de secreções acumuladas nas vias aéreas. Há condições em que ambos os tipos podem ocorrer, geralmente em fases diferentes da evolução de uma condição clínica, como no início das síndromes virais do trato respiratório, nos casos de corrimento pós-nasal e em outras situações. A tosse seca é comum nas laringites e no início das traqueobronquites virais, na doença do refluxo gastresofágico e uso de inibidores da enzima conversora da angiotensina (IECA).

A tosse também pode ser frequente ou rara, bem como bitonal, como nas paralisias compressivas do nervo laríngeo recorrente. A tosse da coqueluche é quintosa[14], ou seja, apresenta-se por acessos, separados uns dos outros, e que se iniciam com inspiração profunda e acesso intenso de tosse que termina com a emissão de um guincho, causado provavelmente pelo espasmo da glote e, por fim, a eliminação de catarro mucoso.

Quando a tosse é muito violenta, pode vir seguida de vômito, notadamente quando pós-prandial, ou que ocorra quando o paciente tem conteúdo gástrico significativo (por compressão gástrica) ou, raramente, mesmo sem conteúdo (excitação do centro bulbar), para eliminar somente muco, apenas pela intensidade do acesso. Outras vezes, a tosse vem acompanhada de tonturas ou mesmo síncope, por diminuição do fluxo sanguíneo cerebral.

A expressiva maioria dos portadores de DPOC apresenta tosse e, em pouco mais da metade, ela é improdutiva/seca, e produtiva em cerca de 45% dos casos. Essas mesmas proporções ocorrem em pacientes com câncer de pulmão. No entanto, na fibrose pulmonar idiopática, a quase totalidade dos pacientes apresenta tosse improdutiva/seca. Na ICC

14 Vieira Romeiro, em sua celebrada Semiologia Médica, define tosse quintosa como aquela que vem por quintas, ou seja, por acessos.

cerca de 70% dos pacientes também apresentam tosse improdutiva/seca e somente cerca de 20% expectoram.

A eficiência da tosse depende da velocidade com que o ar é expulso das vias aéreas e, assim, qualquer condição associada à redução do fluxo expiratório reduz sua eficácia (asma e DPOC). Tosse ineficaz pode levar a atelectasias, pneumonias e anormalidades nas trocas gasosas. A incapacidade de tossir ou uma tosse ineficaz pode ter causas pulmonares e extrapulmonares, como distúrbios do SNC e periférico, doenças dos músculos respiratórios e alterações da parede torácica, distúrbios das vias aéreas superiores, costocondrite, fraturas múltiplas de costelas, pós-operatório de cirurgias abdominais altas e torácicas (limitação inspiratória pela dor). A tosse ineficaz pode ser causada também por doenças pulmonares nas quais há redução do fluxo expiratório ou produção acentuada de secreções viscosas. A asma é um exemplo, notadamente se há fadiga dos músculos respiratórios. Em alguns portadores de DPOC ou traqueobroncomegalia, as taxas de fluxo expiratório podem estar reduzidas. Em pessoas com bronquiectasias saculares e varicosas, a tosse sem drenagem postural pode não ser adequada para a remoção das secreções, visto não existir fluxo aéreo através dos segmentos bronquiectásicos que, adicionalmente, são também muito distais às grandes vias aéreas para que sofram compressão dinâmica. A tosse pode também ser ineficaz quando lesões obstrutivas centrais reduzem o fluxo expiratório (massa compressiva extrínseca, lesão endobrônquica, corpo estranho, tubo de traqueostomia estreito).

Durante tosse vigorosa, como mencionado anteriormente, as pressões intratorácicas podem chegar a 300mmHg e o ar movimentar-se a uma velocidade de 280m/s (85% da velocidade do som). Pressão e velocidade de tais magnitudes podem causar diversas complicações, algumas mais comuns, outras raras, como cardiovasculares (arritmias, deslocamento ou disfunção de cateteres intravenosos, perda da consciência, ruptura de veias subconjuntivais, nasais e anais); musculoesqueléticas (herniação de disco cervical, elevação assintomática da CPK até ruptura do reto abdominal, fratura de costelas); gastrintestinal (perfuração esofágica); SNC (embolia aérea cerebral, tosse, síncope, cefaleia); respiratórias (traumatismo laríngeo, enfisema intersticial pulmonar, ruptura de brônquio); e outras (incontinência urinária, petéquias e púrpuras, abertura de feridas cirúrgicas, sintomas constitucionais).

Causas

A tosse pode ter origem em diversas localizações anatômicas e mesmo fora do trato respiratório, produzida por uma multiplicidade de causas, incluindo nariz e seios da face (rinites e sinusopatias); faringe (infecção, neoplasias, divertículo de Zenker[15]); laringe (infecção, alergia, neoplasias, corpo estranho, uso inapropriado da voz); traqueia e brônquios (traqueobronquite aguda, coqueluche, bronquite crônica, bronquiectasias, fibrose cística, neoplasias, asma, aspiração, corpo estranho, inalação de gases ou aerossóis irritantes); parênquima pulmonar (pneumonia, abscesso, tuberculose e outras infecções

15 Friedrich Albert Von Zenker (1825-1898), patologista alemão.

crônicas, doenças pulmonares fibrosantes ou infiltrativas, edema pulmonar cardíaco ou não); esôfago (disfagias, fístulas, doença do refluxo gastresofágico – DRGE); coração e vasos sanguíneos (insuficiência cardíaca esquerda, aneurisma da aorta, alargamento atrial esquerdo, embolia pulmonar); mediastino (tumores do mediastino); pleura (derrames pleurais); canal auditivo externo e membrana timpânica (cabelo, cerume, corpo estranho); causas não orgânicas (tosse psicogênica, tosse intencional); e tosse induzida por medicamentos (inibidores da enzima conversora da angiotensina).

A tosse pode também ser classificada em aguda, subaguda e crônica, caso sua duração seja menor que 3 semanas, de 3 a 8 semanas ou mais de 8 semanas, respectivamente. As causas da tosse, vinculadas a uma multiplicidade de distúrbios de localização variada, são agrupadas conforme essa classificação e deve-se atentar para o fato de que não são mutuamente exclusivas. Causas menos comuns de tosse aguda também devem ser lembradas, como a irritação do canal auditivo (cerume ou corpo estranho) e a aspiração de corpo estranho.

Tosse aguda

A tosse com duração de até 3 semanas é classificada como aguda. As infecções virais do trato respiratório superior são as causas mais comuns de tosse aguda, transitória. O resfriado comum (ver também no item História familiar) é o mais frequente desses acometimentos. A tosse das infecções virais em pacientes sem comorbidades respiratórias se deve a acometimento das vias aéreas superiores e/ou traqueobronquite. Na ausência de comorbidade significativa, tosse aguda é geralmente benigna e autolimitada. Muitas pessoas procuram cuidados médicos devido à tosse prolongada, como complicação de infecção do trato respiratório superior. Na verdade, agem assim porque imaginam que a tosse nesses casos dura de 7 a 9 dias e temem quando ultrapassa esse tempo, quando, na verdade, a literatura médica indica cerca de 18 dias de duração.

Outras causas comuns incluem sinusopatia bacteriana aguda, coqueluche (que pode acometer adultos), exacerbação de DPOC e rinite alérgica. É o sintoma acompanhante mais comumente associado com exacerbações de DPOC e asma. No entanto, embora menos comumente, a tosse aguda pode ser o sintoma de uma condição clínica mais grave como pneumonia, insuficiência cardíaca congestiva, embolia pulmonar e de transtornos que predispõem à aspiração.

As indicações para exames complementares incluem hemoptise, doença sistêmica proeminente, suspeita de inalação de corpo estranho, suspeita de câncer de pulmão ou de embolia pulmonar.

Diante de um paciente com tosse aguda, com base na anamnese, exame físico e, se necessário, exames complementares, tentar enquadrá-la em um de dois grupos principais: doença potencialmente grave (pneumonia, exacerbação grave de DPOC, embolia pulmonar, insuficiência cardíaca ou outra doença grave) ou doença sem gravidade. Neste último caso, ela pode ser infecciosa (infecção do trato respiratório superior ou inferior); exacerbação de doença preexistente (asma, bronquiectasia, DPOC, rinossinusite) ou uma condição associada ao ambiente de trabalho ou exposição a inalantes ambientais.

Tosse subaguda

A tosse subaguda, em pacientes adultos, é aquela com 3 a 8 semanas de duração. Dois grandes agrupamentos de condições devem ser primeiramente considerados: pós-infeccioso e não pós-infeccioso. Assim, deve-se considerar primeiramente se a tosse foi seguida a uma infecção óbvia do aparelho respiratório, como pneumonia ou outra condição clínica grave e coqueluche. A tosse pós-infecciosa ocorre pelo menos em três semanas e não mais que oito semanas após infecção do aparelho respiratório, como mencionado, e se deve a um processo inflamatório e outras complicações associadas (rinossinusite, DRGE, asma, hiper-reatividade brônquica etc.). Se a tosse aparentemente se segue a uma infecção e dura mais de oito semanas, outra causa deve ser cogitada. As sinusopatias são causas comuns de tosse pós-infecciosa.

A bronquite eosinofílica (BE) é uma condição clínica que se manifesta por tosse subaguda ou crônica, em não fumantes, sem as alterações espirométricas que caracterizam a asma e que apresentam inflamação brônquica com eosinofilia no escarro. Os testes de broncoprovocação para o diagnóstico da tosse variante de asma (TVA) e a contagem de eosinófilos no escarro para diagnosticar a tosse por bronquite eosinofílica não são comumente realizados nem facilmente disponíveis. Isso tem levado muitos médicos a afirmar o diagnóstico de TVA em portadores de BE. A pesquisa de eosinófilos no escarro deveria fazer parte do protocolo de diagnóstico diferencial de tosse. O escarro de pessoas normais não apresenta eosinófilos, sendo comuns neutrófilos e macrófagos. O limite normal superior de eosinófilos no escarro de adultos é 2,5% das células. Em súmula, a tosse crônica induzida por BE é caracterizada pela presença de eosinofilia no escarro e ausência de hiper-reatividade brônquica.

Tosse crônica

Em hospedeiros imunocompetentes considera-se tosse crônica aquela com duração superior a oito semanas. É comum que casos de tosse crônica apresentem etiologia obscura. Pode ser devida a apenas uma causa, como asma ou doença do refluxo gastresofágico (DRGE), ou a mais de uma condição clínica. As causas mais comuns de tosse crônica em não fumantes são: tosse por acometimento das vias aéreas superiores (inclusive síndrome do corrimento pós-nasal – SCPN), asma e/ou DRGE, independentemente de ser produtiva ou não. Essas três condições são causas prováveis de tosse crônica em quase 100% dos casos em não fumantes que não usam inibidores da enzima conversora da angiotensina e apresentam radiografias de tórax normais ou quase normais, mostrando não mais que cicatrizes estáveis clinicamente inexpressivas. O acometimento das vias aéreas superiores, isoladamente ou associado a outras causas, é a condição clínica mais frequente de tosse. O diagnóstico não pode ser feito em definitivo apenas pela anamnese e exame físico. A confirmação desse diagnóstico requer que exista resposta favorável ao tratamento adequado.

A asma é causa comum de tosse. Nos casos em que a tosse é a única manifestação da asma, usa-se a expressão *tosse variante de asma*. Esses pacientes têm sua tosse melhorada com medicação antiasmática e demonstram hiper-reatividade brônquica em testes de broncoprovocação. Assim, um diagnóstico de *tosse variante de asma* é sugerido pela presença de hiper-reatividade das vias aéreas e confirmado somente quando a tosse desaparece com medicamentos antiasmáticos. O tratamento da tosse variante de asma é o mesmo prescrito para a asma com outros sintomas.

O diagnóstico de DRGE não pode ser excluído em face da ausência de sintomas gastrintestinais. Ao contrário, quando a DRGE é a causa de tosse crônica, os sintomas gastrintestinais estão frequentemente ausentes.

A tosse, acompanhada ou não de expectoração, é comum em pacientes com DPOC. Nas bronquiectasias, notadamente nas formas difusas, a expectoração é geralmente copiosa e de longa data. A alteração da coloração e o aumento do volume da expectoração são sinais de exacerbação da doença.

A tosse pós-infecciosa é um diagnóstico de exclusão. Ela deve ser considerada quando um paciente se queixa apenas de tosse após infecção do trato respiratório, com duração de até 3 semanas, e não apresenta alterações radiográficas.

A possibilidade de carcinoma broncogênico deve sempre ser cogitada em fumantes, nos quais a tosse aparece, acentua-se ou altera-se e persiste por meses. A tosse está presente na maioria dos pacientes com câncer de pulmão. A presença de escarros com estrias de sangue ou hemoptise mínima pode ocorrer e aumenta muito a suspeita de câncer nessas circunstâncias. O carcinoma broncogênico não é causa comum de tosse crônica e é muito improvável em não fumantes. No entanto, deve sempre ser lembrado em fumantes passivos. Tabagismo prévio ou atual ou exposição ocupacional (ao arsênio, asbesto, berílio, cádmio, cromo, cloreto de vinila, breu, betume, níquel, acrilonitrila, formaldeído, névoas de óleo mineral, fundição de alumínio ou formaldeído) aumentam o risco. O tabagismo é causa de cerca de 90% dos cânceres de pulmão.

O uso de qualquer medicamento pertencente ao grupo farmacológico dos inibidores da enzima conversora da angiotensina (IECA), usados para tratar hipertensão arterial, pode produzir tosse seca em cerca de 20% dos usuários. A tosse assim induzida não depende de dose e é um efeito adverso que aparece para qualquer medicamento desse grupo (captopril, lisinopril, enalapril etc.). A tosse é improdutiva e pode aparecer horas, semanas ou meses após o início da medicação e melhora em cerca de 1 a 4 semanas após a retirada do IECA.

As doenças intersticiais pulmonares crônicas são causas incomuns de tosse. No entanto, quando essas doenças estão presentes, como é o caso da fibrose intersticial idiopática, a tosse e a dispneia de esforço são os sintomas mais comuns.

O hábito de tossir e a tosse psicogênica são diagnósticos de exclusão.

Algumas causas incomuns de tosse crônica devem ser lembradas, como na sarcoidose, nas exposições ambientais, nos casos de aspiração recidivante, alargamento tonsilar crônico, diálise peritoneal, artéria inominada aberrante.

Causas mais comuns de tosse crônica em não fumantes

Acometimento das vias aéreas superiores e síndrome do corrimento pós-nasal – a tosse pode ser provocada pelo acometimento das vias aéreas superiores, com ou sem corrimento pós-nasal. Assim, não tem sentido referir-se apenas à síndrome do corrimento pós-nasal como única causa de tosse crônica com origem no trato respiratório superior.

O corrimento pós-nasal consta da drenagem de secreções oriundas do nariz ou seios paranasais na faringe. Essas secreções estimulam a via aérea aferente do reflexo da tosse. As causas de tosse induzida por corrimento pós-nasal são várias, incluindo rinite alérgica, rinite vasomotora, rinite infecciosa, sinusite (bacteriana) crônica, sinusite fúngica alérgica, rinite medicamentosa, rinite não alérgica associada à gestação e rinite por exposição a irritantes ambientais. Deve ser lembrado que a tosse aguda que ocorre no resfriado comum é largamente causada por SCPN.

O diagnóstico dessa condição é feito pela história clínica, na qual o paciente se refere a uma sensação de que alguma coisa escorre em sua garganta ou uma coceira na garganta, ou ainda pigarro frequente na tentativa de limpar a garganta, além de congestão e/ou secreções nasais. O exame da nasofaringe pode demonstrar a presença de secreções mucosas ou mucopurulentas. Não existem testes objetivos que diagnostiquem essa condição. A suposição diagnóstica é reforçada quando se faz o diagnóstico de sinusopatia. Radiografias de seios da face convencionais podem diagnosticar sinusopatia, baseada em achados como espessura da mucosa > 6mm, presença de nível hidroaéreo ou opacificação em qualquer um dos seios. Como as radiografias convencionais apresentam baixa sensibilidade e especificidade geral, recorrem-se comumente à TC de seios da face. Uma forma silenciosa da SCPN tem sido considerada em alguns pacientes que, não apresentando sinais e sintomas sugestivos, respondem à terapia com anti-histamínicos e descongestionantes. A resposta ao tratamento é comumente gradual (dias a semanas). Deve ser lembrado que durante a gestação pode ocorrer tosse causada por acometimento das vias aéreas superiores e corrimento pós-nasal, que cessa no pós-parto. Esse tipo de acometimento, na ausência de evidências de qualquer outra causa, deve ser considerado rinite associada à gestação.

As radiografias dos seios da face devem ser feitas nas quatro incidências convencionais. Quando o paciente apresenta catarro nasal e as radiografias dos seios da face são sugestivas de sinusopatia, a tosse é devida à sinusopatia em 81% dos casos. Mas, se as radiografias não mostram sinais de sinusopatia, a quase totalidade dos casos não se deve à sinusopatia. Quando o catarro nasal está ausente, mas as radiografias são sugestivas de sinusite, em apenas 57% dos casos a tosse é devida a corrimento pós-nasal. Quando nem existe catarro nasal e as radiografias não demonstram sinais de sinusite, a causa da tosse não é corrimento pós-nasal. Nas situações mencionadas, a confirmação do diagnóstico é obtida diante de uma resposta favorável à terapia específica.

Asma brônquica – a tosse é um sintoma comum entre os asmáticos, porém, não raras vezes, a tosse persistente pode ser o sintoma mais relevante. Em diversos estudos em pacientes com tosse crônica devido à asma, a tosse foi o único sintoma em 6,5 a 57% das vezes. Esses casos são designados como *asma variante-tosse* ou tosse variante de asma. Como a asma é uma doença comum, esse diagnóstico deve ser lembrado em todos os pacientes com tosse crônica. Esses pacientes podem apresentar espirometria dentro dos limites da normalidade, assim como resposta significativa a broncodilatador.

O diagnóstico de asma variante-tosse é sugerido pela presença de hiper-reatividade brônquica em paciente com tosse crônica e confirmada somente quando a tosse cessa como resultado do tratamento. O tratamento deve ser o mesmo daquele prescrito para a asma com outros sintomas. Se o paciente suspende o tratamento e se expõe a estímulos precipitantes, a tosse recidiva.

Um fato muito característico e comum nos asmáticos é que a tosse variante de asma é desencadeada por infecções respiratórias virais, exposição a alérgenos. Geralmente, piora à noite, sendo exacerbada pelo exercício, ar frio, fumaça, exercícios, além de outros.

Doença do refluxo gastresofágico – a DRGE, juntamente com a asma e a SCPN, é uma das três causas mais comuns de tosse crônica em adultos e crianças. O mais relevante mecanismo responsável pelo estímulo tussígeno é o reflexo esofagotraqueobrônquico distal, no qual o refluxo na porção inferior do esôfago estimularia terminações vagais ali presentes. A estimulação dos terminais nervosos na laringe (refluxo faringolaríngeo) parece ser um mecanismo eficiente, porém menos comum. Deve ser sempre lembrado que os pacientes com tosse por DRGE podem não apresentar sintomas típicos de refluxo (pirose retrosternal, regurgitação ácida, disfagia). O refluxo pode causar um estado de hipersensibilidade do reflexo da tosse, fazendo com que esse sintoma seja desencadeado por outros estímulos, além do fato de que se forma um círculo vicioso onde a tosse provoca refluxo e esse produz tosse. A tosse provocada por DRGE não pode ser excluída em base clínica. É possível que os sintomas típicos de DRGE desapareçam com a terapia adequada e a tosse permaneça. Pode atuar como fatores de risco para DRGE o uso de medicamentos como alendronato, corticosteroides orais, broncodilatadores agonistas beta-adrenérgicos e teofilina, progesterona, bloqueadores de canal de cálcio, anticolinérgicos e morfina. Obesidade, tabagismo, exercícios vigorosos, álcool, cafeína, alimentos gordurosos, chocolate, carminativos (ou atiflatulentos) e alimentos irritantes (sucos cítricos e produtos do tomate), entubação gástrica prolongada, transplante de pulmão, pós-pneumectomia, diálise peritoneal, asma, apneia obstrutiva do sono são também mencionados na literatura.

Anotações sobre tosse

- Tosse psicogênica é diagnóstico de exclusão. É seca e ausente durante o sono. A tosse intencional é uma tosse deliberada para obter atenção. É seca e ruidosa, ocorrendo apenas na presença de outras pessoas.
- Não esquecer que certos estímulos (cerume, corpo estranho, pelos) no canal auditivo podem causar tosse seca e que sua remoção faz cessar a tosse.
- Nos derrames pleurais volumosos a tosse pode ser induzida pela deformação de grandes vias aéreas. Pode também ser induzida por irritação dos receptores tussígenos presentes na pleura. A tosse é seca e pode vir acompanhada de dispneia (nos derrames volumosos) e/ou dor pleural.
- Na embolia pulmonar a causa da tosse é obscura. Quando há infarto pulmonar, supõe-se que possa ser devida à irritação de receptores tussígenos periféricos ou pleurais.

Causas potencialmente graves de tosse crônica

- Asma (dispneia, sibilos difusos, fatores desencadeantes).
- Tuberculose (febre, perda de peso, suores noturnos, hemoptise em área endêmica).
- Câncer de pulmão (tabagismo, escarros sanguinolentos, perda de peso).
- Insuficiência cardíaca congestiva (ortopneia, edema de membros inferiores, doença cardíaca).
- Doença pulmonar obstrutiva crônica (DPOC) (tabagismo, dispneia, expectoração).
- Doença pulmonar intersticial (dispneia, estertores crepitantes, possível exposição ambiental).

Na figura 1.5, para o diagnóstico da tosse crônica em indivíduos com mais de 15 anos de idade, são apresentadas as diretrizes do *American College of Chest Physicians* (ACCP - 2006).

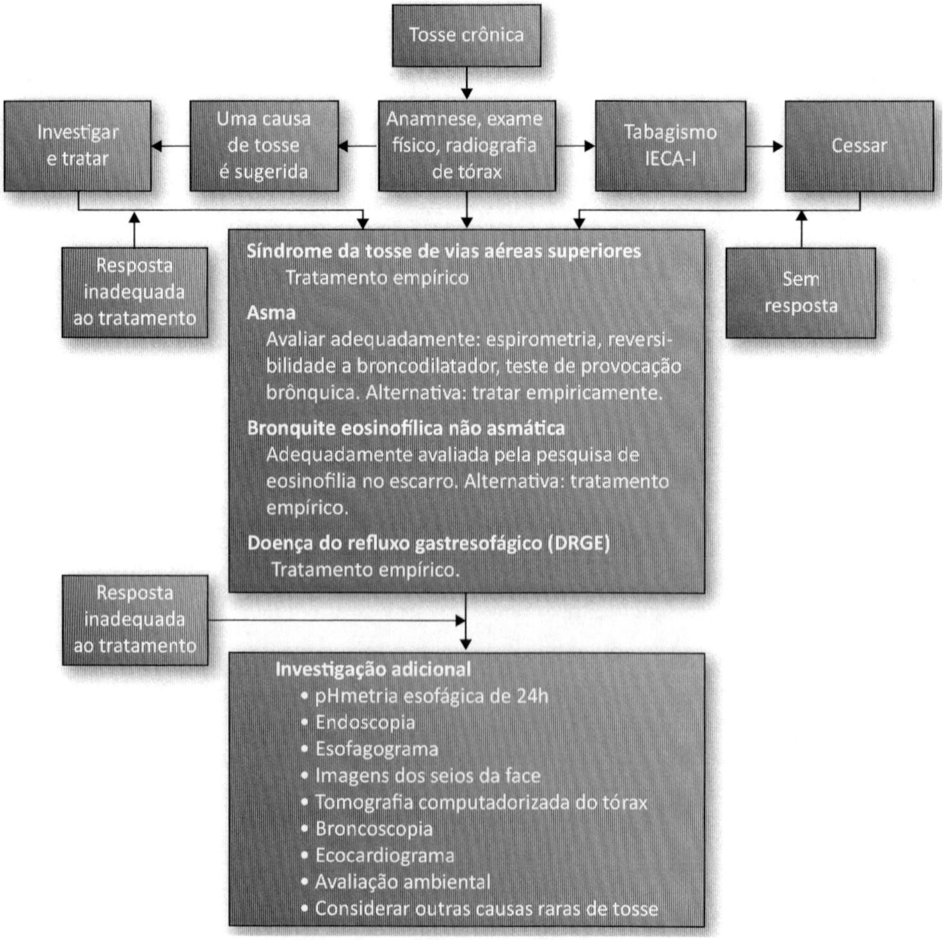

Figura 1.5 Algoritmo para o diagnóstico de tosse crônica.

Síndrome de hipersensibilidade do reflexo da tosse

Recentemente, tem sido alegado que a tosse crônica pode vir associada a condições bem estabelecidas e que o tratamento adequado pode aboli-la ou minimizá-la. Em outros casos a tosse é explicada por alguma condição clínica, mas não é beneficiada com o tratamento. Não raro, a tosse se prolonga mesmo quando a causa que a iniciou já desapareceu. Outras vezes, a tosse não está associada a nenhuma das condições mencionadas nem responde aos tratamentos convencionais. Em adultos, quando a tosse persiste além de 8 semanas e permanece sem causa determinante, deve ser definida como *tosse crônica inexplicada*, a receber uma abordagem terapêutica diferenciada.

Tem sido sugerido que a tosse repetitiva pode exercer efeitos mecânicos e físicos sobre o epitélio respiratório com liberação consequente de autacoides que poderiam causar inflamação e ampliar a tosse. Isso constituiria um círculo vicioso, onde o ato de tossir levaria a um reflexo da tosse ampliado que, por sua vez, manteria a tosse. Em tal circunstância, tendo a causa inicial da tosse desaparecido, ela passaria a ser "idiopática". A partir daí, esse círculo seria exacerbado por estímulos como o frio, falar muito, sorrir, suspirar. A tosse desencadeada por estímulos não tussígenos como esses tem sido denominada alotussia (tosse desencadeada por estímulos não tussígenos) ou hipertussia (tosse crônica que responde bem mais intensamente aos estímulos tussígenos), estados agora agrupados no conceito de "síndrome de hipersensibilidade da tosse crônica".

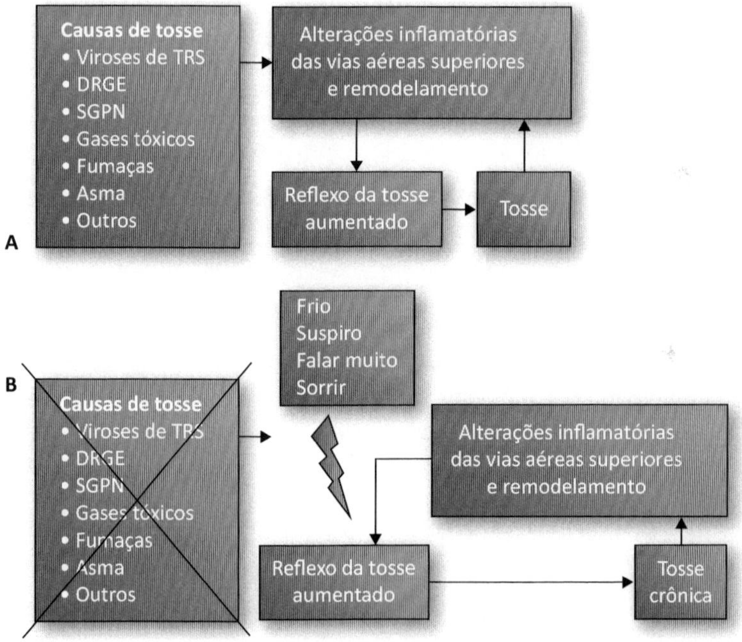

Figura 1.6 Sequência de eventos patogênicos da tosse persistente. **A**) Eventos iniciais. **B**) Desenvolvimento da "síndrome de hipersensibilidade da tosse crônica".

Testes de provocação com capsaicina têm demonstrado que existe hiper-reatividade do reflexo da tosse nas viroses do trato respiratório superior. As observações clínicas demonstram claramente que nas viroses respiratórias a tosse é desencadeada mesmo por estímulos menores. Tem sido demonstrado também que as mulheres apresentam maior sensibilidade tussígena do que os homens e foi proposto que tal hipersensibilidade seria um mecanismo evolutivo para proteger contra a aspiração durante a gravidez. Foi proposto, como já mencionado anteriormente, que um processo inflamatório pode estar envolvido na patogênese da hipersensibilidade do reflexo da tosse. Diferentes estímulos (exposições ocupacionais, ar frio, danos tóxicos, tabagismo etc.) podem levar ao dano epitelial e à inflamação, condições alegadas como responsáveis pela hipersensibilidade sensitiva das vias aéreas. A causa mais relevante apontada é a doença do refluxo gastresofágico. Essa condição é comumente negligenciada em razão da falta de sintomas como refluxo e que a ausência de ácido, como determinada pela pHmetria esofágica, constitui um elemento confundidor. O único método diagnóstico apontado é a manometria de alta resolução, que demonstra o defeito neuromecânico da função esofágica. Enfim, esse conceito permitiria que se usasse uma terminologia mais adequada patogenicamente para pacientes que apresentam tosse crônica. Assim, quando for demonstrado que a DRGE é a causa da tosse, tal situação seria mais bem designada como síndrome de hipersensibilidade do reflexo da tosse por DRGE. Caso não se determine a etiologia, o caso seria referido como síndrome de hipersensibilidade do reflexo da tosse de causa desconhecida. A vantagem não é apenas essa, senão que abre a possibilidade de abordagens terapêuticas diferentes, como o uso de medicamentos como amitriptilina e gabapentina, já comumente utilizadas na dor neuropática, que demonstraram bons resultados preliminares no tratamento da tosse crônica.

Expectoração

O epitélio respiratório, denominado pseudoestratificado ciliado, é constituído por seis tipos celulares, entre os quais expressiva quantidade é secretora (células caliciformes, células serosas, células de Clara[16]). Além dessas células secretoras, a traqueia, os brônquios primários e os brônquios intrapulmonares apresentam glândulas seromucosas na submucosa, produtoras de mucina, água e eletrólitos, cujo *input* secretomotor é conduzido por ramos do nervo vago, mas que podem ser estimuladas por mediadores inflamatórios. Em condições anormais, esses componentes podem sofrer alterações estruturais e funcionais, com desfechos que se manifestam por alterações quantitativas e qualitativas de seus produtos secretórios.

O termo expectoração (do latim, *expectorare*, de *ex*, preposição latina para exprimir "movimento para fora" + *pectus*, "peito", para significar "lançar fora do peito") corresponde à ação de expelir, tossindo, matéria proveniente dos pulmões, dos brônquios ou da traqueia, ou ainda é o ato de tossir e eliminar material produzido no trato respiratório inferior, denominado escarro. Escarrar (*L. screare*, "escarrar") e expectorar são sinônimos, bem como expectoração e escarro. *Esputo* (*L. sputum*, escarro, cuspo) é termo inespecífico, pois refere-se também, como indicado pela sua etimologia, a cuspo (ou

16 Max Clara (1899-1966), anatomista australiano.

cuspe), saliva, não devendo substituir a *escarro*. *Catarro* (do grego, *katárrhoos*, "fluxo de humores"[17]) é secreção patológica oriunda de membrana mucosa, que pode não ser brônquica, só devendo, pois, ser utilizado como adjetivo (catarro brônquico, catarro nasal etc.) e, assim, não é sinônimo de escarro. A tosse que vem acompanhada de expectoração é denominada "tosse produtiva". Tosse seca é aquela que ocorre sem que haja matéria estranha para expelir da árvore respiratória. A ausência de expectoração, pois, não define tosse seca, visto que na tosse ineficaz o paciente pode não conseguir expelir o catarro, embora exista em abundância e denotado por ruídos secundários determinados pela mobilização das secreções acumuladas nas vias aéreas, ou ainda, havendo catarro, este se mantém dificilmente removível, como na asma grave. Assim, a tosse pode ser seca ou úmida. Nesse último caso, será produtiva, caso haja eliminação de secreções, ou improdutiva, se existem secreções, mas o paciente não consegue eliminá-las.

A duração da expectoração, seu caráter e a presença ou ausência de sangue são manifestações relevantes que devem ser pesquisadas, visto que podem ajudar na escolha dos exames complementares ou mesmo na decisão diagnóstica. A expectoração *mucosa* assemelha-se à clara de ovo, muitas vezes viscosa, tenaz. Ocorre principalmente nas infecções virais do trato respiratório inferior e na asma brônquica não complicada com infecção. A expectoração *purulenta* é mais fluida, mais volumosa, opaca, de coloração amarela ou esverdeada, que parece relacionada à presença de neutrófilos e, algumas vezes, a eosinófilos. No segundo caso, parece não haver infecção. É mais comum que a expectoração purulenta ocorra nas infecções bacterianas do trato respiratório inferior, notadamente em pacientes com exacerbação de doenças crônicas, como DPOC e bronquiectasias. A expectoração de material purulento de odor pútrido sugere infecção por anaeróbios. Não raro, pacientes com bronquiectasias ou DPOC com componente significativo de bronquite crônica costumam apresentar expectoração abundante pela manhã, acumulada durante a noite, chamada de toalete brônquica matinal.

Os fumantes com bronquite crônica apresentam expectoração mucosa ou ocasionalmente purulenta e sem hemoptise. As alterações nas propriedades reológicas eorganolépticas do escarro em pacientes com DPOC podem indicar exacerbação infecciosa aguda (aumento do volume, da fluidez e da purulência do catarro brônquico).

As infecções virais do trato respiratório inferior estão associadas inicialmente com expectoração mucoide, a qual pode conter algumas estrias de sangue. Posteriormente, a expectoração torna-se copiosa e purulenta, com ou sem infecção bacteriana sobreposta. Em pacientes que se recuperam de uma gripe e que passam a apresentar grande quantidade de catarro purulento associado a uma recidiva da febre, deve-se considerar a pos-

17 Humor, na Antiguidade clássica referia-se a sangue, bile amarela, fleuma ou pituíta e bile negra ou atrabílis. Até hoje é termo preservado em Medicina, obviamente com significado diferente, para designar certos materiais fluidos do corpo, como os humores vítreo e aquoso do olho. Não raro se refere a elementos dissolvidos nos líquidos do corpo, como no caso da imunidade humoral (anticorpos) em oposição à imunidade celular.

sibilidade de infecção bacteriana secundária, inclusive pneumonia. Pneumonias virais e por micoplasma cursam inicialmente com expectoração escassa.

Pacientes com bronquiectasias localizadas nos lobos inferiores costumam apresentar surtos de infecção bacteriana das vias aéreas. Em tais circunstâncias, o volume e o aspecto da expectoração se alteram, tornando copioso e purulento. Em casos graves, os pacientes podem expectorar mais de 150mL de secreções por dia (bronquiectasias broncorreicas). Tais pacientes costumam tossir mais e expectorar mais quando se deitam, em razão da drenagem das secreções localizadas nos segmentos pulmonares que estavam em inferioridade gravitacional. Nessas circunstâncias, o escarro ou expectoração é comumente constituído por muco misturado com células inflamatórias, detritos celulares, DNA, F-actina e bactérias. Essa constituição é mesmo bioquimicamente semelhante ao pus. As bronquiectasias dos lobos superiores, derivadas geralmente de sequelas de tuberculose pulmonar, não cursam com expectoração, porém não raro apresentam sangramento.

A produção de expectoração purulenta e ocasionalmente com estrias de sangue é sugestiva de bronquite, bronquiectasias e tumor broncogênico. Desses escarros, diz-se que são hemáticos, sanguinolentos ou com estrias de sangue. Deve ser lembrado que portadores de câncer de pulmão são, em sua expressiva maioria, fumantes e, não raro, portadores de DPOC de gravidade variável. Esses pacientes comumente expectoram e encaram esse fato como coisa decorrente do tabagismo. Eles podem ser portadores de câncer de pulmão. Por isso, é prudente que se indague sempre se houve mudança da tosse, se ela se tornou mais intensa, mais incômoda.

Pacientes com asma aguda dificilmente expectoram, visto que as secreções produzidas, além do quadro de obstrução ao fluxo aéreo, são muito viscosas, tenazes. Na asma grave, a extrema viscosidade desse muco contribui muito para a obstrução de vias aéreas e do desequilíbrio entre a ventilação e a perfusão, constituindo um fator importante na mortalidade desses pacientes. É provável que tal acentuação da viscosidade se deva a uma estrutura secundária anormal da mucina presente em grande quantidade nessas secreções. Na fase de recuperação de um ataque agudo, os pacientes passam a eliminar com dificuldade esse material onde, às vezes, observam-se tampões ou moldes brônquicos de muco. A expectoração desses pacientes pode também ser purulenta, esverdeada e não representar infecção bacteriana. O exame desse material revela não neutrófilos, mas sim eosinófilos (método de Wright).

Na discinesia ciliar primária, na qual existe ausência do braço curto de dineína, tornando os movimentos ciliares discinéticos e, portanto, ineficazes, ocorrem acúmulo de secreções e infecções repetidas, levando à formação de bronquiectasias. A expectoração desses pacientes é biofisicamente semelhante àquela da fibrose cística (FC) e contém altas concentrações de mediadores inflamatórios, embora a progressão dessa doença seja mais lenta do que na FC.

A expectoração na fibrose cística (FC) é excessivamente espessa, desidratada, aderente, porém com viscosidade menor do que a expectoração de pessoas com asma. É provável que a anormalidade no transporte transepitelial de cloreto altere a composição do líquido periciliar e prejudique o transporte de muco.

Um defeito congênito raro é representado pela fucosidose, onde há ausência congênita da L-fucosidase. Esse defeito é autossômico recessivo devido à ausência do gene que codifica para essa enzima. Como a fucose, juntamente com o ácido siálico, são os açúcares terminais das glicoproteínas que compõem as mucinas, e as propriedades viscoelásticas das secreções brônquicas desses pacientes estão alteradas, provavelmente por defeito na reticulação, o muco parece ser extremamente fluido e não pode ser propelido eficazmente pela tosse e pelos movimentos ciliares.

Os tumores pulmonares estão associados mais comumente com a produção de expectoração mucoide, que pode apresentar estrias de sangue. Isso pode também ocorrer na tuberculose, em suas fases iniciais, quando a necrose de caseificação não é ainda relevante ou o material caseificado não encontrou ainda brônquio de drenagem. Mas pode ser purulenta e sanguinolenta, o que não é incomum.

Alguns pacientes com teratomas endotorácicos podem expectorar pelos (tricoptise), fragmentos dentários (odontoptise) e até pedaços de osso (osteoptise) quando esses tumores erodem e drenam esses materiais na árvore traqueobrônquica.

A expectoração achocolatada pode ser devida a abscesso amebiano pulmonar.

Bronquiectásicos e cardíacos tossem mais quando se deitam, embora a expectoração dos primeiros seja mais comumente purulenta, porém serosa na ICC.

A expectoração serve para numerosos exames, notadamente a pesquisa do bacilo da tuberculose, contagem de eosinófilos e pesquisa de outros microrganismos. No que diz respeito às infecções por germes comuns, o exame bacteriológico do escarro deve ser criterioso, visto que se presta geralmente a confusões pelo fato de o catarro ser contaminado com germes da orofaringe ao transitar por essa área.

A tosse ineficaz, já referida anteriormente, leva ao acúmulo de secreções brônquicas e a complicações respiratórias. A presença de secreções abundantes retidas na árvore brônquica atua como fator obstrutivo e interfere com as trocas gasosas.

Vômica

Chama-se vômica a passagem através da glote de um líquido patológico primitivamente cavitário. Embora se atribua comumente ao termo o significado exclusivo de eliminação de grande quantidade de pus, essa definição não limita o termo à eliminação de líquido purulento nem que ele seja volumoso. O que define vômica, portanto, é a natureza líquida do material eliminado e sua origem primitivamente intracavitária. Assim, embora se considere a *vômica maciça* a eliminação de grande quantidade de pus ou outro líquido patológico, inopinadamente expulso das vias respiratórias, a quantidade de material eliminado lentamente e em menor quantidade caracteriza a *vômica fracionada*. Os dois fenômenos podem ser observados ocasionalmente nos abscessos pulmonares quando, após a abertura do abscesso para um brônquio, ocorre vômica maciça e depois o restante do material purulento é lentamente expectorado. Como o que define vômica é sua procedência intracavitária, ela é classificada de acordo com tal procedência. Assim, há vômicas de origem pleural (oriundas de empiema), pulmonar (abscessos, cistos hidáticos), mediastínica (abscesso mediastínico) e abdominal (abscessos subfrênicos). Esses últimos, agora mais raramente observados, escavam caminhos até erodirem e drenarem para um brônquio. Mais comuns são as vômicas decorrentes de abscessos pulmonares e as vômicas hidatídicas. Essas últimas decorrem da ruptura de cistos hidáticos dentro de brônquios. A vômica, além de um achado semiológico, tem função curativa. De fato, após a ocorrência de vômica de origem pulmonar, derivada de abscesso, a febre do paciente pode ceder ou minorar e seu estado geral comumente melhora. A ruptura de um cisto hidático e a eliminação de seu conteúdo (vômica hidatídica) podem seguir-se de cura. Evidentemente, a cura nem sempre ocorre dessa forma para os abscessos pulmonares, havendo aqueles que carecem de tratamento prolongado para serem curados e outros só são curados com intervenções cirúrgicas.

Dor torácica

A dor é uma experiência sensorial e emocional desagradável, penosa, mais ou menos localizada, com dano tecidual vigente ou potencial, resultante de uma estimulação de terminações nervosas especializadas. Constitui um mecanismo protetor, com a finalidade primária de induzir o sofredor a removê-la ou afastar-se de sua fonte. É sempre subjetiva e, assim, varia de pessoa a pessoa em qualidade, intensidade, duração, localização, frequência e ocorrência de manifestações associadas. Sua percepção também varia de pessoa a pessoa de acordo com sua situação socioeconômica e fatores culturais, familiares e psicológicos. Apesar dessa individualização, é uma sensação universal e, com exceções muito raras, conhecida de todos. Ademais, pode apresentar características que permitem classificá-la de diversas maneiras para benefício da identificação de sua causa.

Parcela significativa dos casos de dor torácica não é grave e não está relacionada a estruturas internas torácicas. A maioria não parece ter origem orgânica (cerca de 60% em um estudo). As doenças musculoesqueléticas estão entre as causas mais comuns e, entre elas, a costocondrite. No entanto, as causas cardíacas de dor, mesmo em menor porcentagem, podem ser ameaçadoras, notadamente as síndromes coronarianas agudas, a requerer diagnóstico diferencial cuidadoso, notadamente em idosos, nos quais a origem cardíaca chega a constituir metade dos casos. As causas pulmonares de dor torácica compreendem o menor percentual de casos (cerca de 5%).

Diversas são as estruturas torácicas que apresentam sensibilidade à dor (algesia), como o miocárdio, por exemplo, cuja dor pode ter como causa *angina pectoris*, infarto agudo do miocárdio, valvulopatia aórtica, prolapso de válvula mitral e cardiopatia hipertrófica. O pericárdio é doloroso e a pericardite é a condição mais comum de dor pericárdica, embora outras causas como a síndrome de Dressler[18] e a síndrome pós-pe-

18 William Dressler (1800-1969), médico polonês.

ricardiotomia também produzam dor pericárdica. A aorta é outra dessas estruturas, e o aneurisma dissecante da aorta é causa de intensa dor subesternal e dorsal.

Traqueia e brônquios podem ser fontes de dor quando acometidos por traqueobronquites. A dor associada à traqueobronquite aguda é urente (que queima, arde), central e comumente exacerbada pela tosse. A pleura parietal é uma estrutura muito sensível a estímulos nociceptivos e sua irritação provoca dor em pontada, localizada, dependente da ventilação, notadamente quando causada por pneumonia, infarto pulmonar ou pneumotórax espontâneo.

A parede do tórax pode ser objeto de dores, como nos casos de costocondrite, herpes-zóster, transtornos da coluna vertebral, mialgias, infecção, neoplasia. A osteomielite da costela é causa rara de dor torácica e pode ter natureza piogênica, ser causada por tuberculose ou por metástase de câncer da próstata ou do pulmão. Paroxismos de tosse podem causar fratura de costela, que resulta em dor localizada e dependente da ventilação. Os nervos, comprimidos ou afetados por infecções, podem ser causas de dor neuropática, referida como "queimação". Exemplo típico é o herpes-zóster, causado por um vírus de DNA que acomete gânglios sensoriais onde estabelece infecção latente, mas que pode ser reativado e percorrer o caminho até a pele através de fibras nervosas, causando neurite intensa, com dor e parestesia, e o aparecimento de vesículas características. Mesmo após a cura, a dor pode persistir (neuralgia pós-herpética). O herpes-zóster que não apresenta manifestações cutâneas, senão apenas dor na região suprida pelo nervo acometido, apresenta dificuldade diagnóstica. A fase pré-vesicular, quando existe apenas dor e hiperestesia, pode prestar-se a confusão diagnóstica, dependendo da localização. A hiperestesia cutânea é uma manifestação diferenciadora. O esôfago também é uma estrutura álgica e sua dor, às vezes difícil de diagnosticar, pode ser forte, causada mais comumente por refluxo gastresofágico ou espasmo esofágico. A compressão sobre uma raiz nervosa posterior ou sobre um tronco nervoso causa "dor radicular" sentida na distribuição periférica do seu dermátomo, comumente causada por alguma doença orgânica manifesta da vértebra (tuberculose, artrite degenerativa ou neoplasia). A dor muscular é comumente confundida com dor pleurítica, visto que ambas são ventilatório-dependentes. A dor em estruturas extratorácicas pode, muitas vezes, ser referida no tórax, como na cólica biliar, úlcera péptica, pancreatite aguda.

Como visto, existem basicamente dois tipos de dor torácica: aquelas que têm origem na parede torácica, conduzidas pelos nervos intercostais e frênicos, e as que têm origem nos órgãos internos, conduzidas através de fibras aferentes do nervo vago (dor visceral). A dor torácica visceral pode ocorrer por neoplasias dos brônquios principais ou do mediastino, nas anormalidades cardíacas e do pericárdio e nas doenças que causam dor esofágica, como esofagite de refluxo ou tumores (Fig. 1.7).

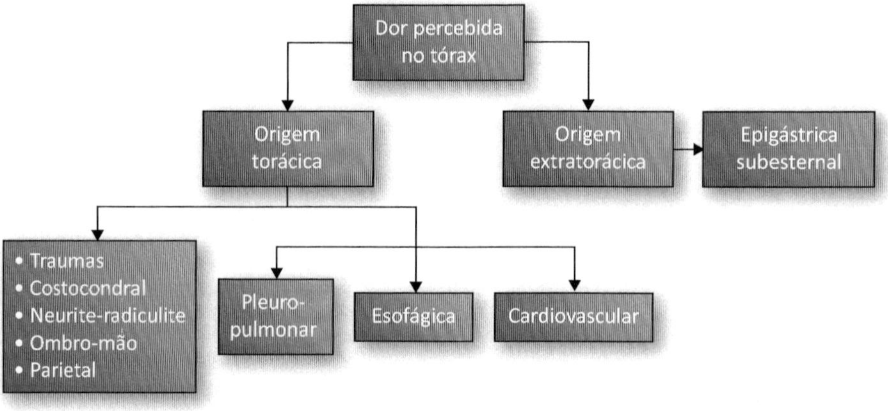

Figura 1.7 Tipos de dor torácica.

Dor da isquemia miocárdica

A dor da isquemia miocárdica apresenta sempre características semelhantes, mas varia clinicamente da *angina pectoris* ao infarto do miocárdio. Algumas singularidades permitem diferenciar essas variedades pela duração, intensidade, resposta ao tratamento e características associadas. A dor nem sempre acompanha a isquemia (isquemia miocárdica sem dor). O infarto do miocárdico também pode ser silencioso.

A *angina pectoris*[19] (angina do peito) decorre de uma isquemia miocárdica transitória, usualmente secundária à arteriosclerose. Além dessa, outra de suas singularidades é ser induzida pelo esforço, notadamente no frio, embora possa surgir após refeições copiosas, excitação ou outros distúrbios emocionais, e cessar com o repouso. No entanto, a angina variante pode ocorrer mesmo em repouso. Os pacientes descrevem a dor da angina como um aperto, pressão, constrição ou mais raramente queimação retrosternal ou à esquerda do esterno, podendo ser referida, o que é comum, no pescoço ou na face interna de um ou de ambos os braços, pescoço, porção inferior da mandíbula ou andar superior do abdome. A intensidade é de leve a moderada, às vezes sentida não como dor, mas apenas como um desconforto nas regiões mencionadas. Se houver provocação ela recidiva. Comumente, ela cede em 1 a 3 minutos, mas pode durar 10 minutos ou até 20 minutos nos episódios prolongados. Diz-se que a dor é definitivamente anginosa se precipitada pelo esforço, com as irradiações mencionadas anteriormente (ombro, mandíbula, face interna do braço), e aliviada pelo repouso ou pelo uso de nitrito. Ela será provavelmente anginosa se tem algumas das características acima bem definidas, mas

19 Alegam alguns autores que esta expressão foi cunhada por William Heberden (1710-1801), médico inglês, em 1772. No entanto, outros autores afirmam que a criação da expressão *angor pectoris* se deve a Giovanni Batista Morgagni (1682-1771), celebrado anatomista italiano, considerado o fundador da anatomia patológica.

outras não, necessitando de exames para confirmação. A dor será possivelmente anginosa se suas características também sugerem outra possibilidade diagnóstica, ou seja, é atípica e, assim, necessita de esclarecimento por meio de exames complementares. A dor não será definitivamente anginosa se não está relacionada ao esforço e tem características de dor de outra origem.

No infarto do miocárdio a isquemia é prolongada e a dor é semelhante à da angina em localização, embora seja mais intensa e não seja aliviada pelo repouso. As manifestações clínicas comumente associadas são sudorese profusa (diaforese), náuseas, vômitos e certa debilidade. Quando a isquemia é grave a ponto de afetar o desempenho cardíaco de forma significativa, podem ocorrer edema pulmonar e choque, acompanhados de dispneia intensa.

Pacientes com prolapso de válvula mitral, miocardite ou miocardiopatia hipertrófica podem queixar-se de dor semelhante à angina do peito. Outras condições clínicas que podem causar dor que lembra a isquemia miocárdica incluem hipertensão pulmonar, anormalidades do esôfago e distúrbios psicogênicos.

Deve ser lembrado que alguns pacientes podem queixar-se de dor torácica, a despeito de doença orgânica aparente. Ele pode queixar-se de dor indeterminada ou que se assemelha a uma doença orgânica. É comum que esteja apreensivo acerca da possibilidade de ser portador de doença cardíaca. Pacientes ansiosos podem comumente se queixar de dores lancinantes no tórax, as quais são agudas e fugazes e frequentemente descritas pelo paciente como uma "facada". O diagnóstico de dor torácica psicogênica, notadamente a que se assemelha à isquemia miocárdica, deve ser de exclusão.

Dor da pericardite

O pericárdio possui mais nociceptores aferentes na sua porção diafragmática, cujas fibras sensitivas são conduzidas pelo nervo frênico. Em razão disso, a estimulação nessa área pode causar dor incisiva, caracteristicamente referida na margem superior do trapézio. O processo inflamatório de origem pericárdica pode atingir a pleura adjacente e o paciente vir a referir dor do tipo pleurítica (localizada, em pontada e ventilatório-dependente), retrosternal ou em hemitórax esquerdo. A dor referida nos braços pode ocorrer, mas é incomum. A dor da pericardite melhora quando o paciente assume a posição sentada com o tórax inclinado para a frente ou em decúbito lateral direito e pode piorar quando respira fundo, deita ou deglute. Pode ser audível à ausculta um atrito pericárdico que, inclusive, pode ocorrer durante os primeiros dias de infarto do miocárdio.

Doenças da aorta

A estenose aórtica pode cursar com dor semelhante à angina, produzida pelo esforço. Ao contrário, a dor anginosa na insuficiência aórtica é incomum, a menos que se associe à coronariopatia. A dor da dissecção aórtica é intensa, abrupta, em pico, com duração de horas ou mais, descrita como "lacerante" (que rasga, lacera) e pode ser referida no pescoço, garganta, mandíbula, dorso ou abdome, associada a sudorese profusa, náuseas e vômitos, mas podem ocorrer síncope, hemiplegia, paraplegia. A localização da dor pode definir o local e a extensão da dissecção. A dor semelhante à dor anginosa pode ser devida à estenose aórtica e na miocardiopatia hipertrófica.

Dor nas doenças do esôfago

A dor esofágica é comumente referida nas estruturas da linha mediana, como garganta, pescoço e esterno, mas pode também incluir os membros superiores. Pode simular a *angina pectoris*, pois é comum que seja retrosternal e se irradie para as costas. Apresenta caráter em queimação, mas é comum que seja referida como "aperto", de leve a intensa, com duração variável. É fato que o diagnóstico se torna mais difícil porque essa dor cede com o uso de nitroglicerina, à semelhança da dor anginosa. Se ocorre com disfagia, odinofagia, pirose retrosternal sugere dor esofágica, embora o diagnóstico diferencial não possa ser feito exclusivamente em bases clínicas. Colecistite, úlcera péptica, pancreatite aguda e distúrbios da motilidade intestinal podem produzir dor que é percebida nas porções inferiores do tórax. No espasmo esofágico difuso, a dor é retrosternal, podendo ser referida nas costas e na mandíbula, constritiva, leve a intensa, de duração variável, que pode se seguir à ingestão de alimentos de líquidos gelados, estresse emocional e vir acompanhada de disfagia.

Dor pleurítica

A dor pleurítica tem origem na pleura parietal e constitui um dos tipos mais característicos de dor torácica. A pleura parietal que forra o interior da cavidade torácica e a porção lateral do diafragma é inervada por ramos dos nervos intercostais. Quando as fibras dolorosas dessas regiões são estimuladas, a dor é bem localizada. Ao contrário, quando a pleura parietal que reveste a porção central de cada hemidiafragma está comprometida, inervada que é pelo frênico (terceiro, quarto e quinto nervos cervicais), a dor resultante é referida no ombro ou face lateral do pescoço do mesmo lado. A porção periférica da pleura diafragmática e seu terço posterior são inervados via quinto e sexto nervos intercostais que, quando estimulados, provocam dor na margem costal, a qual se projeta nas regiões epigástrica, subcondral e lombar.

A dor pleurítica tende a ser limitada à região afetada e não difusa, com exceção da que se origina na pleura diafragmática, como já descrita. Uma característica importante é que essa dor está vinculada aos movimentos respiratórios, chamada, por isso, *ventilatório-dependente*. Assim, os movimentos respiratórios mais profundos, o suspiro, a tosse ou o espirro fazem surgir ou exacerbam essa dor, descrita como uma "pontada", comumente persistente e forte. Em virtude de a dor ocorrer em cada inspiração, os pacientes tornam-se conscientes disso e podem queixar-se de dispneia. Os movimentos do tórax podem também piorar a dor, por isso o paciente, na intenção de aliviá-la, reduzindo os movimentos no hemitórax acometido, deita do lado acometido ou procura uma posição que lhe causa menos dor e assim permanece. A rapidez com que a dor se instala fornece dados acerca de uma causa. Início súbito chama a atenção para lesões traumáticas e pneumotórax espontâneo. Neste último caso, a dor se localiza no dorso ou ombros e é acompanhada de dispneia. A dor mais lenta, porém aguda, iniciada em minutos a poucas horas, acompanha a embolia pulmonar (em 66% dos casos) e a pneumonia bacteriana. Finalmente, a dor de início gradual (dias ou semanas) está associada a doenças crônicas (neoplasias, tuberculose). Claro está que os pulmões sendo órgãos insensíveis, nas doenças pulmonares que são acompanhadas por dor é provável que a pleura parietal esteja secundariamente envolvida. Como já mencionado, a árvore traqueobrônquica pode ser sede de dor em queimação, subesternal, que é agravada pela respiração e tosse em pessoas acometidas por traqueobronquites, como ocorre na gripe, por exemplo.

Hipertensão pulmonar

A hipertensão pulmonar pode cursar com dor semelhante à isquemia miocárdica. Na hipertensão arterial pulmonar (HAP) primária, a dor é incomum (cerca de 8%). A embolia pulmonar também pode causar dor semelhante à *angina pectoris*.

Traqueobronquite

A dor de origem traqueal é percebida na linha mediana, anteriormente, da laringe ao apêndice xifoide. A dor dos brônquios principais é sentida na região anterior do tórax, próximo ao esterno, no mesmo lado do brônquio acometido ou na face anterior do pescoço, quase na linha mediana. A dor é definida como urente (ardente, que queima), exacerbada com a inspiração profunda e, não raro, seguida de tosse.

Dor na parede torácica

Traumatismos podem lesar costelas e músculos, produzindo dor localizada, ventilatório-dependente. Lesões metastáticas podem levar a fraturas.

A costocondrite, também conhecida como síndrome costoesternal, síndrome da parede torácica, síndrome da parede torácica anterior, ou condrodínia paraesternal, é causa relativamente comum de dor na parede anterior do tórax e que pode prestar-se a confusão diagnóstica. Como o nome indica, corresponde a uma inflamação no ponto onde as costelas se articulam com o esterno. A dor é recidivante, desencadeada pelos movimentos do tórax, extensão da coluna vertebral, palpação das articulações, tosse ou expiração profunda. Quando existe dor espontânea, acometimento de poucas articulações (geralmente 2ª e 3ª), o paciente é mais jovem, e vermelhidão e edema das articulações chamam-se síndrome de Tietê, mas isso não é comum. O acometimento de mais de uma articulação é frequente, principalmente da 2ª à 5ª articulação costocondral e/ou costoesternal. A etiologia da costocondrite não é totalmente conhecida, mas especula-se que, na tosse excessiva, os pequenos traumatismos possam ser operantes, produzindo inflamação. A artrite infecciosa da articulação esternoclavicular pode também se prestar a confusão no diagnóstico de dor torácica. Deve ser lembrado que as articulações costocondrais podem ser acometidas pela artrite reumatoide, síndrome de Reiter e espondilite anquilosante. A síndrome da costela deslizante produz dor torácica e é descrita adiante.

A dor da neurite intercostal ou radiculite tem origem em distúrbios nas raízes nervosas ou na coluna vertebral cervicotorácica. Embora tenha tal origem, a dor é percebida na caixa torácica, localizada, e piora com os movimentos respiratórios profundos, tosse e espirros. Às vezes, como na radiculite da osteoartrite da coluna, essa dor pode ser confundida com doença coronariana. A hiperalgesia da pele na região acometida, na distribuição do nervo intercostal afetado, pode auxiliar o diagnóstico.

Síndromes dolorosas do ombro e extremidade superior

A dor no ombro ou na extremidade superior pode ter origem no tórax. A dor profunda que se inicia no ombro e região escapular e progride para o braço e antebraço é característica da síndrome de Pancoast, causada comumente por carcinoma broncogênico ou mais raramente por outras doenças infiltrativas, com invasão das costelas e vértebras adjacentes às raízes nervosas de C8, T1 e T2, da cadeia simpática e do gânglio estrelado.

Síndrome da abertura superior do tórax

É causada pela compressão do feixe neurovascular que passa pela abertura superior do tórax por uma costela cervical ou uma anormalidade da primeira costela ou da clavícula. Os componentes dessa síndrome incluem dor, edema e formigamento nos 4º e 5º dedos e parte interna do antebraço; dor e formigamento no pescoço e ombros; sinais de má circulação da mão ou do antebraço (cianose, frieza ou edema); debilidade dos músculos da mão.

Síndrome ombro-mão

A síndrome ombro-mão (SOM), considerada uma distrofia reflexa neurovascular, é um complexo sintomático caracterizado por dor no ombro e na mão, acompanhado de distúrbios tróficos.

Pode ser uma sequela incomum do infarto do miocárdio, raramente encontrada, e que deriva de períodos prolongados no leito com completa inatividade física. Essa imobilização prolongada pode causar osteoartrite dolorosa do ombro esquerdo com variável limitação dos movimentos e dor no braço. Pode haver alterações tróficas, como espessamento da pele, amiotrofias, alterações das unhas, osteoporose. A síndrome ombro-mão pode também acompanhar a "síndrome da distrofia simpática reflexa", uma complicação extremamente rara de diversas lesões que, inicialmente, não envolvem necessariamente o tórax. É comum que a maioria dos casos sofra involução espontânea com mínimas sequelas.

Dor psicogênica

Acomete pacientes ansiosos ou depressivos e não apresenta características típicas das dores antes definidas, embora esses pacientes devam ser bem observados e submetidos a um diagnóstico diferencial cuidadoso. As dores torácicas de natureza psicogênica costumam ser imprecisas, difusas, mal definidas pelo paciente e, não raro, eles se apresentam em serviços de emergência em notória crise de pânico (transtorno do pânico). Transtornos somatoforme, de pânico e depressão são responsabilizados por significativa parcela de pacientes que procuram a emergência por dor torácica.

Em súmula, a figura 1.8 relaciona as causas de precordialgia.

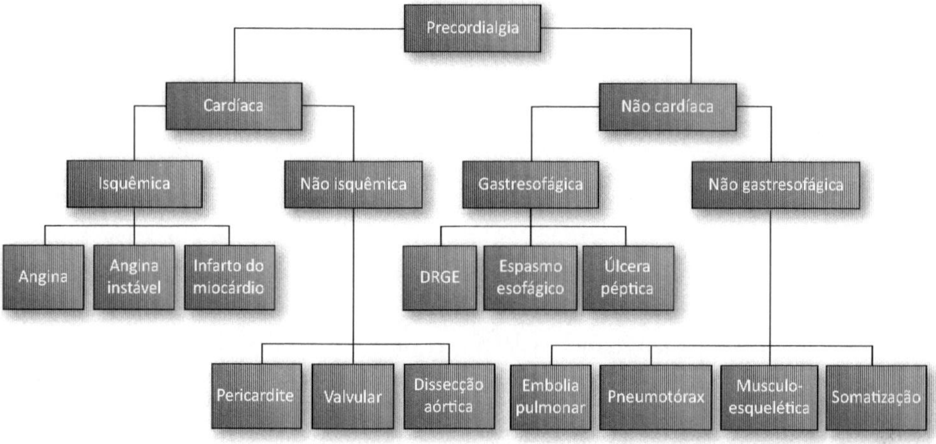

Figura 1.8 Causas de precordialgia[20].

Hemoptise

Definição

Qualquer quantidade de sangue proveniente, direta ou indiretamente, do trato respiratório e eliminado através da glote chama-se hemoptise. Assim, tanto é hemoptise a eliminação abundante de sangue como apenas o escarro sanguinolento ou com estrias de sangue. O sangue que provém da boca, nasofaringe e faringe não constitui hemoptise. Pode, no entanto, ocorrer pseudo-hemoptise quando o sangue proveniente do trato respiratório superior é aspirado durante o sono e eliminado depois com a tosse, sugerindo hemoptise.

Chama-se também pseudo-hemoptise a expectoração de coloração avermelhada que pode ocorrer na infecção por *Serratia marcescens*, causada pela produção de um pigmento avermelhado chamado prodigiosina (4-metoxi-5-[(*Z*)-(5-metil-4-pentil-2*H*-pirrol-2--ilidene) metil]-1*H*,1′*H*-2,2′-bipirrol), um metabólito secundário dessa bactéria.

A hemoptise apresenta as seguintes características definidoras: o sangue é eliminado com a tosse e precedido por uma sensação que estimula a tosse; além disso, tem aparência espumosa e coloração vermelha viva, às vezes misturado com pus. Em alguns casos, o paciente elimina catarro com estrias de sangue por vários dias e é comum história prévia de tosse. O sangue da hemoptise é alcalino.

20 Panju et al. Is this patient having amyocardial infarction? Simel LD, Rennie D (Eds). Rational Clinical Examination: evidence based clinical diagnosis. JAMA evidence. 2009.p. 464. https:// medicinainternaucv.files.wordpress.com /2013/02/jama-the-rational-clinical-examination.pdf.

A hematêmese, da qual a hemoptise deve ser diferenciada, é eliminada com o vômito e precedida por náuseas. O sangue não é espumoso, tem coloração vermelha escura e pode vir misturado com restos alimentares. Não raro, o paciente apresenta história de doença gástrica ou hepática de longa data. O sangue da hematêmese é ácido.

A hemoptise deve também ser diferenciada do sangue eliminado pela boca que tem origem tanto nessa localização quanto no trato respiratório superior (TRS). O relato de "limpar a garganta" e a história de rinossinusite, bem como estrias de sangue na secreção, sugerem origem no TRS.

Na anamnese relativa à hemoptise, o paciente deve ser inquirido sobre a quantidade do sangramento, outros sintomas respiratórios, doenças respiratórias prévias, traumatismos, hemoptise prévia, aparência do material eliminado, sintomas sistêmicos, sangramentos em outros locais, tabagismo e outras exposições, medicamentos.

É mais comum que o sangramento do câncer de pulmão esteja associado a estrias de sangue, em episódios repetidos. As hemoptises volumosas têm origem mais comumente em sequelas fibroatelectásicas de tuberculose ou de bronquiectasias. É necessário muito cuidado para não negligenciar hemoptises, mesmo estrias de sangue no escarro, ocasionais, em pacientes tabagistas. Em pacientes jovens, a tuberculose é ainda a causa mais comum em nosso meio. A terceira causa mais comum são as bronquiectasias. Enfim, a idade, o volume de sangramento e os sintomas associados são dados importantes a serem considerados na anamnese de pacientes com hemoptise.

Classificação

O pulmão recebe vascularização de dois tipos: uma circulação sistêmica, proveniente das artérias brônquicas, por onde flui pequena quantidade de sangue do débito cardíaco, sob alta pressão; uma circulação pulmonar, proveniente das artérias pulmonares, que opera sob baixa pressão apesar de receber todo o sangue do débito cardíaco. As artérias brônquicas têm origem, em geral, da aorta e das artérias intercostais. São elas as responsáveis pela expressiva maioria das hemoptises.

As hemoptises são classificadas de acordo com o volume do sangue eliminado com a finalidade de se estabelecer o prognóstico. Obviamente, a mortalidade aumenta com o incremento da intensidade da hemoptise. A principal causa de morte é a asfixia produzida pelo sangramento e não a perda sanguínea, que, geralmente, não causa hipovolemia. Uma classificação, entre outras, é a seguinte:

- **Leve ou mínima** – referida apenas como escarros com estrias de sangue ou algo mais.
- **Moderada** – escarros francamente sanguinolentos, mas que não atingem volume maior que 200mL em 24 horas.
- **Maciça** – eliminação de 200 a 600mL de sangue no período de 24 horas ou 30mL/h, com risco de morte para o paciente (mortalidade entre 12 e 50%).
- **Fulminante** – sangramento de 1.000mL em 24 horas ou de 150mL/h (mortalidade de 100% quando tratados clinicamente).

Modernamente vem sendo usado o conceito de "hemoptise que ameaça a vida". Já está estabelecido que é maior o risco de morte por asfixia (obstrução das vias aéreas) em um episódio único e volumoso de hemoptise do que quando ocorre sangramento da mesma quantidade de sangue ao longo de 24 horas. Entretanto, o volume de sangramento é um parâmetro que pode induzir a conclusões errôneas, pois o volume expectorado nem sempre corresponde ao total do sangramento. Boa parte do sangue pode ser deglutida ou ficar retida na árvore traqueobrônquica, formando coágulos, ou então preenchendo lesões cavitárias. Nos idosos debilitados, a tosse poderá ser ineficiente ou mesmo ausente, propiciando risco de sufocação mesmo diante de pequenos sangramentos. Isso também é válido para os pacientes com doença pulmonar avançada. O paciente internado por hemoptise que ameaça a vida deve receber assistência e cuidados em unidade de terapia intensiva.

Causas

As bronquites agudas e crônicas, o carcinoma broncogênico, as bronquiectasias e a tuberculose pulmonar são as principais causas de hemoptise. Na infância e adolescência, as causas mais comuns de hemoptise, por ordem de frequência, são tuberculose, bronquiectasias e estenose mitral. Nos adultos até 40 anos de idade, as causas mais comuns, também por ordem de frequência, são: bronquite, tuberculose, bronquiectasias e carcinoma brônquico. Outras causas de hemoptise são: infecções do parênquima pulmonar, infarto pulmonar, neoplasias, hipertensão pulmonar venosa, insuficiência cardíaca congestiva, estenose mitral, doença pulmonar veno-oclusiva, fístula broncovascular, traumatismos, diátese hemorrágica, hipertensão pulmonar primária, hemossiderose, síndrome de Goodpasture e granulomatose de Wegener.

Em súmula, como visto, as principais causas de hemoptise têm origem em três localizações: nas vias aéreas, no parênquima pulmonar e nos vasos sanguíneos. As doenças que afetam as vias aéreas constituem as causas mais comuns de sangramento (bronquites, bronquiectasias, carcinoma broncogênico, carcinoide brônquico e outros tumores). Entre as causas parenquimatosas, destaca-se a tuberculose, mas também pode ocorrer devido a pneumonia, abscesso pulmonar, micetoma pulmonar intracavitário e outras doenças como a síndrome de Goodpasture, hemossiderose pulmonar idiopática, granulomatose de Wegener. As causas vasculares concorrem com a embolia pulmonar, estenose mitral, malformação vascular e insuficiência ventricular esquerda. Transtornos da coagulação e endometriose pulmonar são outras causas raras de hemoptise.

A hemoptise nunca é normal e pode ser sinal de doença respiratória grave, carecendo sempre de investigação diagnóstica.

Além da idade do paciente, cuja importância já foi ressaltada, certos achados podem ter algum valor diagnóstico. Por exemplo, a presença de material purulento em quantidade significativa, eliminado como vômica, notadamente se acompanhado de fetidez, sugere abscesso pulmonar. Pacientes com bronquiectasias são frequentemente acometidos por hemoptises ao longo dos anos. Sequelas de tuberculose pulmonar, notadamente lesões fibrocavitárias em lobos superiores, são lesões não raro broncorrágicas.

É muito comum que pacientes procurem assistência médica quando apresentam episódios de hemoptises não maciças. Em tais casos, é possível uma pesquisa diagnóstica mais detalhada. As radiografias de tórax são mandatórias em todos os casos. Quanto à broncoscopia, todos os pacientes com mais de 40 anos de idade, fumantes ou não, deverão realizá-la, mesmo diante de uma radiografia de tórax convencional normal. A tomografia computadorizada também pode oferecer preciosos subsídios para o diagnóstico.

Múltiplas são as causas de hemoptise, algumas muito comuns, como a bronquite, e outras incomuns ou mesmo raras, como a hemoptise catamenial. A origem pode ser cardíaca (estenose mitral, endocardite), hematológica (coagulopatia, coagulação intravascular disseminada, trombocitopenia), infecciosas (tuberculose pulmonar, abscesso pulmonar, micetoma ou aspergiloma, pulmonar intracavitária, pneumonia necrosante por *Staphylococcus, Klebsiella, Legionella*, infecções parasíticas como paragonimíase, amebíase, ascaríase, equinococose, estrongiloidíase, triquinose, infecções fúngicas como por *Aspergillus, Coccidioides, Mucor, Madurella, Histoplasma, Blastomyces*, infecções virais como influenza e varicela-zóster, vasculíticas (LES, síndrome de Goodpasture, hemossiderose, púrpura de Henoch-Schönlein e granulomatose de Wegener), pulmonares (bronquite, bronquiectasias, embolia pulmonar, fibrose cística), neoplásicas (adenoma brônquico, câncer de pulmão, metástases), traumáticas (aneurisma aórtico, lesões perfurantes do tórax, ruptura de brônquio, fístula traqueal-tronco braquiocefálico), iatrogênicas (broncoscopia, biópsia pulmonar, cateterização de Swan-Ganz[21], aspiração traqueal, linfangiografia), pseudo-hemoptise (pneumonia por *Serratia marcescens*), vasculares (hipertensão pulmonar, malformação arteriovenosa, aneurisma aórtico), medicamentos, drogas e toxinas (aspirina, anticoagulação, penicilamina, solventes, anidrido trimetílico, cocaína, *crack*) e outras (amiloidose, broncolitíase, fístula broncopleural, endometriose, corpo estranho). Cerca de 10 a 20% das hemoptises não têm etiologia definida.

Atenção especial deve ser dada à possibilidade de hemoptise causada por cocaína/*crack*. A hemoptise tem sido descrita em 6 a 26% dos usuários de *crack* e parece dever-se à ruptura de vasos sanguíneos da submucosa brônquica ou traqueal, ou ainda do parênquima pulmonar, em face de lesões da membrana alveolocapilar. Hemoptises graves, que podem ser fatais, decorrem de hemorragia alveolar difusa, causada pela fumaça do *crack*. A hemorragia pulmonar oculta é mais comum e encontrada em autópsias de drogaditos de cocaína e heroína. Mas pode ser encontrada em pacientes vivos assintomáticos que fumam *crack*, pela demonstração de macrófagos carregados de hemossiderina. Essas hemorragias aparecem na tomografia computadorizada como opacidades multifocais com aparência de vidro fosco e espessamento dos septos interlobulares.

---

21 Harold James Charles Swan (1922-2005), médico irlandês. William Ganz (1919-2009), natural da Eslováquia, mas cardiologista radicado nos Estados Unidos. O cateter que leva o nome de ambos foi criado em 1970. Deve ser lembrado, em relação ao vocábulo cateter, de acordo com os dicionaristas Houaiss e Villar, que "a pronúncia postulada pelo étimo é oxítona, mas a predominante, pelo menos no Brasil, é a paroxítona *catéter/catéterer*".

Como visto, uma causa comum de hemoptise em nosso meio é a tuberculose pulmonar ativa e suas sequelas. As manifestações de sangramento na tuberculose pulmonar variam da forma mínima à fulminante. A pneumonia tuberculosa pode ser causa de hemoptise, mas é mais comum que se deva às lesões cavitárias ou à ruptura de uma artéria dilatada em velha cavitação (aneurisma de Rasmussen[22]). As sequelas de tuberculose pulmonar podem, algumas vezes, apresentar sangramentos volumosos. Tais sequelas são geralmente fibrocavitárias, não raro colonizadas por fungos do gênero *Aspergillus*. As cavidades tuberculosas ditas saneadas (epitelizadas), colonizadas por esses fungos, constituem os micetomas (aspergilomas) pulmonares intracavitários (nenhuma expectoração, mas com tendência hemorrágica).

As hemoptises são ocorrências comuns nos portadores de carcinoma broncogênico (cerca de 60%) que costumam ser leves e prolongadas. Os pacientes comumente apresentam escarros sanguinolentos ou apenas tingidos de sangue. A hemoptise maciça é incomum. Pacientes com mais de 40 anos de idade, especialmente se forem fumantes, devem ser investigados com especial cuidado. Nas metástases pulmonares de neoplasias extratorácicas a hemoptise é rara.

As bronquiectasias correspondem à dilatação e à distorção irreversíveis de brônquios causadas por destruição inflamatória de componentes (muscular e elástico) de suas paredes. As bronquiectasias podem ser localizadas ou difusas. Os portadores de tais dilatações produzem, caracteristicamente, tosse e expectoração crônicas. A expectoração é purulenta nas exacerbações da doença e o volume expectorado é dependente da extensão da doença, sendo abundante nas bronquiectasias difusas. Costuma-se chamar "bronquiectasias secas" às dilatações que acometem os lobos superiores e, assim, drenam seu conteúdo mais facilmente. Tais bronquiectasias são geralmente sequelas de tuberculose pulmonar e são causas comuns de hemoptise (bronquiectasias broncorrágicas). As bronquiectasias dos lobos inferiores, em face da inferioridade gravitacional, acumulam secreções e, por isso, são ditas broncorreicas, visto que são fontes de expectoração abundante. Expectoração maior que 150mL por dia são sempre oriundas de bronquiectasias extensas, com muitas formações císticas. As hemoptises leves são ocorrências frequentes nas bronquiectasias. No entanto, artérias brônquicas dilatadas ou anastomoses broncopulmonares, sob pressão sistêmica, podem romper-se causando hemoptise grave, embora isso constitua ocorrência incomum.

Uma causa rara de hemoptise ocorre em mulheres como consequência da presença de tecido endometrial no pulmão. Na verdade, existem duas formas de endometriose torácica, entre as quais a pleural é a mais comum, caracterizada por pneumotórax ou hemotórax recidivantes. A outra forma menos comum é a parenquimatosa, caracterizada por hemoptises cíclicas, coincidentes com os períodos menstruais. Evidentemente, como os tecidos ectópicos são estimulados por hormônios ovarianos, essa condição

---

22 Fritz Waldemar Rasmussen (1834-1877), médico dinamarquês. O aneurisma de Rasmussen corresponde à dilatação de uma artéria em uma cavidade tuberculosa, que algumas vezes se rompe, produzindo hemorragia.

só acomete mulheres em idade fértil ou que usam terapia hormonal de substituição. A maioria dos casos ocorre entre 30 e 40 anos de idade. As pacientes com endometriose do parênquima pulmonar apresentam geralmente história de procedimentos ginecológicos ou obstétricos, que seriam causas da embolização de células endometriais e sua retenção pela rede vascular pulmonar.

Entre as síndromes pulmonares hemorrágicas difusas destacam-se a síndrome de Goodpasture, a granulomatose de Wegener e a hemossiderose pulmonar. A síndrome de Goodpasture[23], uma doença rara, é caracterizada pelo desenvolvimento concomitante de glomerulonefrite e de pneumonia intersticial hemorrágica necrosante, vinculadas à presença de um anticorpo antimembrana basal glomerular. A membrana basal alveolar é afetada por reação cruzada com a membrana basal glomerular. É mais comum que essa síndrome se manifeste clinicamente por hemoptise e só depois pelo aparecimento de insuficiência renal de evolução rápida. No entanto, muitos doentes (cerca de 40%) têm doença limitada aos rins. A hemoptise decorre de uma hemorragia alveolar difusa, é geralmente pequena, recidivante, mas pode ser fulminante. Uma vasculite sistêmica, denominada granulomatose de Wegener[24], é também considerada síndrome pulmonar hemorrágica difusa. Os pacientes apresentam anticorpos contra constituintes citoplasmáticos dos neutrófilos (ANCA). A doença afeta vários sistemas, porém, geralmente, é constituída por lesões granulomatosas dos tratos respiratórios superior ou inferior, vasculite necrosante generalizada focal envolvendo artérias e veias e glomerulonefrite focal dos rins. A hemossiderose pulmonar idiopática acomete crianças e adultos jovens e se manifesta comumente por hemoptise, anemia e perda de peso. Muitas outras doenças podem estar associadas à hemorragia alveolar aguda, como lúpus eritematoso sistêmico, dano alveolar agudo, penicilamina, estenose mitral, distúrbios da coagulação, doença veno-oclusiva pulmonar, hemangiomatose capilar pulmonar, linfangioleiomiomatose, esclerose tuberosa, além de poliangiite microscópica, síndrome de Churg-Strauss[25], glomerulonefrite necrosante com formação crescente e com hemorragia alveolar difusa e formas mistas.

É possível que mesmo após busca exaustiva não se encontre a causa de hemoptise, notadamente em fumantes. Claro está que hemoptise idiopática é diagnóstico de exclusão. Pacientes fumantes que apresentaram hemoptise e os exames não demonstraram alterações devem, mesmo assim, ser acompanhados.

Sintomas do trato respiratório superior

Rinorreia, conjuntivite, espirros (esternutações) indicam geralmente rinite alérgica, quando crônicos. A rinite alérgica e a asma comumente se associam em pacientes atópicos.

A síndrome do corrimento pós-nasal é causada por doenças do trato respiratório superior, como rinossinusites. Geralmente causam pigarro durante o dia, tosse durante a noite e pela manhã.

---

23 Ernest William Goodpasture (1886-1960), patologista americano.

24 Friedrich Wegener (1907-1990), patologista alemão.

25 Jacob Churg (1910-2005) patologista russo, nasceu na cidade russa de Dalhinow, agora Polônia, radicado nos Estados Unidos. Lotte Strauss (1913-1985), patologista natural de Nuremberg na Alemanha e radicado nos Estados Unidos.

A epistaxe pode ser produzida por rinossinusites, traumatismos, corpo estranho, tumores do nariz e da nasofaringe, além de doenças sistêmicas como hipertensão arterial sistêmica, policitemia e discrasias sanguíneas. O sangue proveniente das vias aéreas superiores pode ser aspirado durante a noite e posteriormente eliminado com a tosse, simulando hemoptise.

A granulomatose de Wegener, doença rara, causa ulcerações no nariz e hemoptises.

A rouquidão pode ser devida a doenças da laringe (infecções virais, tuberculose, tumores, alergias) ou a lesões dos nervos laríngeos recorrentes. Interessa ao pneumologista, além da tuberculose e micoses, a paralisia unilateral da prega vocal, causada por compressão ou destruição do nervo laríngeo recorrente esquerdo, de grande trajeto intratorácico. Tais lesões podem ser causadas por traumatismo cirúrgico, tumores pulmonares e mediastínicos e infecções como a tuberculose.

As rinossinusites podem agravar a asma brônquica e estão frequentemente associadas às bronquiectasias.

Soluço

O soluço (do latim *singultus*, soluço, suspiro) é um fenômeno comum, de curta duração, geralmente inócuo e que cessa espontaneamente. No entanto, pode causar grande desconforto e aflição quando persistente (mais de dois dias) ou intratável (mais de um mês), associado à morbidade significativa.

O soluço é um espasmo involuntário dos músculos inspiratórios, não apenas do diafragma, seguido de súbito fechamento da glote, o qual é acompanhado por ruído característico. Esses eventos ocorrem em uma frequência de 10 a 20 vezes por minuto. O soluço prolongado interfere com a fala, a alimentação e o sono, podendo ser prejudicial no período pós-operatório.

O soluço pode estar associado a condições clínicas diversas, tais como esclerose múltipla, uremia, intoxicação alcoólica, terapia com dexametasona, meningite e encefalite, tumores, lesões vasculares e cirurgias cerebrais, causas associadas à irritação do nervo frênico (pneumonia, mediastinite, pericardite, pleuris, cisto dermoide, cardiomegalia, aneurisma aórtico, traumatismo torácico com pneumotórax ou hemopneumotórax, carcinoma brônquico, doença de Hodgkin), estimulação do trato gastrintestinal por calor, frio, espasmo, dilatação e distensão, além de doenças inflamatórias e neoplásicas do mediastino, diafragma e trato gastrintestinal superior. O refluxo gastresofágico é tido como causa de soluço, porém aparentemente parece ser consequência e não causa de soluço.

Algumas associações podem ser úteis para supor diagnósticos, como a presença de soluço associado à tosse faz pensar em pleuris, carcinoma broncogênico, doença de Hodgkin e hemopneumotórax. Se houver soluço + febre, pensar em hepatite, mediastinite, abscesso subfrênico, doença de Hodgkin, peritonite. Havendo soluço + azia, pensar em DRGE, esofagite, úlcera péptica. Havendo soluço + manifestações neurológicas, pensar em lesões expansivas, meningite, lesão da coluna cervical, uremia. Se houver soluço + história de libação alcoólica ou ingestão de drogas, será lícito pensar nesses agentes como causa geradora do soluço.

Estridor

Estridor é um ruído grosseiro, áspero, contínuo, inspiratório ou expiratório, gerado pela turbulência do ar ao passar por um segmento estreitado do trato respiratório, notadamente laringe e traqueia. Na maioria das vezes é intenso o suficiente para ser audível sem o auxílio do estetoscópio. Produz dispneia e pode exigir intervenção médica imediata. Pacientes extubados em UTI que apresentem estridor devem receber atenção imediata. Se transmitido ao tórax, pode ser diferenciado dos sibilos, pois aumenta de intensidade à medida que se aproxima do local da obstrução, além de ser mais audível na inspiração.

Quando o estreitamento se dá ao nível da laringe ou da traqueia extratorácica, o estridor aparece na inspiração, visto que a pressão intratraqueal é menor que a pressão atmosférica, acentuando o estreitamento; quando ocorre na traqueia intratorácica o estridor se exalta na expiração, pelo motivo contrário. Para que o estridor seja gerado é necessário um estreitamento significativo da via aérea e, por isso, indicativo de gravidade.

No estreitamento laríngeo, o estridor é alto e está presente durante toda a fase inspiratória e sempre indica obstrução acentuada e acompanhada de dispneia. Tem como causas tumores, que reduzem a abertura glótica, ou paralisia bilateral de cordas vocais, que limita a abertura efetiva da glote, levando-as a permanecer próximas à linha média. Causas importantes são o espasmo laríngeo (*laringismus stridulosus*) e o edema laríngeo, de causas variadas (laringite aguda, obstrução linfática, irradiação, traumatismo, edema angioneurótico, mixedema).

Na disfunção de corda vocal, condição de natureza psicogênica, ocorre adução das pregas vocais durante a inspiração (movimento paradoxal) com redução resultante do fluxo de ar nesse nível, o que ocasiona respiração dita estridulosa. Essa condição tem sido, não raro, confundida e tratada como asma.

De modo geral, o estridor pode ser causado por compressão extrínseca (aneurisma do arco aórtico, bócio, carcinoma da tireoide, tireoidite de Riedel[26], neoplasias do mediastino, carcinoma invasivo do esôfago, lifonodomegalia mediastinal); lesões parietais (neoplasias, como carcinoma e tumores benignos; edema angioneurótico, artrite cricoaritenoide na artrite reumatoide, difteria, laringite aguda, laringotraqueobronquite aguda, laringite crônica, notadamente tuberculosa com estenose, estenose pós-traumática devido a traqueostomia ou entubação traqueal); alterações intracanaliculares (corpos estranhos, muco em doentes com tosse ineficaz); faríngeas (neoplasia da faringe, abscesso retrofaríngeo); e brônquios principais (estenose por tuberculose ou sarcoidose,

26 Bernhard Moritz Carl Ludwig Riedel (1846-1916), cirurgião alemão. Tireoidite rara de natureza autoimune, caracterizada por processo inflamatório e fibrosante e que pode provocar aderências na traqueia.

neoplasias do mediastino, carcinoma brônquico, linfonodomegalia do mediastino). Os traumatismos diretos nas vias aéreas superiores causam comumente obstrução aguda e aparecimento súbito do estridor. Outras causas relevantes que devem ser consideradas em atendimentos de emergência incluem as lesões inalatórias. A inalação de fumaça ou de gases lesivos pode, em até 48 horas, produzir edema de laringe e broncospasmo, causando estridor. As lesões inflamatórias locais podem ser térmicas ou tóxicas (acroleína, formaldeídos, dióxido de enxofre, dióxido de nitrogênio).

INTERROGATÓRIO SISTEMÁTICO

O paciente deve ser inquirido sobre sintomas referentes a órgãos, aparelhos e sistemas não respiratórios. Isso é importante tanto pelo fato de que doenças sistêmicas repercutem nos pulmões, como porque doenças pulmonares podem ter repercussões extratorácicas.

Achados semiológicos extratorácicos nas doenças pulmonares difusas

Albinismo	síndrome de Hermansky-Pudlak
Artrite	colagenose, vasculite sistêmica, sarcoidose
Aumento da glândula parótida	sarcoidose, pneumonia intersticial linfocítica
Calcinose	dermatomiosite, esclerodermia
Ceratoconjuntivite seca	pneumonia intersticial linfocítica
Diabetes insipidus	granuloma eosinofílico, sarcoidose
Envolvimento ósseo	granuloma eosinofílico, sarcoidose, doença de Gaucher, linfangite carcinomatosa
Eritema maculopapular	medicamentos, amiloidose, lipoidose, colagenose, doença de Gaucher
Eritema nodoso	sarcoidose, colagenoses, síndrome de Behçet, tuberculose
Esclerite	vasculites sistêmicas, LES, esclerose sistêmica, sarcoidose
Fenômeno de Raynaud	pneumonia intersticial não específica (PINE) vinculada a colagenoses; subgrupo das doenças musculares inflamatórias idiopáticas, inclusive a síndrome antissintetase, que pode cursar com doença pulmonar intersticial de diversos tipos como pneumonia intersticial não específica, pneumonia organizante, pneumonia intersticial usual, dano alveolar difuso

Glomerulonefrite	vasculite sistêmica, colagenose, síndrome de Goodpasture, sarcoidose
Hepatosplenomegalia	sarcoidose, granuloma eosinofílico, colagenose, amiloidose, pneumonia intersticial linfocítica
Heliotropo	dermatomiosite
Hipertensão sistêmica	colagenoses
Linfadenopatia periférica	sarcoidose, carcinomatose linfangítica, pneumonia intersticial linfocítica, linfoma
Lúpus discoide	LES, fibrose intersticial difusa
Massa renal	linfangioleiomiomatose, esclerose tuberosa
Miosite	colagenose, medicamento (L-triptofano)
Nódulos subcutâneos	neurofibromatose, artrite reumatoide
Pericardite	colagenose, pneumonite de radiação
Síndrome nefrótica	amiloidose, LES, medicamentos
Telangiectasias	esclerodermia
Uveíte	sarcoidose, síndrome de Behçet, espondilite anquilosante
Vasculite cutânea	vasculites sistêmicas, colagenoses

Manifestações pleuropulmonares nas doenças sistêmicas

Como já foi ressaltado anteriormente, inúmeras são as manifestações pleuropulmonares nas doenças sistêmicas, cujas principais são apresentadas em seguida.

Doenças difusas do tecido conjuntivo

Artrite reumatoide – comprometimento pleural (pleurite, espessamento, derrame, empiema, pneumotórax); doença pulmonar intersticial; nódulos pulmonares; síndrome de Caplan; bronquiectasias; bronquiolite obliterante com pneumonia organizante; bronquiolite obliterante; granulomatose broncocêntrica; bronquiolite folicular; hipertensão pulmonar; amiloidose.

Lúpus eritematoso sistêmico – comprometimento pleural (pleurite, derrame pleural); fibrose pulmonar intersticial; pneumonite lúpica aguda; hemorragia alveolar difusa; pneumonia intersticial linfocítica; bronquiolite obliterante com pneumonia organizante; bronquiolite obliterante; hipertensão pulmonar; condições diversas: infecção, atelectasia, disfunção muscular, complicações medicamentosas.

Síndrome de Sjögren[27] – comprometimento pleural (pleurite, espessamento pleural, derrame pleural); fibrose pulmonar intersticial; ressecamento traqueobrônquico e infecções repetidas; bronquiectasias; doença de pequenas vias aéreas; pneumonia intersticial linfocítica.

Polimiosite/dermatomiosite – pneumonia por aspiração secundária à disfagia; fibrose intersticial difusa; dano alveolar difuso; pneumonia por infecções oportunísticas; neoplasias malignas primárias ou metastáticas; bronquiolite obliterante com pneumonia em organização; insuficiência respiratória por fraqueza muscular.

Esclerose sistêmica progressiva – comprometimento pleural (espessamento pleural, derrame pleural); fibrose pulmonar intersticial; dilatação esofágica/pneumonia aspirativa; infecções; hemorragia alveolar difusa; hipertensão pulmonar.

Doença mista do tecido conjuntivo - comprometimento pleural (pleurite, espessamento pleural, derrame pleural), fibrose pulmonar intersticial, pneumonia aspirativa secundária à dismotilidade esofágica, embolia pulmonar hemorragia alveolar difusa; insuficiência respiratória neuromuscular; hipertensão pulmonar; linfadenopatia mediastínica; anquilose costovertebral; redução da mobilidade da parede torácica; doença apical fibrobolhosa com ou sem micetoma (aspergiloma).

Vasculites pulmonares

Envolvimento pulmonar como parte de vasculite sistêmica – granulomatose de Wegener[28], síndrome de Churg-Strauss, poliangiite microscópica; síndrome de Goodpasture, doença de Behçet, púrpura de Henoch-Schönlein[29], vasculite essencial crioglobulinêmica, doença de Takayasu[30], arterite (temporal) de células gigantes.

Envolvimento pulmonar em vasculite associada à doença sistêmica – doença do tecido conjuntivo, paraneoplásica, granulomatose broncocêntrica, doença inflamatória intestinal, vasculite induzida por medicamento.

Hemorragia alveolar difusa

Com capilarite – síndrome de Goodpasture, granulomatose de Wegener, poliangiite microscópica, síndrome de Churg-Strauss, crioglobulinemia, púrpura de Henoch-Schönlein, síndrome de Behçet, doenças difusas do tecido conjuntivo, vasculite induzida por medicamento.

Sem capilarite – hemossiderose pulmonar idiopática, distúrbios hematológicos (por exemplo, coagulação intravascular disseminada – CID, anticoagulantes, trombocito-

27 Henrik Samuel Conrad Sjögren (1899-1986), oftalmologista sueco.

28 Friedrich Wegener (1907-1990), patologista alemão.

29 Edouard Heinrich Henoch (1820-1910), pediatra alemão. Johann Lukas Schönlein (1793-1864), médico alemão.

30 Mikito Takayasu (1860-1938), cirurgião japonês.

penia), SARA (síndrome da angústia respiratória do adulto), traumatismo, inalação de substâncias tóxicas.

Manifestações pulmonares da amiloidose

Doença pulmonar intersticial difusa, nódulos pulmonares que simulam neoplasias primárias ou metastáticas ou doenças granulomatosas, depósitos submucosos, comprometimento pleural (espessamento e derrame pleurais). A amiloidose traqueobrônquica é acometimento incomum, caracterizado por infiltrados mucosos nodulares difusos.

Doenças abdominais

Pâncreas – a pancreatite, o abscesso, o pseudocisto e o carcinoma pancreáticos podem ser causas de derrame pleural. A pancreatite, adicionalmente, pode levar à SARA.

Rins – na insuficiência renal as complicações mais comuns são o derrame pleural e a calcificação pulmonar, mas pode ocorrer hipertensão pulmonar na insuficiência renal aguda com hemodiálise. Na síndrome nefrótica, o derrame pleural é transudativo. Outra complicação possível é a embolia pulmonar. O carcinoma de células renais pode cursar com derrame pleural, nódulos pulmonares metastáticos, adenomegalias mediastínicas e embolia pulmonar. Na obstrução ureteral, pode haver extravasamento de urina para o retroperitônio que se desloca para o espaço pleural, sendo denominado urinotórax, que se comporta como um transudato, permanecendo com aspecto e odor de urina.

Fígado – na cirrose: é comum o derrame pleural transudativo. Pode estar associada à síndrome hepatopulmonar (hipoxemia). A incidência de hipertensão pulmonar é maior em cirróticos do que na população geral. O abscesso amebiano pode complicar com derrame pleural; o hepatoma, com derrame pleural, embolia pulmonar e nódulos pulmonares; e a ressecção hepática, com derrame pleural, SARA e pneumonia.

Gastrintestinal – problemas gastrintestinais associados a vômitos, obstrução, regurgitação podem provocar SARA e pneumonia.

Doença inflamatória intestinal – derrame pleural, doença pulmonar intersticial, infiltrados pulmonares com eosinofilia, nódulos necrobióticos (colite ulcerativa), bronquiectasias, bronquite crônica/supuração, pneumonia organizante, estenose subglótica.

Abscesso abdominal – derrame pleural, SARA, pneumonia.

Peritonite – SARA, pneumonia.

Tumor abdominal – derrame pleural, embolia pulmonar, nódulos pulmonares.

Esquistossomose – hipertensão pulmonar.

Doenças hematológicas

Anemia de células falciformes – síndrome torácica aguda (dor pleurítica intensa, taquipneia, dispneia, febre, leucocitose e infiltrados pulmonares), hipertensão pulmonar, pneumonia bacteriana, obstrução das vias aéreas superiores (hipertrofia tonsilar) e síndrome da apneia obstrutiva do sono (SAOS), dispneia de esforço.

Síndrome hiperleucocítica - infiltrados pulmonares (leucostase, edema pulmonar cardiogênico secundário à oclusão coronariana), consolidação lobar, derrame pleural, adenopatia. SARA (destruição maciça de blastos pela quimioterapia em até 48 horas). Pacientes com hiperleucocitose da leucemia promielocítica aguda sob quimioterapia podem apresentar febre, dispneia, infiltrados intersticiais, edema de membros inferiores e derrame pleural.

Invasão pulmonar por células leucêmicas - ocorre raramente: laringe, vias aéreas, parênquima pulmonar e pleuras. Derrame pleural exsudativo com células malignas. Infiltrados e derrame pleural pulmonares na leucemia linfocítica crônica mais que na aguda, associados a outros locais de invasão.

Transfusões (plaquetas, IgA e linfócitos): anafilaxia (broncospasmo, SARA). *Transfusões maciças*: SARA por material particulado (restos celulares, elementos de coagulação).

Doença de Hodgkin - infiltrado parenquimatoso pela própria doença. Outras alterações (biópsia ou lavado brônquico): nódulos solitários múltiplos, cavitação, infiltração lobar, derrame pleural. Infecções (hospedeiro imunocomprometido; neutrófilos < 500/mm^3). Complicações do tratamento: pneumonite de radiação (4 a 12 semanas após radiação). A doxorrubicina quando dada mesmo muito tempo após a radiação produz pneumonite na área previamente irradiada, fenômeno que pode ocorrer na pele e esôfago; fibrose actínica (6 meses após a pneumonite); câncer de pulmão pós-radioterapia (anos após, em cerca de 1%). Toxicidade pulmonar pela quimioterapia.

Linfomas não Hodgkin - envolvimento pulmonar: nódulos únicos ou múltiplos, infiltrados, derrame pleural e cavitação, com ou sem adenomegalias. Infecções pulmonares. Complicações da quimioterapia.

Mieloma múltiplo - lesões osteolíticas, fraturas, osteoporose de costelas; extensão das lesões das costelas para uma massa extrapleural; derrame pleural (maligno: lado esquerdo, invasão, exsudato; benigno: transudato, associado à miocardiopatia amiloide); amiloidose de músculos respiratórios com distúrbio restritivo, fraqueza e insuficiência respiratória; pneumonia (bactérias com cápsulas e outros microrganismos); inavsão mielomatosa do parênquima pulmonar (massa ou infiltrados); doença alveolar difusa (amiloidose septal, calcificação metastática). Vias aéreas (plasmacitoma supralaríngeo, amiloidose da língua, infiltração brônquica com obstrução e atelectasia). Amiloidose vascular e trombembolismo.

Macroglobulinemia de Waldenström - epistaxe, congestão pulmonar (achado radiológico, pela hiperviscosidade), edema pulmonar, infecções bacterianas, lesões em massa, infiltrados difusos, derrame pleural.

Doenças endócrinas

Diabetes mellitus - infecções agudas e crônicas.

Mixedema - insuficiência respiratória aguda, apneia obstrutiva do sono, derrame pleural e pericárdico.

Tireotoxicose - dispneia e redução da capacidade vital, fraqueza dos músculos respiratórios.

Hiperparatireoidismo – fraqueza neuromuscular (distúrbio restritivo), osteopenia e osteíte cística das clavículas ou da escápula, massa visualizada em radiografia de tórax (adenoma da paratireoide).

Hipoparatireoidismo – fraqueza neuromuscular (distúrbio restritivo).

Síndrome de Cushing – infecções oportunistas, alargamento mediastínico (lipomatose).

Acromegalia – aumento do tamanho dos pulmões com estreitamento das vias respiratórias: aumento dos volumes pulmonares e distúrbio obstrutivo, hipertensão pulmonar venosa, obstrução do trato respiratório superior (macroglossia, hipertrofia de tecidos moles faríngeos, anormalidades laríngeas), á síndrome da apneia obstrutiva do sono (SAOS).

Tumores ovarianos – síndrome de Meigs[31] (derrame pleural bilateral, ascite). Pneumotórax catamenial.

Doenças ginecológicas e obstétricas

Edema pulmonar – administração por via intravenosa de solução salina durante a gravidez ou parturição, administração por via intravenosa de solução salina usada para indução de aborto, doença cardíaca preexistente, terapia tocolítica, SARA (sepse, aspiração).

Embolia pulmonar – tromboembolismo, embolia de líquido amniótico, embolia gasosa.

Hemoptise catamenial. Pneumotórax catamenial. Síndrome de Meigs.

Metástases de neoplasias malignas do sistema reprodutivo.

Mola hidatiforme e neoplasias coriônicas – edema pulmonar por êmbolo trofoblástico antes ou depois da remoção da mola, metástases de neoplasias coriônicas que podem desaparecer após a remoção do tumor primário ou quimioterapia.

Doenças neuromusculares

Músculos respiratórios – transtornos ventilatórios. Insuficiência respiratória (hipoventilação). Distúrbios respiratórios do sono (central e/ou obstrutivo). Aspiração e tosse (com proeminente envolvimento bulbar, como ocorre na esclerose lateral amiotrófica, miastenia, esclerose múltipla). Obstrução do trato respiratório superior (alimento ou corpo estranho aspirados). Embolia pulmonar (imobilização).

Paralisia diafragmática – na paralisia unilateral os pacientes podem ser assintomáticos, ou apresentar leve dispneia ou dispneia de esforço com fadiga muscular. Os sintomas são mais evidentes em caso de doença pulmonar preexistente. Na paralisia bilateral, a dispneia de esforço é acentuada, ocorrem ortopneia, insuficiência ventilatória, apneia do sono.

HISTÓRIA MÉDICA PREGRESSA

Excelentes pistas para o diagnóstico são fornecidas pela história médica pregressa. É necessário indagar, pela utilidade que pode vir a ter, sobre a existência de exames de

---

31 Joseph Vicent Meigs (1892-1963), cirurgião norte-americano.

imagens de tórax anteriores. Um exemplo de pista que a história médica pregressa pode fornecer é o caso de infecção respiratória grave ocorrida na infância, especialmente sarampo, coqueluche ou tuberculose, que podem explicar episódios de tosse com expectoração purulenta ou tosse e expectoração contínuas, notadamente pela manhã, com surtos de exacerbação e hemoptises ocasionais, manifestações que sugerem o diagnóstico de bronquiectasias. Manifestações alérgicas cutâneas ou respiratórias na infância informam sobre manifestações na vida adulta, quando da exposição a fatores precipitantes. Informações sobre cirurgias e tratamentos realizados são importantes para o diagnóstico atual. As sequelas de radioterapia em pacientes com sintomas respiratórios podem ser erroneamente interpretadas como manifestações de doença atual. História de cirurgia para doença maligna no passado pode explicar uma situação recente de derrame pleural, nódulo solitário ou nódulos múltiplos pulmonares ou ainda infiltrados reticulonodulares. A referência a convulsões, anestesia geral, tonsilectomia ou exodontia recentes pode elucidar a etiologia de abscesso pulmonar primário. História de tromboflebites de repetição pode explicar embolias pulmonares recidivantes ou ser uma manifestação paraneoplásica. Acometimentos neurológicos podem predispor a aspiração e ineficiência da tosse, com consequente risco aumentado de infecções pulmonares.

Em pacientes com sintomas respiratórios e história de surtos de artritismo, deve-se cogitar a possibilidade de que tais manifestações se devam a sarcoidose, mesotelioma pleural, síndrome paraneoplásica, colagenose. Uso recente de corticosteroide ou imunossupresor faz suspeitar de etiologia oportunista de infecção respiratória. Infarto do miocárdio sofrido há pouco tempo pode explicar derrame pleural de pequeno volume (síndrome de Dressler). Insuficiência cardíaca, arritmia cardíaca crônica, pneumopatias crônicas ou fator de risco para trombose fazem pensar em embolia pulmonar no contexto de dispneia súbita.

Pacientes diabéticos são mais vulneráveis à tuberculose pulmonar, cujo padrão radiológico não é típico, preferindo as bases e não os ápices e apresentando aí cavitações. Apresentações atípicas da tuberculose ocorrem também em portadores de lúpus eritematoso sistêmico, tanto em razão das alterações da imunidade celular quanto ao uso de corticosteroides. Os achados radiológicos mais comuns são a disseminação miliar e as consolidações difusas. As lesões tuberculosas pulmonares nesses pacientes raramente cavitam. História pregressa de tuberculose ou de problemas pleurais pode explicar inúmeras alterações nos exames de imagem, como cavitações, lesões fibroatelectásicas, espessamentos pleurais (localizados ou difusos), placas pleurais, calcificações, nódulos pulmonares, atelectasias. Muitas dessas alterações se expressam externamente como desvio traqueal, retrações torácicas localizadas ou de hemitórax, escoliose.

Episódio isolado de pneumonia em passado remoto não tem, geralmente, relevância para a história da doença atual. Mas, se a pneumonia ocorreu a 1 ou 2 anos ou se houve vários episódios de pneumonia, devem-se obter informações adicionais, como datas desses episódios, realização de exames, quem diagnosticou, como foi tratado, se ocorreram do mesmo lado, quais os tratamentos, como se sente entre os episódios. A pneumonia recidivante pode ser definida como dois episódios de pneumonia em um único ano ou três ou mais episódios em qualquer período. As pneumonias que recidivam no mesmo local podem ser devidas a estreitamento ou obstrução de brônquio proximal, bronquiectasia focal e aspiração recidivante. Se as pneumonias ocorrem em localizações distintas dos pulmões, então causas gerais devem ser cogitadas, como doenças gerais debilitantes (alcoolismo, *diabetes mellitus*, ICC e carcinomatose), alterações da imunidade celular e/ ou humoral (leucemias, linfomas, mieloma múltiplo, deficiência de imunoglobulinas, AIDS, tratamento com corticosteroides ou outros imunossupressores), doenças difusas das vias aéreas (asma, bronquiectasias, fibrose cística, discinesia ciliar primária), ventilação e tosse inefetivas (doenças neuromusculares, nível de consciência deprimido). A história de um episódio de pneumotórax deve alertar o médico para a possibilidade de recidiva, que pode chegar a 60%.

Radiografia de tórax prévia pode ser crucial para a decisão acerca de um nódulo solitário de pulmão detectado recentemente. Se a lesão permanece estável por muitos anos, é quase certa sua natureza benigna, evitando procedimentos invasivos e expectativas desagradáveis. Radiografias antigas podem auxiliar na avaliação da evolução de inúmeras doenças.

HISTÓRIA PESSOAL E SOCIAL

Uso de drogas

Embora difícil de conseguir do doente a informação sobre o uso de drogas, isso é muito importante do ponto de vista pneumológico. Usuários de drogas podem ser vítimas de várias complicações pulmonares, agudas e crônicas, muitas delas de acentuada gravidade e, não raro, potencialmente fatais. O uso da cocaína, por exemplo, produz mais comumente problemas cardiopulmonares e é a causa mais frequente de mortes por drogas. Quimicamente, a cocaína é a benzoilmetilecgonina (3-benzoiloxi-8-metil-8-azabiciclo, e [3.2.1]octano-4-carboxílico), um alcaloide de ocorrência natural, presente nas folhas da *Erythroxylon coca*, um arbusto. A cocaína pode ser obtida das folhas da coca (0,3 a 1,5%), ou por síntese, a partir da ecgonina, e está disponível nas formas de hidrocloreto, bazuca ou merla e *crack* (craque). O cloridrato de cocaína tem propriedades anestésica e vasoconstritora locais, embora não seja mais usado para tais fins, e a história da Medicina dá conta de acontecimentos interessantes envolvendo essa substância. O cloridrato de cocaína, em pó, solúvel na água, pode ser usado, portanto, pelas vias oral, intravenosa e intranasal, mas não pode ser fumado devido a sua instabilidade ao calor. A merla (mel ou mela) ou bazuca é obtida nas fases iniciais da preparação da cocaína, portanto, não refinada, e, embora menos potente, alega-se que apresente efeitos até mais destrutivos do que as formas mais comumente usadas, em razão de sua contaminação com substâncias usadas no processo de extração. A forma inalada, passível de ser fumada, é o *crack* ou cocaína alcalina, a mais potente forma de cocaína e a mais barata, mais fácil de consumir e, portanto, mais acessível às comunidades pobres. É obtida pela dissolução do cloridrato de cocaína em solução aquosa de bicarbonato de sódio. O nome *crack* é uma onomatopeia do ruído obtido com a queima da pedra, com o sentido de estalo. As complicações cardíacas da cocaína incluem isquemia do miocárdio e infarto, disfunção miocárdica, arritmia e miocardiopatia dilatada. Esta última e o dano ao endotélio vascular são causas de edema pulmonar. Vários sintomas pulmonares agudos podem decorrer do uso de *crack*, em razão da sua combustão, como tosse e expectoração enegrecida, sibilos e dispneia. Um fato interessante é a reutilização dos resíduos que ficam presos no cabo e na cabeça do cachimbo de *crack*, sob a justificativa de que tal material ainda pode conter substância ativa. A inalação dessas impurezas é a razão para o aspecto escuro do catarro expectorado e da presença de macrófagos pigmentados. Entre as complicações pulmonares, o barotrauma, manifestado por pneumotórax, pneumomediastino e pneumopericárdio, pode decorrer da inalação profunda seguida pela manobra da Valsalva, pela tosse intensa que se segue à inalação e pela pressão positiva aplicada boca a boca por um companheiro. Pacientes asmáticos podem ter sua doença exacerbada pela inalação da fumaça oriunda da combustão do *crack*. Parece também ocorrer broncospasmo com início rápido e duração de cerca de 15 minutos, mesmo em pessoas sem história de asma. Não raro, usuários de *crack* apresentam hemoptise, às vezes maciça, decorrente da ruptura de vasos em qualquer parte das vias respiratórias e mesmo nos alvéolos. Outras complicações mencionadas na literatura incluem a bronquiolite obliterante, doença pulmonar eosinofílica, hipertensão pulmonar e uma síndrome denominada "pulmão do *crack*" (*crack lung*). Essa síndrome ocorre em, aproximadamente, 48 horas após o uso de cocaína fumada e se manifesta clinicamente por febre, hemoptise e dispneia e, radiologicamente, por infiltrado alveolar difuso. Histopatologicamente, revela hemorragia alveolar difusa, edema pulmonar e infiltrado celular com predomínio de eosinófilos.

Além de outros danos, também o uso de maconha, droga ilícita mais comumente usada no mundo, pode afetar o aparelho respiratório. Está bem documentado que a fumaça oriunda da combustão da maconha é um irritante das vias respiratórias, produzindo, comumente, tosse, expectoração e sibilos. A possibilidade de que fumar maconha, por si só, leva a risco aumentado de câncer de pulmão é tema controvertido, mas não pode ser abandonada a probabilidade de que possa atuar de maneira aditiva com o tabaco, associação que não é incomum. Existe evidência de que o risco de câncer de pulmão decorrente de tal associação aumenta pelo menos duas vezes. Fumar maconha, em uma relação que depende da intensidade, parece estar associado à doença pulmonar obstrutiva crônica (hiperinsuflação), com quadro patogênico predominante de bronquite crônica. Existem, adicionalmente, evidências de que os fumantes de maconha apresentam declínio da competência imunológica do aparelho respiratório e, assim, estariam sujeitos a risco aumentado de infecções respiratórias e pneumonia.

O alcoolismo, por várias razões, predispõe a infecções pulmonares (pneumonia aspirativa, abscesso pulmonar, pneumonias por bactérias comuns e por *Klebsiella pneumoniae*).

Pode também produzir depressão respiratória e dor torácica aguda ou subaguda (causas diversas, como refluxo gastresofágico, irritação traqueal, vasoconstrição coronariana).

Outras drogas ilícitas, menos utilizadas em nosso meio, também podem causar transtornos respiratórios, como no caso do edema pulmonar não cardiogênico, induzido pela heroína (diacetilmorfina). Por ser solúvel em lipídios, a heroína atravessa a barreira hematoencefálica mais rapidamente do que a morfina. Metade desses pacientes vomita e pode aspirar, desenvolvendo infiltrados pulmonares. O uso por via intravenosa da heroína pode levar à sepse em razão do acometimento pulmonar resultante de êmbolos sépticos oriundos de endocardite direita. Há relatos de pneumonia granulomatosa em usuários de drogas por via intravenosa por contaminação com talco (sílica). O uso de metanfetamina cristalina, fenciclidina e, mais raramente, nitrito de amila ou 3-metil-1-nitroso-oxibutano ou nitrito de butila apresenta consequências pulmonares. O nitrito de amila, mais conhecido, é um antídoto de cianotoxinas e possui propriedades hipotensoras. Como apresenta efeito entorpecente, foi e pode ser usado com finalidade recreativa, notadamente por um pretenso efeito intensificador do orgasmo. A fenilciclidina (pó de anjo ou pó da lua) já foi usada como anestésico e causa alucinações, podendo ser fumada, injetada por via intravenosa, ingerida ou aspirada. Há relatos, embora escassos, de edema pulmonar com superdose de metadona. O metilfenidato (ritalina), usado no tratamento do transtorno do déficit de atenção e hiperatividade, pode produzir infiltrado pulmonar com eosinofilia. Devem ser sempre lembradas as drogas alternativas de abuso, facilmente encontradas na natureza sob a forma de plantas, ainda pouco estudadas em relação aos seus efeitos respiratórios.

A prevalência de tabagismo diminuiu na maioria dos países desenvolvidos, mas ainda é elevada em vários países em desenvolvimento. Estima-se que aproximadamente 20% da população mundial fuma tabaco ou usa outros produtos relacionados ao tabaco. O tabagismo está intimamente relacionado a maior risco de doença pulmonar obstrutiva crônica (DPOC) e câncer de pulmão. Tal risco aumenta com a quantidade de cigarros fumados e a duração do hábito e, por isso, o paciente deve ser inquirido acerca da intensidade de sua dependência (quantos cigarros fuma por dia), para o cálculo da carga tabágica em maços/ano, que é obtida dividindo-se o número de cigarros por 20 e multiplicando o resultado pelo número de anos que o paciente fumou. De fato, o risco de carcinoma brônquico, por exemplo, aumenta com a quantidade e a duração da exposição ao tabaco e declina quando o indivíduo deixa de fumar. Geralmente, considera-se fumante pesado aquele que consome mais de 20 cigarros por dia. Cargas tabágicas iguais ou superiores a 40 maços/ano estão frequentemente associadas à DPOC, porém cargas acima de 20 maços/ano já podem estar associadas a essa doença.

A exposição ao tabaco é atualmente reconhecida como fator de risco para outras doenças pulmonares, como a histiocitose (granulomatose) pulmonar de células de Langerhans (conhecida anteriormente como histiocitose X), doença pulmonar intersticial-bronquiolite respiratória (DPI-BR), pneumonia intersticial descamativa (PID) e fibrose pulmonar de tipo histológico indistinguível da pneumonia intersticial usual, como também fibrose pulmonar associada à DPOC. Estas últimas condições podem produzir tosse seca, dispneia e dor torácica tipo pleurítica e, menos comumente, perda de peso, fadiga, hemoptise. As manifestações mais comuns são dispneia de esforço e tosse. Como o fumante tosse comumente e atribui isso ao tabagismo, só procura o médico quando os sintomas se tornam intolerantes ou quando uma radiografia de rotina flagra alterações. Embora esses sejam achados inespecíficos, alertam o médico sobre tais possibilidades e o levam a solicitar exames de imagens. Outras vezes, a doença é, na maioria dos casos, assintomática, como no caso da DPI-BR, constituindo um achado incidental quando produz infiltrados pulmonares.

Alguns estudos, *in vivo* e *in vitro*, respectivamente, têm demonstrado maior suscetibilidade de fumantes à tuberculose e que um dos fatores que podem contribuir para isso é a ação da fumaça do cigarro sobre macrófagos alveolares, a qual sabidamente participa da resposta imunológica contra o *Mycobacterium tuberculosis*.

Não deve ser esquecido inquirir o paciente acerca de tabagismo passivo, em face do risco de doenças graves decorrente da inalação de fumaça do tabaco oriunda de terceiros (cônjuge, pais, filhos, ambientes de trabalho etc.). Por exemplo, a incidência de câncer de pulmão é maior quando um dos cônjuges do paciente é fumante do que na população geral.

Uso de medicamentos

O uso de certos medicamentos pode levar ao aparecimento de condições mórbidas pulmonares, mediastínicas e/ou pleurais, as mais variadas, e que podem ser muito graves. É relevante indagar sempre sobre o uso atual ou prévio de medicamentos diante de quadros clínicos e radiológicos inesperados e aparentemente obscuros.

Os tipos de reações pulmonares e pleurais produzidas por medicamentos são broncoconstrição, tosse, pneumonia organizante (PO), edema agudo de pulmão não cardiogênico, pneumonites, doença vascular pulmonar, fibrose intersticial, hipoventilação e derrame pleural.

Tem sido de grande utilidade classificar as alterações pulmonares e pleurais induzidas por medicamentos com base nos padrões resultantes. Assim, é comum que muitas pneumopatias induzidas por medicamentos se manifestem radiologicamente por um padrão intersticial. Tal padrão, comumente difuso e acometendo ambos os pulmões, tem aspecto reticular, à semelhança de uma "rede de pesca" e, não raro, áreas transparentes, circulares, comparada a "favo de mel". A carbamazepina e o metotrexato, por exemplo, podem causar alterações que se expressam por um padrão radiológico intersticial causado por pneumonite de hipersensibilidade. É imputada a dezenas de fármacos a ocorrência de infiltrados pulmonares com eosinofilia, como, por exemplo, o captopril, medicamento muito usado para tratamento da hipertensão arterial, bem como a amiodarona, antiarrítmico muito efetivo; a fenitoína, um anticonvulsivante; a bleomicina, usada em quimioterapia antineoplásica. Um distúrbio inflamatório e fibrótico predominantemente intersticial, envolvendo os bronquíolos e os alvéolos periféricos simultaneamente, conhecido anteriormente por BOOP (bronquiolite obliterante com pneumonia em organização), pode não ter causa aparente, recebendo a designação de pneumonia organizante criptogênica, ou ser causada por diversos fatores ou ainda ser decorrente de doenças como as colagenoses, designada *pneumonia organizante* seguida do nome da condição clínica envolvida na sua patogenia (por exemplo: pneumonia organizante por amiodarona). Entre as causas de pneumonia organizante, contam-se os medicamentos, e entre esses se destacam, pelo maior números de casos notificados, amiodarona, bleomicina, derivados do ergot e fenitoína. A pneumonia intersticial descamativa (PID), doença relacionada ao tabagismo, tem sido descrita em associação com o uso de bussulfano (antineoplásico), interferon, sulfassalazina (doença inflamatória intestinal) e alguns casos de rituximabe (imunoglobulina usada como antineoplásico). Ao captopril e à fenitoína têm sido implicados casos de pneumonia intersticial linfoide (PIL). A fibrose pulmonar, geralmente com padrão histopatológico de pneumonia intersticial usual, tem sido mais comumente associada a derivados do ergot (diversos medicamentos de aplicações clínicas variadas, notadamente para enxaqueca), metotrexato (usos diversos, inclusive na artrite reumatoide e em oncologia), bleomicina (antineoplásico) e amiodarona, mas também, em menor frequência, a penicilamina (várias indicações, inclusive doença de Wilson e artrite reumatoide), ciclofosfamida (antineoplásico e imunossupressor), bussulfano (antineoplásico), carmustina (antineoplásico) e outros.

O padrão radiológico de tipo alveolar é produzido por condições que preenchem os espaços aéreos provocando consolidações ou condensações pulmonares e que pode acometer um ou mais segmentos ou lobos de um ou de ambos os pulmões. O padrão alveolar, embora consolidante, é diferente da consolidação causada por tumor, apresentando-se mais heterogênea, devido a espaços aéreos não preenchidos. Dano alveolar agudo, com padrão do tipo alveolar, foi associado mais comumente ao uso de amiodarona e ciclofosfamida. Sulfas (antimicrobianos), antidepressivos, ácido acetilsalicílico, carbamazepina (várias indicações, inclusive anticonvulsivante), ciclofosfamida, hidroclorotiazida (diurético), contrastes radiológicos iodados, metotrexato, minociclina (antimicrobiano), morfina (analgésico narcótico), salbutamol (broncodilatador), vimblastina (antineoplásico) e sulfassalazina (anti-inflamatório intestinal) foram os fármacos mais vezes associados a edema pulmonar. Hemorragia alveolar pulmonar foi tida como condição mais comumente imputada ao ácido acetilsalicílico, amiodarona, alguns anticoagulantes orais, carbamazepina, contrastes radiológicos iodados, metotrexato, mitomicina, penicilamina, fenitoína e propiltiouracila (agente anti-hipertireoidismo). Nódulos pulmonares foram vinculados ao uso de amiodarona, bleomicina, carbamazepina, minociclina, fenitoína, propiltiouracila e vimblastina. Muitos medicamentos foram associados a broncospasmo e entre aqueles que mais vezes receberam notificação estão incluídos os inibidores da enzima conversora da angiotensina, contrastes radiológicos iodados, derivados do ergot, anti-inflamatórios não esteroides, betabloqueadores (hipertensão arterial sistêmica, além de outras indicações), em pessoas suscetíveis, amiodarona, antidepressivos, carbamazepina, ciclofosfamida, sulfonamidas, vimblastina. Bussulfano e penicilamina foram mais vezes associados a quadros de bronquiolite obliterante. Os derivados da enzima conversora da angiotensina são muito conhecidos como indutores de tosse seca, persistente (5 a 35% dos pacientes). Também associados à tosse, isoladamente, sem outras manifestações clínicas ou radiológicas, estão metotrexato, esteroides (corticosteroides, por exemplo), morfina. Agentes comumente usados em anestesiologia, como o propofol e a fentanila, foram vinculados a casos de tosse seca intensa, "explosiva".

Derrames pleurais foram associados a dezenas de medicamentos, alguns deles com número acentuado de notificações. Os medicamentos que mais vezes foram vinculados etiologicamente a derrames pleurais de qualquer tipo foram a amiodarona, derivados do ergot, metotrexato (mais comumente em crianças), fenitoína, propiltiouracila e inibidores da enzima conversora da angiotensina. Deve ser lembrado que a interleucina-2 (antineoplásico) provoca muito frequentemente derrame pleural (mais de 50% dos casos, notadamente com dose de carga) e que o bussulfano pode provocar derrame pleural tardiamente, anos após o uso. Não raramente, o derrame pleural pode vir associado a alterações pulmonares, também relacionadas ao medicamento, como pode ocorrer com a amiodarona, a mitomicina e a interleucina-2, por exemplo. Às vezes, o derrame é sintomático, outras vezes sequer é identificado. É necessário estar atento à ocorrência de derrames, visto que podem ser causados por antimicrobianos de uso comum, anticoagulantes, anticonvulsivantes, fármacos para condições cardiovasculares e de uso em endocrinologia, bem como a neurolépticos, quimioterápicos antineoplásicos, imunossupressores e outros.

A circulação pulmonar também não é poupada por ocasionais efeitos adversos de medicamentos e a hipertensão pulmonar foi claramente vinculada à amniorrexe, medicamento já excluído da terapêutica. Medicamentos muito utilizados e que foram mais frenquentemente notificados como relacionados a casos de hipertensão arterial pulmonar foram betabloqueadores, contraceptivos orais e mitomicina C. Bleomicina, bussulfano, carmustina, contraceptivos orais e nitrosureias são mencionados como causas de doença veno-oclusiva pulmonar. A fenitoína, procainamida e esteroides foram relacionados à doença tromboembólica. Casos de vasculites pulmonares foram imputados mais vezes ao ácido acetilsalicílico, propiltiouracila, fenitoína e sulfas. Adenomegalias mediastínicas foram etiologicamente mais vezes relacionadas a bleomicina, carbamazepina, minociclina e fenitoína.

Como pode ser observado, amiodarona, fenitoína, ciclofosfamida, betabloqueadores, anti-inflamatórios não esteroides e metotrexato são medicamentos muito efetivos e largamente utilizados na prática médica atual, em razão dos benefícios, ponderados em relação aos riscos potenciais. Por esse e por outros motivos, os efeitos adversos desses medicamentos ocorrem com maior frequência. Evidentemente, em razão de fatores que lhes são farmacologicamente inerentes, a toxicidade pulmonar é mesmo a condição mais relevante para o aparecimento de complicações, porém tanto mais quando o medicamento é usado com frequência.

A amiodarona, uma substância iodada, é exemplo característico do que fora mencionado anteriormente. Ela é capaz de produzir alterações pleurais e pulmonares mais do que qualquer outro medicamento, isoladamente, merecendo aqui certo destaque. Os alvos mais comuns de efeitos adversos da amiodarona são os pulmões, e a pneumonite é a mais temida e dependente, em certa medida, da dose e do tempo de uso, sendo incomum que apareça com doses iguais ou inferiores a 400mg/dia e por tempo menor que dois meses. Essas considerações justificam seu uso em face dos benefícios que proporciona. A pneumonite por amiodarona pode evoluir para a fibrose pulmonar e vir associada a derrame pleural. Alterações pulmonares induzidas por esse medicamento são comumente mencionadas como "pulmão da amiodarona".

Dezenas de outros medicamentos foram, embora em menor grau, notificados como etiologicamente relacionados a todas essas alterações e ainda outras. Assim, embora não mencionados nessa breve relação, fica a lembrança de que o uso de qualquer medicamento pode estar relacionado a efeitos adversos com as mais variadas manifestações clínicas e radiológicas, inclusive respiratórias. É, pois, de fundamental relevância perguntar ao paciente com problemas respiratórios acerca do uso de medicamentos.

Passatempos (*hobbies*) e exposições não ocupacionais

Os passatempos (*hobbies*) devem ser anotados, notadamente visitas a lugares e ambientes insalubres. A título de exemplo, relativamente às doenças pulmonares, devem ser lembradas algumas situações típicas, como o caso da histoplasmose pulmonar, doença causada pelo fungo *Histoplasma capsulatum* que, em suas diversas formas (assintomática, aguda e cavitária crônica), resulta da inalação de esporos sexuados, chamados conídios, presentes em solos contaminados com fezes de aves e morcegos. Assim, a prática de jardinagem em terra adubada com esterco de galinha ou as visitas recreativas a cavernas e grutas habitadas por morcegos representam situações favoráveis à transmissão da histoplasmose. Da mesma maneira, os criadores de pássaros, notadamente de pombos, estão mais propensos à inalação de elementos leveduriformes do *Cryptococcus neoformans*, vindo a apresentar desde a cura espontânea e formas subclínicas, a formas pulmonares com padrões radiológicos variáveis, algumas das quais, nodulares e micronodulares, que simulam tuberculose e neoplasias.

Em algumas situações, que não a necessidade por pobreza, onde ocorre com frequência muito maior, cozinhar em fogão a lenha tem sido também uma atividade de passatempo. A inalação repetida da fumaça por tempo prolongado, que se dissemina pelo ambiente e que contém diversas substâncias derivadas da combustão incompleta do vegetal, pode ser danosa à saúde humana, notadamente como fator de risco para DPOC, bem como da exacerbação de asma e outros acometimentos do trato respiratório superior. A exposição à fumaça de fogão a lenha tem sido também associada etiologicamente à pneumonia em organização (PO) ou pneumonia organizante criptogênica.

O uso domiciliar de aerossóis contendo desodorantes, venenos, repelentes pode explicar a constância de sintomas respiratórios, principalmente de asma e rinite.

Sono

É parte da anamnese fazer perguntas ao paciente acerca do seu ciclo de sono-vigília, tanto a ele próprio, quanto à sua companheira ou pessoa que já o tenha observado durante o sono, como será mencionado adiante.

O sono é um estado fisiológico cíclico, ativo (o encéfalo faz algo para induzi-lo), heterogêneo (polifásico: sonos lento e REM ou paradoxal), facilmente reversível (qualquer estímulo despertador de intensidade suficiente pode fazer retornar ao estado de vigília, o que o diferencia do coma, anestesia ou hibernação), caracterizado por uma desconexão perceptiva com o ambiente (inconsciência e diminuição da resposta aos estímulos ambientais) e por manifestações neurais, somáticas e vegetativas. O sono é acompanhado de imobilidade, posturas específicas (variável de uma espécie para outra) e fechamento ocular. Ocupa parcela significativa da vida dos seres humanos, de outros mamíferos e de aves. Homem de 60 anos passou cerca de 20 anos de sua vida dormindo e 3 sonhando. Diversas teorias foram propostas para explicar a função do sono, mas, mesmo assim, pouco se sabe de forma concreta acerca das finalidades do sono, apesar de sua repetição natural e diária. Uma das teorias cujos fatos mais amparam é a de que vincula o sono com reparações orgânica e tecidual. Um desses fatos é a secreção do hormônio do crescimento apenas durante o sono. Embora não exclusivamente, a secreção de testosterona é também liberada durante essa fase. Ambos são hormônios anabolizantes. A maior parte das mitoses celulares ocorre no final do período de sono. A síntese de ATP, proteínas e RNA cerebrais atinge seu acme durante o sono em alguns mamíferos. Assim, no sono predominam os processos anabólicos. Mas essa teoria apresenta falhas em face de algumas evidências. Outra teoria relaciona o sono a um comportamento instintivo de repouso e economia de energia. Economizar energia e levar o animal a um ambiente repousante e livre de predadores e de ameaças ambientais. Porém descansar não substitui o sono nem o sono produz repouso ao encéfalo. Alegam outras teorias que os sonos lento e paradoxal serviriam como eliminadores de erros adquiridos no processamento da informação durante a vigília; outra propõe que o sono paradoxal seria um elaborador de programas ou um protetor contra o estresse. Há quem afirme ser o sono um processo também destinado à fixação da aprendizagem, teoria que tem recebido certa atenção. Assim, apesar de sua naturalidade, repetição e importância, existe ainda notória carência de conhecimentos acerca das funções do sono. No entanto, sabemos que o sono é fundamental para a sensação de bem-estar, saúde, produtividade e desempenho cognitivo (percepção, memória, raciocínio).

O sono normal é dividido em dois estados:

- Sono REM (*rapid eyes movement*).
- Não REM (*non rapid eyes movement*) ou sono paradoxal.

Algumas características do sono REM são movimentos giratórios dos olhos; relaxamento muscular acentuadamente aumentado; respiração, ventilação, pressão arterial e pulso irregulares; atividade cerebral intensa; mecanismos homeostáticos irregulares e duração de 20 a 30 minutos a cada 90 a 120 minutos durante o sono normal. É durante o sono REM que ocorrem os sonhos, enquanto no sono não REM a respiração e o pulso são regulares, a pressão sanguínea é levemente reduzida, a atividade cerebral é reduzida e as mecanismos homeostáticos são preservados.

Durante a fase de vigília, no início da inspiração, estímulos neurais causam contração dos músculos da via aérea superior, de tal maneira que a abertura da faringe aumenta, notadamente, pela ação do músculo genioglosso que puxa a língua para a frente. Em seguida, ocorre contração do diafragma e músculos intercostais. Assim, uma alteração em qualquer desses elementos e dessa sequência pode, evidentemente, prejudicar a ventilação. Durante o sono REM, o tono de todos os músculos diminui e entre eles os da via aérea superior. Em razão disso, a abertura da via aérea diminui e a resistência à passagem de ar aumenta. A língua se desloca para trás estreitando a via aérea e a redução do tono muscular desestabiliza a parede do tórax. Em razão de tais alterações, ocorrem movimentos paradoxais inspiratórios e a contração diafragmática não gera pressão inspiratória eficaz. Isso tudo pode levar a uma ventilação obstruída ou ineficaz no sono REM, exatamente uma fase do sono onde é mais difícil despertar.

Além de suas funções fisiológicas e de toda a complexidade que o cerca, o sono tem uma grande importância em medicina, visto que pode ser objeto de inúmeras alterações patológicas, e entre elas a síndrome da apneia obstrutiva do sono (SAHOS), de interesse particular em medicina respiratória.

A SAHOS é caracterizada por episódios recorrentes de obstrução parcial ou completa das vias aéreas superiores (VAS) durante o sono associados aos sinais e sintomas clínicos. Manifesta-se como redução (hipopneia) ou cessação completa (apneia) do fluxo aéreo apesar da manutenção dos esforços inspiratórios, devendo ter a duração igual ou maior que 10 segundos. Ocorre dessaturação da oxi-hemoglobina e, em casos de eventos prolongados, hipercapnia. Os eventos são frequentemente finalizados por despertares, caracterizados como aumento abrupto da frequência do eletrencefalograma e duração mínima de 3 segundos. Acredita-se que sintomas diurnos, como sonolência excessiva, estejam relacionados à fragmentação do sono (despertares frequentes) e possivelmente também à hipoxemia recorrente.

Entenda-se por *apneia* do sono a cessação do fluxo aéreo (ausência de respiração) por pelo menos 10 segundos (comumente de 20-30 segundos, mas raramente > 2 minutos). *Hipopneia* (redução da ventilação) é definida objetivamente como queda da SaO_2 de pelo menos 4 pontos por um tempo ≥ 10 segundos.

Muitos são os fatores associados ao aumento do risco para a SAHOS, como obesidade, uso de bebidas alcoólicas, obstrução nasal, edema ou fibrose de tecidos de vias aéreas superiores, macroglossia, hipertrofia de tonsilas ou adenoides, hipertrofia da úvula, anormalidades craniofaciais (micrognatia, retrognatia, palato em ogiva), hipotireoidismo (25% dos portadores apresentam SAHOS), síndrome de Cushing[32], síndromes genéticas (por exemplo: síndrome de Down[33], sequência ou síndrome de Pierre Robin[34]: micrognatia, glossoptose), insuficiência cardíaca congestiva, acidente vascular cerebral.

32 Harvey Williams Cushing (1869-1939), cirurgião norte-americano.
33 John Langdon Haydon Down (1828-1896), médico inglês.
34 Pierre Robin (1867-1950), odontólogo francês.

A região mais comum de estreitamento é a retropalatal, mas pode ocorrer mais de uma.

Alterações na faringe são fatores relevantes para a ocorrência do fenômeno obstrutivo, notadamente de tamanho, de forma (circular em vez de elíptica), por aumento de tecido adiposo nas paredes laterais ou espessamento das paredes, por redução da eferência motora aos músculos dilatadores, aderência entre as superfícies mucosas, além da redução do volume pulmonar em face de obesidade abdominal, gordura torácica ou diafragmática.

O paciente típico com SAHOS é homem, com sobrepeso ou obeso, queixando-se de roncos, engasgos durante a noite, noctúria, sonolência excessiva diurna e comprometimento cognitivo leve (esquecimentos, dificuldade de concentração) com episódios de apneia testemunhada durante o sono.

Os sinais e sintomas da síndrome de apneia obstrutiva do sono podem ser classificados em diurnos e noturnos. Desperto, o paciente pode relatar sonolência excessiva, sensação de sono não repousante, boca seca ao despertar, cefaleia ao despertar, alterações do humor, dificuldade de concentração e de memória, diminuição da libido ou impotência, cansaço. À noite, os relatos de quem o acompanha ou o observa (testemunha) demonstram apneias, roncos ressuscitativos, sono agitado, engasgos, salivação excessiva, sudorese excessiva. Se desperta durante o sono, refere obstrução nasal, sede, pirose. Pode acordar com angina do peito e queixar-se de noctúria.

Sobre o roncar, deve ser salientado que ocorre na população geral em torno 35 a 45% dos homens e 15-28% das mulheres. É o sintoma mais frequente da SAHOS (70 a 95%), mas é um previsor pouco específico para essa síndrome, embora sua ausência torne este diagnóstico menos provável. Embora quando inquiridos diretamente os pacientes com SAHOS neguem que roncam, quando são monitorados são roncadores. Assim, parece claro que este sintoma deva ser pesquisado com terceiros (parceiro, familiares etc.).

Muitos asmáticos têm sua asma agravada durante a noite. Parcela significativa dos atendimentos emergenciais por asma ocorre à noite. As mortes em asmáticos ocorrem mais à noite, quando comparados com a população geral. As causas que podem explicar esses eventos noturnos de asma incluem mudanças cicardianas na ventilação, nos níveis hormonais, na responsividade e inflamação das vias aéreas, na resposta ventilatória à hipercapnia e à hipoxemia e na depuração mucociliar. É também conhecido o fato de que o refluxo gastresofágico pode agravar a asma. Estudos recentes sugerem associação entre SAHOS e asma e que o uso de pressão positiva nasal contínua melhora a asma noturna e diurna. É conhecido o fato de que as apneias do sono podem agravar a asma por vários mecanismos. Em asmáticos com apneia do sono, o refluxo gastresofágico é mais comum, o que pode levar à broncoconstrição por mecanismo de reflexo vagal e/ou microaspiração de suco gástrico. Assim, recomendam-se investigar sintomas de apneia do sono em asmáticos, notadamente naqueles que não obtiveram controle adequado de sua doença.

As doenças pulmonares em geral podem ter seus sintomas agravados pela ocorrência de distúrbios do sono. Distúrbios ventilatórios restritivos podem ocorrer por causas diversas. No caso da fibrose pulmonar e outras doenças intersticiais, ocorre redução dos volumes pulmonares e transtornos difusionais. Anormalidades musculares e esqueléticas também causam atrações restritivas. Adicionalmente, a obesidade pode causar alterações restritivas e levar a uma síndrome de hipoventilação. Todas essas condições podem estar associadas a anormalidades relacionadas ao sono.

Na insuficiência cardíaca, a apneia do sono é considerada atualmente um transtorno comum. Da mesma forma, tais distúrbios são frequentemente observados em portadores de fibrose cística.

As consequências da SAHOS são inúmeras, causando ou agravando condições clínicas, como hipertensão arterial, insuficiência cardíaca, angina noturna, infarto do miocárdio, arritmias cardíacas, *cor pulmonale*, aumento da pressão arterial pulmonar, depressão, ansiedade, alterações comportamentais, epilepsia refratária, AVC, cefaleia, dificuldade de reabilitação pós-AVC, apneias durante a recuperação anestésica, noctúria, disfunção erétil, diabetes, refluxo gastresofágico etc.

HISTÓRIA FAMILIAR

A saúde da família deve ser investigada, visto que pode haver associações diretas ou indiretas com a doença do paciente. Evidentemente, tais associações não são apenas de natureza genética, senão também decorrentes do compartilhamento de agentes físicos e infecciosos comuns. Assim, devem ser pesquisadas as doenças infectocontagiosas crônicas, notadamente para a incidência familiar de tuberculose pulmonar (contágio intrafamiliar). Doenças agudas transmitidas frequentemente por contágio intrafamiliar são as viroses respiratórias e a micoplasmose. Deve-se atentar também para a incidência familiar de certas neoplasias malignas.

Uma árvore familiar pode ser construída facilmente usando-se os símbolos convencionais, notadamente quando se suspeita de transtorno de natureza genética.

Diversas doenças genéticas afetam os pulmões, algumas das quais, felizmente, o fazem raramente[35], porém outras são muito conhecidas e mais comuns. As principais condições patológicas de caráter hereditário são sumariamente apresentadas a seguir.

A vinculação da asma atópica a fatores genéticos é cogitada de longa data, embora ainda não tenha sido determinado precisamente o tipo de herança à qual está associada. A predisposição se dá para reações de hipersensibilidade do tipo I de Gell e Coombs, bem como à inflamação e à hiper-reatividade brônquica consequentes. Tem sido atribuída a participação dos genes localizados no cromossomo 5q (ADRB2, IL13 e IL4) e no cromossomo 17 (ORMDL3) como determinante da suscetibilidade à asma. Cogita-se

35 Nos Estados Unidos, o Departamento de Doenças Raras do *National Institutes of Health* define doença rara como aquela que afeta menos de 200.000 pessoas ou menos de uma em cada 2.000.

também a possibilidade de que mecanismos epigenéticos possam constituir a vinculação entre fatores genéticos e ambientais na asma.

A cútis laxa é doença rara, relacionada à alteração do tecido elástico e caracterizada fenotipicamente pela acentuada frouxidão da pele, com consequente aparecimento de dobras e aparência de envelhecimento precoce. Pode haver acometimento sistêmico variado e grave, incluindo enfisema pulmonar, ligado à forma autossômica dominante, com mutações no gene da elastina. A forma dominante é essencialmente benigna e de significado apenas cosmético. A fibulina-5 (FBLN-5) é uma glicoproteína da matriz que se liga ao cálcio extracelular e está presente em tecidos com muitas fibras elásticas, sendo substância fundamental para o depósito da elastina, mediando a comunicação entre as células e a matriz extracelular e participando da formação dos órgãos, fibrogênese, remodelamento de vasos e metástases de neoplasias. Em pacientes com doença autossômica recessiva (mais grave e associada ao acometimento sistêmico, inclusive enfisema pulmonar), foram encontradas três mutações (p.C217R, p.S227P e p.R284X) no gene que codifica para a FBLN-5. Uma forma ligada ao cromossomo X (um gene transportador de cobre ATPase), com defeitos nas ligações cruzadas do colágeno, foi também identificada, ligada a algumas alterações como divertículo vesical, disfunção do crescimento e cornos ósseos occipitais.

A *discinesia ciliar primária* (DCP) é uma doença genética rara, mais conhecida pela designação inadequada de síndrome dos cílios imóveis, que ocorre isoladamente ou associada a *situs inversus* e sinusopatia, além das bronquiectasias difusas, compondo a síndrome de Kartagener. A disfunção ciliar é herdada de maneira autossômica recessiva, de tal maneira que seus pais são heterozigotos assintomáticos (portadores sãos), com a distribuição de probabilidades mendelianas. Existe teste pré-natal para pessoas oriundas de tais famílias. Os cílios e flagelos são afetados nessa condição, tornado-se discinéticos. O defeito incide sobre os braços de dineína presentes no arranjo de microtúbulos de cílios e flagelos e resultam de mutações em genes ainda não totalmente conhecidos. Dois genes são mais mencionados: no DNAI1, que codifica para a cadeia pesada da dineína, que representa 10% dos casos, e o DNAH5, respondendo por cerca de 28% dos casos. Mais de 60% dos indivíduos com DCP não apresentam mutações nesses dois genes. Diversos outros *loci* têm sido implicados na gênese da DCP, mas nenhum foi identificado como causador da doença. A discinesia ciliar interfere com a depuração mucociliar, com consequente acúmulo de secreções e infecções disso decorrentes, levando, em última análise, à formação de bronquiectasias. Tipicamente, o paciente, adulto ou pediátrico, pode apresentar as seguintes manifestações clínicas: tosse e expectoração crônicas, colonização persistente com microrganismos patogênicos, sinusopatia, otite média crônica, insuficiência respiratória neonatal, padrão obstrutivo à espirometria, baqueteamento digital, radiografias de tórax com anormalidades. Cerca de metade dos pacientes com DCP apresentam a síndrome de Kartagener. É importante salientar que os indivíduos do sexo masculino acometidos por essa condição apresentam também, mas nem sempre, motilidade alterada dos flagelos dos espermatozoides pelo mesmo defeito ultraestrutural dos cílios.

A alfa-1-antitripsina (alfa-1-AT) é uma glicoproteína com 394 aminoácidos e três cadeias laterais de carboidratos, produzida em sua maior parcela no fígado (cerca de 2g/dia) e por macrófagos, inclusive alveolares, com níveis séricos normais no soro entre 100 e 220mg/dL. Essa glicoproteína sérica é conhecida como inibidora da atividade de enzimas proteolíticas. Está envolvida na patogênese do enfisema pulmonar porque sua deficiência, geneticamente determinada, permite que enzimas proteolíticas, notadamente a elastase liberada por neutrófilos e macrófagos alveolares, ataquem as fibras de elastina do parênquima pulmonar. A elastase neutrofílica é inibida pela alfa-1-AT por ligação ao seu centro ativo, clivando-o. O tipo de herança é autossômica codominante e a proteína é codificada pelo gene α-1 da serpina e consiste de 7 éxons no braço longo do cromossomo 14. Existem cerca de 100 alelos já identificados. O fenótipo PI*MM é normal (PI = inibidor de protease), com os níveis já mencionados. O fenótipo PI*MZ, com níveis de 60 a 150mg/dL, não apresenta risco aumentado para enfisema, visto que o valor limite de proteção é de aproximadamente 57mg/dL. O fenótipo PI*SZ, com níveis de 40 a 110mg/dL, apresenta pequeno risco de enfisema. Os fenótipos PI*ZZ (nível sérico de 20 a 35mg/dL) e PI*Nulo-Nulo (sem alfa 1-AT detectável no soro) apresentam risco aumentado.

A doença de Fabry[36] é um transtorno geneticamente determinado, recessivo, ligado ao cromossomo X e caracterizado pela deficiência de uma enzima denominada alfa-galactosidase, necessária à degradação da globotriaosilceramida. O gene mutado é o GLA (Xq22.1). O acúmulo desse substrato ocorre em diversos tipos celulares, fato que resulta no acometimento de vários sistemas e aparelhos, notadamente cardiovascular e renal. As principais manifestações clínicas incluem dor neuropática, em queimação, nas regiões plantares e palmares, angioceratoma, opacidades corneanas, hipoidrose, edema dos membros inferiores, osteoporose, desenvolvimento retardado e puberdade demorada. Os pacientes morrem por causa do acometimento, cardíaco ou cerebrovascular. A doença, embora comece a se manifestar na infância, é pouco reconhecida nessa época. Os pulmões podem ser acometidos por granulomas.

A doença de Gaucher (DG), a mais prevalente das doenças de armazenamento lisossômico, resulta do acúmulo de glicosilceramida (um glicocerebrosídeo) em razão de uma mutação no gene que codifica a enzima glicosilcerebrosidase. O acúmulo se verifica nas células reticuloendoteliais, notadamente no fígado, baço e medula óssea. A DG é clinicamente classificada em três tipos, sendo o primeiro não neuropático e os tipos 2 e 3 neuropáticos agudo e crônico, respectivamente, com envolvimento de órgãos e manifestações clínicas variadas. Hepatoesplenomegalia, anemia, trombocitopenia, erosões em ossos longos e aumento da fosfatase ácida no soro são as manifestações mais comuns da doença. Nas formas neuropáticas, podem ocorrer alteração da motilidade ocular, retardo mental leve, alterações comportamentais, coreoatetose e câimbras. Em face dessa variação de sintomas e de sua variabilidade, a DG é diagnosticada facilmente. O acometimento pulmonar ocorre em adultos, sob a forma de pequenos nódulos que aparecem, de acordo com os casos até agora descritos, nas três primeiras décadas de vida. O exame

36 Johannes Fabry (1860-1930), dermatologista alemão.

histopatológico revela macrófagos espumosos, repletos de glicocerebrosídeos, que estão presentes em quantidade no interstício e nos espaços alveolares. Há poucos casos relatados de hipertensão pulmonar.

As neurofibromatoses, que abarcam três doenças geneticamente determinadas por herança autossômica dominante, classificadas nos tipos 1 (NF-1 ou doença de von Recklinghausen[37]) e 2 (NF-2) e schwannomatose. A NF-1, a forma mais comum, decorre de mutações herdadas ou recentes no cromossomo 17, região responsável pela codificação da neurofibromina (gene NF-1), que é uma proteína supressora de tumores. Os pacientes com essa doença apresentam as clássicas manchas cutâneas café com leite, neurofibromas cutâneos, alterações cognitivas, esqueléticas, neurofibromas que podem ocorrer e comprimir nervos de órgãos como a visão (cegueira) ou sexuais (impotência), epilepsia, gliomas do nervo óptico. A neurofibromatose do tipo 2 resulta de mutações no gene NF-2 no cromossomo 22, que codifica para a proteína merlina, também supressora de tumores, e é caracterizada pelo aparecimento de tumores no oitavo par e também outros tumores intracranianos e intramedulares. Pode ocorrer, ocasionalmente, degeneração maligna dos neurofibromas a neurossarcomas. A schwannomatose, ainda sem caracterização genética, manifesta por dor neuropática na vida adulta causada pelo aparecimento de muitos schwannomas. O acometimento do aparelho respiratório parece ocorrer em cerca de 20% dos casos e pode constar de infiltrados intersticiais, nódulos e massas, inclusive com fenômenos compressivos de brônquios ou até mesmo, nos neurofibromas apicais, a síndrome de Pancoast. Podem ocorrer doença intersticial grave e hipertensão pulmonar associadas a NF-1. A maioria dos casos de hipertensão pulmonar está vinculada à doença parenquimatosa pulmonar, mas foram descritos casos nos quais a doença pulmonar era discreta ou inexistente, com envolvimento vascular pulmonar desproporcional.

Da mesma forma que a doença de Gaucher, a doença de Niemann-Pick[38] é considerada "doença lisossômica". Trata-se, na verdade, de um grupo de doenças hereditárias nas quais ocorre metabolismo disfuncional de esfingolipídios. Clinicamente, os pacientes podem apresentar trombocitopenia, hepatoesplenomegalia, alterações neurológicas generalizadas, alterações posturais, demência, convulsões, além de outras manifestações menos comuns. Em uma das suas apresentações (fenótipo B), há envolvimento visceral e ausência de sintomas neurológicos. O grupo doenças de Niemann-Pick é atualmente dividido em duas entidades distintas: 1. doença de NP associada à deficiência de esfingomielinase ácida, que resulta de mutações no gene SMPD1 e compreende os fenótipos A e B, e formas intermediárias; 2. doença de NP associada a mutações em NPC1 ou NPC2, inclui os fenótipos C e D. Em ambos os casos, a herança é do tipo autossômica recessiva. Os fenótipos se diferenciam com base nos órgãos envolvidos e idade de aparecimento dos sintomas, com manifestações clínicas viscerais (tipo B) ou neuroviscerais. O acometimento pulmonar é o de doença intersticial que aparece como infiltrado nodular difuso ou reticulonodular,

37 Friedrich Daniel von Recklinghausen (1833-1910), patologista alemão.
38 Albert Niemann (1880-1921), médico alemão. Ludwig Pick (1868-1944), patologista alemão.

predominantemente basal, com diminuição da capacidade de difusão do monóxido de carbono (DLCO).

O complexo esclerose tuberosa (doença de Bourneville[39]) é um transtorno neurocutâneo que se caracteriza pela formação de hamartomas através do corpo. Pode ocorrer esporadicamente (dois terços dos casos) ou transmitido através de herança autossômica dominante de genes mutados no cromossomo 9 (TSC1), que codifica para a hamartina, e no cromossomo 16 (TSC2), que codifica para a tuberina. Tais mutações resultam em prejuízo da ação supressora de tumores em vários tecidos. O quadro neurológico, que se inicia na infância, caracteriza-se por convulsões e retardo psicomotor. As anormalidades cutâneas constam de adenomas sebáceos principalmente na face. Podem ocorrer fibroma da língua, lesão retiniana, rabdomiomas cardíacos, tumores hamartomatosos e cistos ósseos. A manifestação pulmonar mais frequente e quase exclusiva do sexo feminino é a linfangioleiomiomatose. Outra manifestação pulmonar mencionada é a proliferação hamartomatosa de pneumócitos do tipo 2.

Aproximadamente 5% dos indivíduos brancos[40] são portadores do gene da fibrose cística (FC), doença que acomete 1 em cada 2.500 recém-nascidos. Sua hereditariedade é condicionada por genes autossômicos recessivos mutados, localizados no cromossomo 7 (7q31). A herança desses genes altera a configuração de uma proteína transmembrana denominada "reguladora da condutância transmembrana na fibrose cística" (ou CFTR, de *cystic fibrosis transmembrane condutance regulator*). Já foram detectadas mais de 25.000 mutações na CFTR, porém a mais comum é a ausência da fenilalanina na posição 508 dessa proteína. Essa proteína transmembrana funciona como um canal iônico para o íon cloreto (Cl^-), além de outras ações relacionadas ao transporte iônico, como no transporte de sódio e água. Essa proteína se expressa em vários órgãos, regulando o transporte iônico no suor, dos sucos digestivos e dos mucos, inclusive o pulmonar, porém as consequências patogênicas e fisiopatológicas mais notáveis de sua alteração se fazem sentir mais no aparelho respiratório e no digestório, quando este é afetado. Relativamente ao aparelho respiratório, como consequência do defeito na CFTR, ocorre desidratação da camada líquida periciliar, que fica abaixo do muco brônquico secretado. Mergulhados em muco espesso devido à desidratação causada pela reabsorção de sódio e água, os movimentos ciliares tornam-se ineficientes, descoordenados, afetando a depuração do muco e sua devida eliminação. Essa alteração da depuração mucociliar dificulta a eliminação de patógenos pelos pulmões, dando ensejo à infecção por bactérias e inflamação crônicas, que podem sofrer ainda exacerbações periódicas, com piora da tosse, dispneia, expectoração, sibilância, sinusopatia e, não raro, pneumonias. Esses sintomas podem vir associados àquelas manifestações da insuficiência pancreática. É comum, em decorrência desse quadro pulmonar de infecções repetidas e colonização bacteriana, que se de-

---

39 Desiré Magloire Bourneville (1840-1909), neurologista francês.

40 Brancos ou caucasianos são termos aqui referidos para designar seres humanos caracterizados, em certo grau, pelo fenótipo claro da pele, que se caracteriza pela pigmentação reduzida, diferindo de outros indivíduos cuja coloração da pele é negra, parda, amarela ou acobreada.

senvolvam bronquiectasias na doença mais avançada. No entanto, 5 a 10% dos pacientes têm função pancreática sem alterações e podem, assim, ter um crescimento normal. Em países desenvolvidos, a sobrevida atinge uma mediana de 37 anos. Hemoptise e pneumotórax são complicações comuns. Deve ser salientado que pessoas em idade adulta e mesmo avançada podem apresentar manifestações variáveis da FC decorrentes de mutações singulares no gene da FC.

A síndrome de Mounier-Kuhn[41], também chamada de traqueobroncomegalia, é uma entidade rara, congênita, mais comum no sexo masculino (8:1), com média de idade de 54 anos, caracterizada pela dilatação anormal da traqueia e dos brônquios principais em face da atrofia das fibras elásticas e redução da camada de músculo liso. Pode haver divertículos entre os anéis cartilaginosos decorrentes da fragilidade do tecido musculomembranoso. A síndrome é mais comum em negros do sexo masculino. Em razão da dilatação, a eficácia da depuração mucociliar fica prejudicada, propiciando a retenção de secreções, seguida por infecções respiratórias de repetição e formação de bronquiectasias. Essa síndrome pode vir associada a outras entidades como a síndrome de Marfan, a *cutis laxa*, síndrome de Ehlers-Danlos, síndrome de Kenny-Caffey, síndrome de Brachmann-de Lange, doenças do tecido conjuntivo, ataxia-telangiectasia, agamaglobulinemia tipo Bruton e espondilite anquilosante, porém é mais comumente idiopática. É possível também a associação com outras anomalias brônquicas. A síndrome já foi descrita em uma criança de 15 meses de vida e uma idosa de 79 anos de idade, porém se manifesta mais frequentemente entre as terceira e quarta décadas de vida. A apresentação clínica pode variar de sintomas leves até quadros com tosse, expectoração purulenta abundante, hemoptise mínima e dispneia. Como são inespecíficas, as manifestações clínicas podem ser confundidas com bronquite crônica. Como nas bronquiectasias difusas avançadas de outras causas, são comuns o baqueteamento digital e a cianose. O diagnóstico depende da demonstração do aumento do diâmetro das vias aéreas. Na radiografia de tórax convencional, notadamente no perfil, é possível notar o alargamento da coluna de ar traqueal, mas o aumento das dimensões da traqueia e brônquios principais é mais bem caracterizado na tomografia computadorizada de tórax, tendo-se em conta os diâmetros normais previstos. Em estudo de 125 casos, a média do diâmetro traqueal foi de 36,1mm. Não existe tratamento efetivo, senão aquele preconizado para as bronquiectasias. Tem sido descrita uma forma familiar dessa condição, possivelmente ligada a genes autossômicos recessivos.

A síndrome de Urbach-Wiethe[42] (proteinose lipoide) é uma doença muito rara, autossômica recessiva, caracterizada pelo depósito de material hialino, rico em colesterol e ácido hialurônico, em membranas mucosas, pele, olhos, cérebro e outros órgãos. A presença de blefarose moniliforme é característica dessa doença. Pele (vesículas, bolhas,

---

41 Pierre Mounier-Kuhn (Séc. XX), médico francês, descreveu a síndrome que leva seu nome em 1936.

42 Erich Urbach (1893-1946), dermatologista americano. Camillo Wiethe (1888-1949), otologista austríaco.

crostas, coloração amarelada da pele da face), sistema nervoso central (convulsão, ataxia, psicose) e olhos (blefarose moniliforme) podem estar envolvidos. Quando a doença afeta o aparelho respiratório, com depósito desse material na laringe, traqueia, brônquios e cordas vocais, pode haver dificuldade respiratória e afonia.

As síndromes de Ehlers-Danlos (EDS) compreendem um grupo de doenças herdadas do tecido conjuntivo, classificadas em seis tipos e que variam amplamente em gravidade. As principais manifestações ocorrem na pele e nas articulações, que apresentam extensibilidade acentuada, friabilidade dos tecidos ao sangramento, predisposição para equimoses, difícil cicatrização de feridas, calcificações cutâneas, pseudotumores, sinal de Gorlin[43] (tocar no nariz com a língua). O tipo III é o mais comum e autossômico dominante. O tipo VI é cifoescoliótico. A maioria das mutações que ocorrem nessas síndromes afeta genes que codificam para o colágeno fibrilar ou para enzimas envolvidas em sua modificação pós-transcrição. A alteração respiratória mais comum nesses pacientes é o enfisema bolhoso, não sendo incomum nesses casos a ocorrência de pneumotórax, além de casos de hemoptise na ausência de coagulopatia, especialmente frequentes no tipo IV, que afeta a síntese de colágeno III.

A síndrome de Hermansky-Pudlak (HPS, *Hermansky-Pudlak Syndrom*) é uma doença autossômica recessiva rara, que abarca nove entidades heterogêneas e caracterizada patogenicamente por transtornos no tráfico intracelular de organelas relacionadas aos lisossomos e que culmina com depósitos lisossômicos de lipofuscina ceroide. As manifestações clínicas mais comuns compreendem tendência ao sangramento e suas consequências e albinismo ocular e cutâneo. Alguns desenvolvem colite granulomatosa. Os pacientes com genótipos HPS-1, HPS-2 ou HPS-4 são particularmente predispostos à doença pulmonar intersticial, com padrão radiográfico de infiltrado pulmonar reticulonodular difuso. A fibrose pulmonar ocorre em cerca de 80% dos casos de indivíduos com genótipo HPS-1, por volta dos 30 a 40 anos de idade, 50% dos quais morrem prematuramente, em torno dos 50 anos. O acometimento pulmonar é muito raro em HPS-2 e, se ocorre, é leve.

A síndrome de Marfan é uma doença rara do tecido conjuntivo, autossômica dominante, com mutação no gene FBN1, no cromossomo 15, que codifica para a fibrilina-1, constituinte das miofribilas que formam as fibras elásticas, com possíveis modificadores epigenéticos. Apresenta quadro clínico variável, mesmo dentro da mesma família. As principais manifestações clínicas incidem sobre os sistemas esquelético, cardíaco e ocular. Nem todos os indivíduos apresentam um quadro completo da doença. Apresentam geralmente estrutura elevada, braços alongados, escoliose, deformidade torácica, aneurisma aórtico de caráter progressivo que leva à ruptura se não tratado, além de miopia e luxação do cristalino. Entre as alterações esqueléticas torácicas destaca-se a ocorrência de *pectus excavatum*. Do ponto de vista respiratório, o exame histológico de tecido pulmonar mostra comumente enfisema acinar distal que, em alguns casos, cursam com a

43 Robert James Gorlim (1923-2006), patologista e geneticista americano.

formação de bolhas subpleurais que podem romper causando pneumotórax. De fato, o pneumotórax espontâneo é uma manifestação clínica comumente mencionada.

Síndrome de Young[44] é, por definição, uma azoospermia obstrutiva (obstrução congênita do epidídimo) associada a infecções dos seios paranasais e pulmonares (transtorno da depuração mucociliar) e que culmina com a formação de bronquiectasias. É uma síndrome rara, ainda não caracterizada geneticamente e com poucos casos descritos na literatura. Variadas são as alterações descritas nessa síndrome, sendo as mais relevantes: hipotireoidismo, microcefalia, nariz largo e bulboso, implante anormal das orelhas, retrognatia/micrognatia, paraplegia/diplegia/quadriplegia, azoospermia, além, como já mencionado, de infecções respiratórias de repetição.

A telangiectasia hemorrágica hereditária (ou síndrome de Rendu-Osler-Weber) corresponde a um grupo de transtornos hereditários, autossômicos dominantes, caracterizados pela presença de malformações arteriovenosas na pele, mucosas e órgãos internos, com prevalência de 1:5.000 a 8.000. Muito chamativos são os sangramentos nasais (epistaxes) e gastrintestinais recidivantes. Do ponto de vista respiratório, os pulmões podem também ser acometidos por essas malformações arteriovenosas. De fato, 40 a 60% desses pacientes apresentam grandes malformações arteriovenosas nos pulmões.

A síndrome de Birt-Hogg-Dubé[45] (SBHD) é uma doença hereditária rara, autossômica dominante, caracterizada pelo desenvolvimento de lesões cutâneas, tumores renais, cistos pulmonares e pneumotórax espontâneo. O gene envolvido na origem dessa síndrome está localizado no braço curto do cromossomo 17 (17p11.2) que codifica para a proteína foliculina, considerada supressora de oncogene.

Sendo o aparelho respiratório contíguo com o meio externo, está particularmente exposto a agentes agressores, notadamente microbianos. Portanto, a manutenção de sua integridade e funções depende de mecanismos diversos de proteção, entre os quais se destaca o sistema imunológico. Consequentemente, alterações adquiridas, iatrogênicas e genéticas do sistema imunológico alteram as defesas do aparelho respiratório contra patógenos diversos, inclusive oportunistas. Entre os transtornos genéticos da imunidade humoral, por exemplo, a imunodeficiência comum variável e as hipogamaglobulinopatias tornam o aparelho respiratório vulnerável a infecções por bactérias, notadamente as encapsuladas, bem como gram-negativas. Defeitos da fagocitose predispõem a infecções pelos mesmos patógenos mencionados e mais comensais e fungos. A imunodeficiência mediada por células, como na síndrome de DiGeorge[46], a imunodeficiência grave combinada e os defeitos de ativação de leucócitos, geneticamente determinados, deixam o

44 Donald Herron Young (1906-2006), urologista inglês.

45 Arthur R. Birt (1906-1995), Georgina Ruth Hogg (1916-2002), William James Dubé (séc. XX-2), dermatologistas canadenses.

46 Angelo Mario DiGeorge (1921-2009), pediatra americano, descreveu a ausência congênita do timo e paratireoides, associada a hipoparatireoidismo, anomalias do arco aórtico, hipertelorismo e atresia do esôfago.

aparelho respiratório à mercê de bactérias, fungos, *Pneumocistis jiroveci*, vírus (herpes-simples, citomegalovírus, Epstein-Barr[47]) e *Legionella*.

A tuberculose pulmonar, que teima em persistir como grave problema de saúde pública, é transmitida pela inalação do bacilo *Mycobacterium tuberculosis*, eliminado pelo indivíduo doente em gotículas respiratórias ressecadas e denominadas núcleos de Wells ao tossir, falar, cantar, espirrar, uma convivência íntima com tempo de exposição de cerca de 100 a 200 horas, principalmente se o doente elimina muitos bacilos. Evidentemente, contato dessa natureza é bem mais comum de se efetivar em ambiente familiar, ou seja, entre pessoas que convivem no mesmo domicílio, em proximidade. O risco é tanto maior quanto mais o paciente eliminar bacilos e quanto maior for a proximidade (mesma cama, mesmo quarto, mesma casa) e o grau de parentesco. Além disso, parece existir suscetibilidade genética à tuberculose, embora estudos nesse sentido estejam ainda em andamento.

O resfriado comum é a doença que mais acomete seres humanos, tendo como agentes etiológicos rinovírus (cerca de metade dos casos), adenovírus e coronavírus. A gripe ou influenza é também uma doença comum em sua forma sazonal, causada por vírus de três gêneros diferentes (A, B e C). São, portanto, doenças de elevada transmissibilidade e distribuição global. A transmissibilidade elevada se deve ao fato de os vírus serem expelidos em gotículas pelo doente ao falar, espirrar e tossir, sendo aspirados pelo indivíduo que se encontra a uma distância de cerca de 1 metro. Ocasionalmente, no entanto, essas gotículas infectadas podem ser levadas a distâncias maiores que 1 metro. A transmissão pode ocorrer também de maneira indireta, pelo contato com as secreções respiratórias do doente, tendo as mãos como principal veículo, que introduzem os vírus diretamente em suas mucosas (nasal, oral e/ou ocular). Ademais, no caso da gripe, por exemplo, o indivíduo doente começa a transmitir a doença, embora em menor extensão, até dois dias antes do início dos sintomas e até cinco dias depois. A transmissibilidade é mais intensa, de 24 a 72 horas depois de iniciados os sintomas. Assim, à semelhança de outras doenças que contam com esse modo terrível de transmissão, a proximidade familiar é mais importante.

Clinicamente, a diferença mais marcante entre essas condições é a extensão e a gravidade do acometimento do trato respiratório e a intensidade dos sintomas. O resfriado comum está confinado geralmente ao trato respiratório superior com sintomatologia mais tolerável, com escassos sintomas sistêmicos, porém com rinorreia, congestão nasal, espirros, irritação na garganta e ausência de febre. Na gripe, ocorrem sintomas sistêmicos (mialgias, febre, calafrios, cefaleia, mal-estar geral) e os sintomas do trato respiratório superior são mais intensos e a duração é maior. Embora sejam doenças tidas como banais, as viroses respiratórias podem ser eventos de elevado risco em pessoas idosas, imunodeficientes, portadores de doenças crônicas (*diabetes mellitus*, insuficiência renal, doenças cardiovasculares, doenças pulmonares). A gravidade da gripe também

47 Michael Anthony Epstein (n.1921), patologista e virologista inglês. Yvonne M. Barr (1932-2008), virologista inglesa.

depende, de maneira crucial, da higidez do sistema imunológico, a começar pela produção de interferon, produzido quando o vírus da gripe interage com certos receptores da membrana celular do epitélio respiratório, além de outras respostas antivirais. Muito comumente, tais viroses, que produzem inflamação do trato respiratório, são causas de exacerbações de asma e doença pulmonar obstrutiva crônica (DPOC) que, não raro, constituem emergências médicas.

O *Mycoplasma pneumoniae*, o menor organismo de vida livre conhecido, é uma bactéria que pode causar pneumonia adquirida na comunidade, mais comumente em crianças em idade escolar, adolescentes e adultos jovens. Ocorre principalmente, mas não exclusivamente, sob a forma de microepidemias familiares ou em asilos, penitenciárias, orfanatos e outros lugares fechados. É também transmitida por via aerógena, semelhante aos vírus, mencionados anteriormente, mas, diferentemente deles, não tem predomínio estacional. Não tem sido possível distinguir a pneumonia causada por esse agente da pneumonia pneumocócica adquirida na comunidade por critérios clínicos e radiográficos.

Embora a maioria dos casos de câncer do pulmão, que constitui a principal causa de morte relacionada ao câncer, seja atribuída ao tabagismo (cerca de 85 a 90% dos casos), estudos de agregação familiar sugerem que deve existir suscetibilidade genética, embora não manifesta claramente. Pelo fato de o tabagismo ser um fator de risco esmagadoramente mais relevante, a questão da suscetibilidade genética foi por isso obscurecida. Sempre foi acatado que fumar no mesmo ambiente familiar ou no mesmo local de trabalho fosse a explicação para certas evidências de agregação familiar. No entanto, realizados os ajustes pertinentes, ficou claro que pessoas com história familiar de câncer de pulmão correm risco duas a três vezes maior de desenvolver essa doença do que aqueles que não apresentam esse histórico. A suscetibilidade pode incidir sobre fenômenos biológicos muito variados e que culminam com o aparecimento da neoplasia (divisão celular, mecanismos de reparação de danos ao genoma, apoptose, imunidade etc.). Por exemplo, o câncer de pulmão não de pequenas células (CPNPC) é a variedade histológica mais comum de câncer de pulmão e existem evidências recentes de que certos polimorfismos da interleucina-17 (genótipos que codificam para a IL-17) estão relacionados a aumento do risco e, portanto, da suscetibilidade ao CPNPC. Outras evidências sugerem que a defesa da célula contra danos produzidos por genotóxicos pode predispor a doenças como o câncer, inclusive ao câncer de pulmão. As proteínas envolvidas nesse sistema de defesa são codificadas por vários genes e existem evidências de que polimorfismos desses genes podem interferir com a suscetibilidade genética ao câncer de pulmão. Outros estudos demonstraram que o gene CLPTM1L rs31489, vinculado à fenda palatina e à fissura labial, está também associado à suscetibilidade ao câncer de pulmão. Assim, à luz dessas evidências, que embora ainda careçam de confirmação definitiva, está justificado indagar ao paciente acerca de antecedentes de câncer em sua família.

A microlitíase alveolar pulmonar é uma doença rara e seu diagnóstico é incomum na infância e geralmente notada em radiografia realizada por outros motivos. É doença autossômica recessiva e se deve à mutação no gene SLC34A2 que codifica para o co-

-transportador do fosfato de sódio tipo IIb, o NaPi-IIb. A maioria dos pacientes é assintomática, em notória dissociação clinicorradiológica muito peculiar. Em crianças, nem a hemoptise nem a eliminação de micrólitos com a expectoração têm sido descritas. Do ponto de vista patogênico, ocorrem formação e agregação de micrólitos lamelares de fosfato de cálcio nos alvéolos. Quando ocorre, o sintoma mais comum é a tosse crônica. Quando o acúmulo de micrólitos se torna confluente e se dissemina a partir das bases e dos hilos para as porções superiores e periféricas, apresentando um aspecto radiológico conhecido como "tempestade de areia", sobrevém a insuficiência respiratória, com cianose e hipocratismo digital. Os pacientes com essa mutação podem apresentar uma plêiade de complicações extratorácicas, resultantes de calcificações (nefrocalcinose, nefrolitíase, colelitíase, calcificação da cadeia simpática lombar, envolvimentos testicular e periuretral, calcificações aórtica e mitral e pericárdica).

A mucopolissacaridose tipo II ou síndrome de Hunter é causada pela deficiência de uma enzima lisossômica denominada iduronato-2-sulfatase (I2S), que cliva alguns glicosaminoglicanos, resultando no acúmulo difuso dessas substâncias. É uma doença ligada ao cromossomo X que afeta pessoas do sexo masculino e raramente do sexo feminino. É clinicamente dividida nos tipos grave (cerca de dois terços dos casos) e atenuado. A doença na sua forma grave é diagnosticada em crianças de 12 a 36 meses e se manifesta por aspecto facial grosseiro, baixa estatura, rigidez articular, pescoço curto, aumento da circunferência craniana, diarreia aquosa, alterações esqueléticas, retardo mental progressivo, degeneração retiniana, perda auditiva, miocardiopatia e envolvimento valvular. As rinites recidivantes e prolongadas, com catarro nasal persistente, são as manifestações respiratórias iniciais e que se expressam posteriormente por respiração ruidosa e apneia obstrutiva do sono.

A mucopolissacaridose tipo I ou síndrome de Hurler é causada pela deficiência de uma hidrolase lisossômica, alfa-L-iduronidase, que cliva alguns glicosaminoglicanos, resultando no acúmulo difuso dessas substâncias. O espectro da doença inclui uma forma grave, com envolvimento do SNC (doença de Hurler[48]); uma forma crônica, sem acometimento do SNC (síndrome de Scheie[49]); e uma forma intermediária entre as duas (doença de Hurler e síndrome de Scheie). Foram relatadas mais de 200 mutações, apesar de uma correlação genótipo/fenótipo pobre. Essa doença rara se manifesta entre os 6 e 8 meses de idade e tem prognóstico ominoso. A síndrome comporta deformidades ósseas, alterações na córnea, alterações dos ossos da face, baixa estatura, retardo mental. Do ponto de vista respiratório, à semelhança da doença de Hunter, as crianças apresentam corrimento nasal persistente, otite média e infecção respiratória superior frequente. A piora progressiva da doença das vias aéreas superiores leva à apneia obstrutiva do sono. A morte ocorre antes dos 10 anos de idade.

---

48 Gertrud Hurler (1889-1965), pediatra austríaca.

49 Harold G. Scheie (1909-1990), oftalmologista americano.

A disautonomia familiar ou síndrome de Riley-Day[50] é uma doença hereditária causada por mutações no gene que codifica para o complexo cinase I-κ-B associado à proteína. Parece ter surgido entre os judeus de origem Ashkenasi e disseminado-se a partir da migração dos judeus da Espanha para outros países da Europa no século XV. Existe grande variabilidade de apresentação clínica (penetrância completa e expressividade variável), porém em casos típicos a criança, logo após o nascimento, apresenta problemas de sucção e deglutição. Outras manifestações são as febres aparentemente inexplicáveis e desenvolvimentos físico e motor retardados. Apresentam relativa insensibilidade à dor, que os predispõem a queimaduras, abrasões corneanas, fraturas etc. A deficiência genética do complexo cinase IκB afeta o desenvolvimento de neurônios sensitivos primários, inclusive daqueles oriundos de barorreceptores, o que explica a perda sensorial e a labilidade da pressão arterial. O que se tem chamado de "tempestade autonômica" ou "crise disautonômica" são ataques de vômitos, hipertensão, sudorese excessiva e eritema que pode demorar horas ou mesmo dias. Do ponto de vista respiratório, esses pacientes apresentam redução da sensibilidade ao dióxido de carbono, não aumentando a ventilação diante da hipercapnia. A resposta à hipoxemia é também alterada. Esses pacientes entram em coma ao vijarem de avião ou quando adquirem pneumonia. Essas anormalidades do controle ventilatório tornam-se mais evidentes durante o sono, com períodos de apneia. São comuns as pneumonias de repetição decorrentes de aspirações repetidas em razão dos distúrbios da deglutição e, ao que parece, da junção cardioesofágica, causa de regurgitações. As aspirações podem levar a atelectasias, bronquiectasias e fibrose pulmonar difusa.

A síndrome de Potter[51] é uma doença autossômica dominante com penetração reduzida e expressividade variável, com deformação facial e, principalmente, insuficiência renal. Relativamente ao aparelho respiratório, pode vir acompanhada de hipoplasia dos pulmões.

A fibrose pulmonar, no contexto patológico da pneumonia intersticial usual, é uma doença fibrosante progressiva limitada aos pulmões. Existe uma forma ainda denominada idiopática e outra que está vinculada à transmissão genética. Mutações nos genes que codificam para duas proteínas do surfactante, C (SFTPC) e A2 (SFTPCA2), foram descritas em associação com a forma familiar.

Na linfangiectasia pulmonar congênita ocorre dilatação dos vasos linfáticos pulmonares e outras partes do corpo podem também estar afetadas. As crianças (lactentes) com esse problema apresentam insuficiência respiratória, com hipoxemia e, consequentemente, cianose.

A doença de Letterer-Siwe[52] recebe essa designação quando a histiocitose de células de Langerhans ocorre de forma disseminada em crianças. É condição muito rara e pode

---

50 Conrad Milton Riley (1913-1991), pediatra americano. Richard Lawrence Day (1905-1989), pediatra americano.

51 Edith Louise Potter (1901-1993), médico americano.

52 Erich Letterer (1895-1982), médico alemão. Sture August Siwe (1897-1966), pediatra sueco.

incluir lesões cutâneas (pápulas, pústulas, vesículas, principalmente no couro cabeludo, flexuras do pescoço, axila, tronco, períneo), ósseas (osteolíticas), hepatoesplenomegalia, anemia, trombocitopenia, gengivite, otite média, hemorragias e infiltrado pulmonar.

As fístulas arteriovenosas congênitas são vasos anormais que unem artérias a veias pulmonares, sem a interveniência da rede de capilares pulmonares, levando a *shunts* extracardíacos direito-esquerdo com hipoxemia refratária. É causa incomum de sintomas, incluindo cianose, na população pediátrica. A despeito de sua natureza congênita, tais fístulas são infrequentemente diagnosticadas em crianças. As fístulas podem ser disseminadas e vir associadas comumente à telangiectasia hemorrágica familiar de Rendu-Osler-Weber[53].

53 Henry Jules Louis Marie Rendu (1844-1902), médico francês. William Osler (1849-1919), médico canadense. Frederick Parkes Weber (1863-1962), médico britânico.

capítulo 2

Exame físico geral e segmentar com ênfase aos aspectos de interesse pneumológico

RESUMO

EXAME GERAL

- Verificar pulso, pressão arterial, frequência respiratória e temperatura axilar.
- Verificar peso corporal, altura, biótipo, aparência, desenvolvimento, estado nutricional, fácies, estado mental, linguagem, marcha, atitude no leito.

Seguem-se destaques relativos a achados do exame geral que interessam ao pneumologista.

Obesidade

A magnitude da obesidade pode ser avaliada por meio de vários índices que relacionam o peso corporal à altura, como o índice de massa corporal (IMC) que corresponde à relação PC/Ht^2. Em geral, a obesidade é definida por IMC $\geq$ 30kg/m^2, e a obesidade acentuada, por IMC $\geq$ 40kg/m^2.[1]

A obesidade está relacionada ao aumento da morbidade e da mortalidade por disfunções pulmonar e cardiovascular. Os pacientes com obesidade acentuada apresentam restrição respiratória por redução da complacência da parede do tórax (aumento da carga resistiva sobre a parede torácica), a qual aumenta o trabalho respiratório e reduz os volumes pulmonares, notadamente o volume de reserva expiratório, tornando o volume corrente próximo ao volume residual. A obesidade excessiva é uma condição que predispõe pacientes à apneia obstrutiva do sono. Em resumo, as alterações que podem ocorrer em face da obesidade acentuada são as seguintes:

- Diminuição da complacência torácica.
- Perda da eficiência muscular envolvida com a respiração.
- Aumento do trabalho respiratório.
- Diafragma elevado – redução da capacidade residual funcional (CRF) e de volumes pulmonares, notadamente do volume de reserva expiratório (VRE).
- Padrão respiratório alterado – aumento da frequência respiratória, diminuição do volume corrente.
- Hipercapnia e hipoxemia variáveis.
- Apneia obstrutiva do sono (algumas vezes).

Entre as diversas síndromes de hipoventilação alveolar, uma delas está relacionada à obesidade, denominada *síndrome de obesidade-hipoventilação*. Essa síndrome recebeu originalmente o nome *síndrome pickwickiana* em um artigo publicado em 1956 por Sydney Burwell et al., fazendo alusão a um personagem do livro *The Posthumous Papers of*

---

1 Lambert Adolphe Jacques Quételet (1796-1874) foi o primeiro a colher dados sistemáticos sobre a altura e peso humanos, introduzindo o conceito de homem médio (*l'homme moyen*) num livro de 1835 denominado *Sur l'homme et le development de ses facultés*. Ele propôs separar essas duas medidas, para que fosse possível descrever as pessoas como pesadas ou leves, *para seu tamanho*, criando assim o índice que hoje leva o seu nome, mais conhecido pela maioria de nós como índice de massa corporal, utilizado atualmente pela OMS para aferir obesidade.

the Pickwick Club, mais conhecido como *The Pickwick Papers*, da autoria de Charles Dickens, publicado em 1836. O personagem aludido era o *gordo Joe*, o jovem obeso com apetite voraz e sonolência excessiva, caindo no sono em qualquer situação e a qualquer hora do dia. "Joe! droga. Esse menino foi dormir novamente. Joe, vamos descer os degraus. O menino gordo rolou lentamente para fora da caixa... [...] Agora, Joe, as aves. Droga esse menino; foi dormir novamente. Joe! Joe! "(Diversas batidas na cabeça com um pedaço de pau, e o menino gordo, com alguma dificuldade, despertou de sua letargia.)". (Cap. IV). A denominação original de Burwell et al. foi posteriormente substituída por *síndrome de obesidade-hipoventilação* (SOH), visto que sugere em tal designação elementos relevantes na fisiopatologia da síndrome (obesidade e hipoventilação), como tem sido feito muito frequentemente em substituição a epônimos.

Por definição, a SOH apresenta como componentes hipoventilação alveolar, evidentemente expressada por hipercapnia (aumento da pressão parcial de gás carbônico no sangue arterial, ou seja, $PaO_2 > 45mmHg$) e hipoxemia ($PaO_2 < 70mmHg$) em paciente com IMC > $40kg/m^2$ e distúrbios respiratórios do sono, na ausência de uma causa alternativa para a hipoventilação, como doença obstrutiva ou restritiva pulmonar, alterações da parede torácica como cifoscoliose, doenças neuromusculares e de hipoventilação central congênita[2]. Cerca de 90% desses pacientes apresentam apneia obstrutiva do sono, e 10%, hipoventilação primária relacionada ao sono.

Clinicamente, o paciente pode queixar-se de dispneia (nem sempre presente), sonolência diurna excessiva, sono não repousante, cefaleia matinal, alterações cognitivas, sinais de hipertensão pulmonar ou mesmo *cor pulmonale*. A hipercapnia tende a baixar o pH arterial que é compensado pelos mecanismos de tamponamento, inclusive renal, com a elevação do bicarbonato sérico, tido como sinal de gravidade da hipercapnia. Os mecanismos (patogenia) envolvidos na gênese dessa síndrome parecem relacionar-se a um hormônio de adipócitos chamado latina, cuja resistência ao seu efeito estimulante da ventilação provocaria hipoventilação, além das alterações na função pulmonar consequentes à obesidade e de alterações do controle ventilatório. Pacientes obesos e que se queixam de sonolência diurna devem ser investigados para SOH.

Postura do paciente no leito

O paciente com derrame volumoso, fibrotórax extenso, destruição pulmonar unilateral (geralmente sequelas fibrocavitárias de tuberculose) ou pneumotórax costuma deitar-se sobre o lado afetado, permitindo que o lado sadio se expanda mais livremente. Como o lado que fica voltado para a cama permanece mais imóvel, caso ele se deite sobre o lado sadio, esse lado se expandirá menos, provocando dispneia. A dispneia que ocorre em um decúbito lateral e não em outro é chamada de *trepopneia* (do grego, *trepein*, "vi-

2 A palavra "pulso" na expressão "oximetria de pulso" não quer se referir ao pulso, região anatômica, mas às pulsações arteriais, visto que detectá-las é essencial para a operação do oxímetro e não funcionará se não houver batimentos. Na verdade, os oxímetros de pulso são colocados comumente na ponta dos dedos e lóbulos das orelhas.

rar"). Portadores de doença pulmonar obstrutiva crônica (DPOC) avançada preferem ficar sentados, visto que a dispneia aumenta quando eles assumem a posição deitada (ortopneia), o que também ocorre com o asmático em crise intensa. Pacientes com pericardite aliviam sua dor sentados e com o tórax inclinado para a frente.

Exame da pele

Cianose

A cianose é a coloração azulada, difusa, da pele e membranas mucosas, devido à presença de alto teor de hemoglobina reduzida ou de derivados da hemoglobina no plexo venoso subpapilar dessas áreas.

Tem sido conjecturado que a coloração normal da pele resulta da combinação dos pigmentos oxi-hemoglobina, desoxi-hemoglobina, melanina e caroteno, bem como do efeito óptico de espalhamento. Coloração azulada da pele pode ocorrer se a quantidade de comprimentos de onda azul refletida aumenta desproporcionalmente ou se a quantidade de outros comprimentos de onda refletidos diminui desproporcionalmente. Quando a cor azulada da pele se deve à quantidade aumentada de hemoglobina reduzida, isso não ocorre porque a desoxi-hemoglobina é azul. O sangue venoso não é azul. Não existe reflexão de comprimentos de onda a partir de um pigmento azul. Tem sido sugerido que a hemoglobina reduzida é menos vermelha do que a oxi-hemoglobina e, assim, absorve mais espectro vermelho. Dessa forma, ao subtrair comprimentos de onda vermelhos, ocorre predominância do espectro azul na luz refletida ("algo que é menos vermelho é mais azul"). Iluminação muito intensa pode tornar a cianose menos aparente.

Os melhores locais de pesquisa de cianose são o lobo da orelha, a superfície cutânea dos lábios, a língua e o leito ungueal. A língua é a área mais sensível, mas os lábios são mais específicos. A pele espessa e pigmentada dificulta a pesquisa desse sinal e, em tais circunstâncias, as mucosas e a retina são os locais mais adequados. A cianose torna-se aparente quando a quantidade de hemoglobina reduzida ultrapassa 4g/dL. Geralmente, a cianose é detectada de maneira confiável quando a SaO_2 cai para 85% e para 75% em pessoas de pele escura pelo exame da mucosa da cavidade oral e conjuntiva.

Antes do advento da gasometria arterial, os médicos avaliavam a hipoxemia em bases clínicas, procurando principalmente cianose. A avaliação clínica da hipoxemia é agora reconhecida como incerta por várias razões. Em primeiro lugar, porque é difícil detectar casos de cianose leve a moderada sob iluminação artificial, levando, não raro, à discordância entre observadores. Em segundo lugar, pacientes anêmicos podem apresentar hipoxemia sem cianose. As manifestações clínicas de hipoxemia são inespecíficas e, assim, não são confiáveis para diagnosticar hipoxemia.

Christen Lundsgaard (1883-1930), em seu artigo publicado em 1919, concluiu, com base em uma série de determinações dos níveis de oxigênio no sangue de pacientes cianóticos e não cianóticos, que os resultados obtidos comprovavam que a insaturação anormalmente elevada de oxigênio era uma causa de cianose. Em 1923, ele e Donald Dexter Van Slyke (1883-1971), bioquímico holandês, publicaram uma monografia sobre cianose, onde afirmam que 5g ou 6,7 volumes por cento (vol%) de hemoglobina reduzida constituem o valor limiar, determinado experimentalmente, no qual se espera que a cianose apareça. Desde essa época, após várias medições, não sem algumas contestações, acata-se como limiar para a cianose o aumento da quantidade de hemoglobina reduzida acima de 5g/dL no plexo venoso subcapilar. Depreende-se disso que portadores de policitemia desenvolvem mais facilmente cianose, enquanto é difícil de detectar na presença de anemia. De fato, pacientes anêmicos não desenvolvem cianose mesmo com pressão parcial de oxigênio (PaO_2) muito baixa. Assim, anemia coexistente pode dificultar o diagnóstico de hipoxemia. Pacientes com quantidade normal de hemoglobina não desenvolvem cianose, a menos que a PaO_2 caia a níveis muito baixos. Por exemplo, um indivíduo com 15g/dL de hemoglobina desenvolverá cianose apenas com PaO_2 menor que 44mmHg, o que equivale a uma SaO_2 menor que 70%. Em paciente anêmico, com 9g/dL de hemoglobina, por exemplo, a cianose estará presente com PaO_2 de 33mmHg. Acredita-se que PaO_2 maior que 55mmHg ($SaO_2 > 85\%$) não cause cianose.

Dois mecanismos podem ser responsáveis pelo aparecimento de cianose, ou seja, pelo aumento da quantidade de hemoglobina reduzida. Um deles resulta de hipoxemia arterial, consequente a *shunt* cardíaco direito-esquerdo, fístula arteriovenosa pulmonar ou doenças pulmonares agudas ou crônicas. A cianose produzida por esse mecanismo é denominada *cianose central.* O outro mecanismo se deve ao aumento da extração de oxigênio no capilar periférico em razão do fluxo sanguíneo reduzido por vasoconstrição (fenômeno de Raynaud, exposição ao frio) ou retardado (obstrução vascular, débito cardíaco reduzido). A cianose induzida por esse mecanismo é compreensivelmente denominada *cianose periférica.*

Coloração azulada da pele pode ocorrer na ausência de aumento da desoxi-hemoglobina, sendo, por isso, denominada *pseudocianose.* Esse transtorno pode ocorrer por efeito adverso de alguns medicamentos e após exposição a certos metais. A *argiria*, por exemplo, uma condição rara, causa descoloração azulada ou cinzento-pardacenta da pele, conjuntiva ou mesmo de órgãos internos, em consequência da intoxicação produzida por sais de prata. Em razão do uso da prata na produção industrial de diversos materiais (endurecimento de cerâmica, ligas, filmes fotográficos, tubos, válvulas, tintas, recipientes, preservativos, papéis de impressão, antisséptico, indústria óptica, polimento, tatuagens com tintas contendo prata etc.), pessoas expostas cronicamente a esse elemento ou a seus compostos podem vir a desenvolver essa condição. Nem toda a pele pode ficar alterada, ocorrendo casos de descoloração regional. No passado, quando os sais de prata eram usados como antimicrobianos, a argiria ocorria com maior frequência. Os sais de ouro também podem causar alteração da coloração da pele, descrita como cinzenta ou azul-acinzentada, que acomete preferencialmente as partes expostas do corpo. A conjuntiva bulbar pode ser acometida, mas não a mucosa oral. Cabelos e unhas são geralmente poupados. O pigmento fica localizado na parte superior da derme e causa a coloração azulada por dispersão. Deve ser lembrado que os sais de ouro foram utilizados no tratamento da artrite reumatoide. Quando administrado por longo período, causava raramente essa alteração permanente da pele. A designação em língua inglesa para tal condição é *chrysiasis* (do grego *chrysos*, ouro).

A amiodarona é um medicamento iodado, derivado do benzofurano, estruturalmente aparentado à tiroxina. Tem sido utilizado no tratamento de arritmias ventriculares e supraventriculares, além de taquicardias graves associadas à síndrome de Wolff-Parkinson-White e profilaxia da crise de angina do peito. Entre seus inúmeros efeitos adversos, podem ocorrer, embora raramente, persistente descoramento azulado da pele e melanodermatite em consequência do depósito de cristais na pele. Outro medicamento que pode causar alteração da coloração da pele e mucosas é o cloridrato de minociclina, um antibiótico do grupo das tetraciclinas. Quando oxidado, adquire coloração preta, sendo provável que seus produtos de degradação parciais formem depósitos nos locais afetados. A coloração pode ser azul-enegrecida, azul-acinzentada ou mesmo marrom. A cloroquina, medicamento antimalárico, amebicida e antirreumático, pode provocar coloração azulada reversível da pele, unhas e palato. Deve ser lembrado que na pseudocianose a pele não empalidece sob pressão.

Deve ser salientado que o monóxido de carbono (CO) tem afinidade pela hemoglobina 210 vezes maior do que o oxigênio. Para que o oxigênio compita com o CO pela ligação com a hemoglobina em igualdade de condições, deve ter uma concentração 210 vezes maior do que a de CO. Assim, basta que a concentração de CO respirada seja de 0,1% (a de O_2 ao nível do mar é de 21%), em uma proporção de 210:1, e resultará em cerca de 50% de HbO_2 e 50% de HbCO (carboxi-hemoglobina). O CO também se liga à mioglobina. A carboxi-hemoglobina tem coloração avermelhada e, assim, os pacientes com intoxicação pelo monóxido de carbono não desenvolvem cianose. Menciona-se que em vítimas fatais de intoxicação pelo CO a pele assume uma coloração rosada ou vermelho-cereja.

Quando o átomo de ferro da hemoglobina é oxidado, ele passa da forma ferrosa (Fe^{2+}) para a férrica (Fe^{3+}). A forma oxidada da hemoglobina ou $HbFe^{3+}$, chamada de meta-hemoglobina, é incapaz de se ligar ao oxigênio. Em concentrações superiores ao habitual (1%), denominada meta-hemoglobinemia, a saturação de oxigênio no sangue arterial declina. Além de não se ligar ao O_2, a meta-hemoglobina desvia a curva de dissociação da hemoglobina para a esquerda, prejudicando a liberação de O_2 para os tecidos.

Essa condição confere intensa coloração azulada na pele e se deve, como visto, não à quantidade aumentada de hemoglobina reduzida, mas a uma quantidade aumentada de hemoglobina oxidada. A meta-hemoglobinemia pode ser hereditária ou adquirida, secundária à exposição a toxinas ou ao uso de alguns medicamentos. Diversos são os medicamentos implicados na meta-hemoglobinemia, como nitrito de amila, nitrito de sódio, nitrato de prata, nitroglicerina, quinonas, sulfonamidas, dapsona, benzocaína, prilocaína, primaquina, resorcina, fenazopiridina, nitroprusseto de sódio[3]. Entre as substâncias químicas de natureza ocupacional que podem produzir meta-hemoglobine-

3 Essa é a denominação correta e não "nitroprussiato de sódio", de acordo com as Denominações Comuns Brasileiras. Manual das Denominações Comuns Brasileiras/coordenadores Lauro D. Moretto, Rosana Mastelaro. – São Paulo: SINDUSFARMA, 2013. – (Manuais SINDUSFARMA; v. 16). Esse medicamento é largamente utilizado em emergências hipertensivas.

mia, destacam-se as aminas aromáticas e seus derivados, como anilina, nitrobenzeno, toluidina, acetanilina, benzidina, naftilaminas, aminiantracenos e outros. As concentrações de meta-hemoglobina capazes de produzir cianose variam de 10 a 25%, mas são geralmente bem toleradas. Concentrações de 35 a 40% causam dispneia de esforço, cefaleia, fadiga, tonturas, taquicardia. Concentrações próximas a 60% produzem alterações do estado de consciência ou coma. A concentração superior a 70% é letal para adultos. Deve ser salientado, inclusive como dado relevante para o diagnóstico, que a cianose da meta-hemoglobinemia não se acompanha de PaO_2 baixa. O oxímetro de pulso revela SpO_2 bem mais baixa do que a SaO_2 (obtida por gasometria). Na verdade, as gasometrias do sangue arterial não servem como parâmetro de avaliação da capacidade carreadora de O_2 na meta-hemoglobinemia por não ser capaz de captar a hemoglobina na sua forma oxidada, havendo, pois, discordância com a aferição pelo oxímetro de pulso.

A sulfa-hemoglobinemia é uma condição clínica rara resultante da ligação de um átomo de enxofre à molécula de hemoglobina. A ligação do enxofre ao ferro é irreversível (o ferro permanece reduzido), impede que a hemoglobina se una ao oxigênio e gera um pigmento que confere coloração azulada à pele.

Para fins de diagnóstico diferencial da cianose, deve-se atentar para algumas condições clínicas onde o aparecimento desse sinal apresenta singularidades. São as chamadas cianoses diferenciais, que se caracterizam pela diferença de coloração entre as regiões do corpo consequentes, em geral, a cardiopatias congênitas. São exemplos: a cianose dos membros superiores ocorre na coartação da aorta com transposição de grandes vasos; a cianose em membros inferiores, na persistência do ducto arterial com *shunt* reverso; cianose do membro superior esquerdo e dos membros inferiores, na persistência do ducto arterial com reversão do *shunt* e coartação pré-ductal da aorta. A anomalia de Ebstein[4] é uma malformação congênita do coração caracterizada pelo deslocamento apical do septo e folheto posterior da válvula tricúspide, levando à atrialização do ventrículo direito. Nesses pacientes, a cianose pode ser transitória devido a arritmias paroxísticas. Cianose cíclica é descrita na atresia coanal bilateral, uma malformação congênita grave. As coanas fazem a comunicação da cavidade nasal com a faringe e, portanto, a atresia congênita das duas coanas obriga os recém-nascidos a respirar pela boca, o que ocorre apenas quando choram. Quando estão se alimentando podem vir a apresentar cianose, porque a via oral está bloqueada pela língua.

Manifestações cutâneas de doenças pulmonares

- O eritema nodoso pode ocorrer na sarcoidose, coccidioidomicose e histoplasmose.
- Diversas são as manifestações cutâneas na sarcoidose, inclusive o chamado lúpus pérnio, que consta de placas translúcidas e violáceas nas orelhas, bochechas e nariz, resultantes de granulomas não caseosos. Podem também ocorrer lesões

4 Wilhelm Ebstein (1836-1912), médico alemão.

anulares eritematosas e uma diversidade de lesões fundamentais como manchas, pápulas, nódulos.

- Na granulomatose de Wegener, a púrpura palpável é um dos achados mais comuns. Nariz em sela, ulcerações nasais e perfuração do septo nasal são bem sugestivos dessa doença.
- Na síndrome de Churg-Strauss, em cerca de 40% dos casos, surgem petéquias e púrpura palpável simétrica nos membros superiores.
- A síndrome das unhas amarelas, transtorno raro de causa desconhecida, é caracterizada pela tríade de unhas espessadas e amarelas, linfedema, derrames pleurais e bronquiectasias.
- Os neurofibromas e as manchas cutâneas café com leite são manifestações da neurofibromatose ou doença de von Recklinghausen. Cerca de 15% dos pacientes com lesões cutâneas apresentam neurofibromas intratorácicos.
- A esclerose tuberosa é causa de adenomas sebáceos. Cerca de 9% dos pacientes com a forma visceral dessa doença apresentam manifestações pulmonares, como cistos e hamartomas.
- Ataxia-telangiectasia. Crianças afetadas por essa doença apresentam infecções crônicas dos seios da face e pulmonares e baixos níveis de IgA.
- A varicela pode complicar com pneumonia. A pneumonia viral pode deixar como sequelas calcificações miliares difusas, notadamente basais. Essa complicação geralmente ocorre em pessoas entre 30 e 50 anos de idade e inicia-se com quadro de febre, tosse, dispneia, cianose e hemoptise, geralmente 1 a 6 dias após o aparecimento do exantema.
- A pneumonia é também uma complicação comum no sarampo e, na expressiva maioria dos casos, de natureza bacteriana, embora o próprio vírus possa causar em crianças pneumonia de células gigantes.
- Parcela significativa de pacientes com pneumonia por *Mycoplasma pneumoniae* pode apresentar alterações cutâneas, como eritema nodoso, petéquias, exantemas morbiliformes e, mais raramente, síndrome de Stevens-Johnson.
- Lesões ulceradas na pele e mucosas ocorrem na paracoccidioidomicose, doença que também compromete os pulmões.
- A coccidioidomicose é uma doença predominantemente pulmonar que pode apresentar comprometimento cutâneo (exantemas, eritema nodoso).
- A aspergilose invasiva está ocasionalmente associada a erupções cutâneas múltiplas, difusas.
- Na candidíase disseminada, podem ser observadas, algumas vezes, lesões cutâneas eritematosas, macronodulares difusas.
- Na pele devem ser procuradas cicatrizes cirúrgicas que podem significar a retirada de nevo maligno (melanoma), bem como pontos de picadas de agulha no antebraço e outros locais, por uso de drogas.

- Entre as síndromes paraneoplásicas com manifestações cutâneas, mencionam-se a síndrome de Cushing (acne, estrias), a mais comum; a paquidermoperiostose, em sua variante não familiar, na qual a pele se torna mais espessa e com novos sulcos na região frontal, pálpebras superiores, orelhas e lábios. No couro cabeludo, observa-se a *cutis verticis gyrata*, em que são formados giros ou circunvoluções, dando aspecto de pele de cachorro buldogue; dermatomiosite, notadamente aguda com manifestações cutâneas intensas; acantose palmar, com a pele das mãos espessadas difusamente, aveludada e com acentuação de sulcos, com aspecto de pele anserina, porém muito acentuada; eritema *gyratum repens*, proporciona um quadro muito chamativo, com lesões avermelhadas que formam figuras circulares e descamativas; acroqueratose paraneoplásica, caracterizada por lesões violáceas, descamativas nas extremidades dos dedos, ponta do nariz, unhas e outras partes do corpo; hipertricose lanuginosa maligna associada a câncer de pulmão ocorre em homens e caracteriza-se pelo crescimento de pelos finos, longos, claros na face, orelhas e outras regiões; sinal de Leser-Trélat[5] consta de ceratoses seborreicas múltiplas de surgimento múltiplo. A *acanthosis nigricans* pode estar associada com neoplasia maligna, sendo a maioria dos cânceres de origem abdominal, mas os carcinomas pulmonares também têm sido associados com essa manifestação, embora sua principal associação seja com pacientes diabéticos ou pré-diabéticos com resistência à insulina. Prurido generalizado, dermatite esfoliativa e ictiose podem estar associados a leucemias e linfomas. A doença de Bowen, caracterizada pelo aparecimento de carcinoma epidermoide *in situ* da pele, está associada à neoplasia interna em quase metade dos casos. A dermatomiosite do adulto pode ser paraneoplásica e associada a carcinoma broncogênico.
- A micose fungoide, na sua forma disseminada, pode acometer os pulmões, manifestando-se por múltiplos nódulos ou infiltrados dispersos ou confluentes.
- Os pulmões podem estar afetados no sarcoma de Kaposi, com a ocorrência de tumores que podem acometer laringe, traqueia, brônquios, parênquima pulmonar ou pleuras.
- O lúpus eritematoso sistêmico, artrite reumatoide, dermatomiosite e esclerose sistêmica progressiva apresentam inúmeras complicações pulmonares e também se manifestam, não raro, de maneira exuberante na pele: exantemas, nódulos subcutâneos, máculas, edemas, acroesclerose, transtornos pigmentares, alopecia, pápulas, fenômeno de Raynaud e outras.
- Lesões cutâneas de natureza inflamatória podem vir associadas a comprometimento pulmonar. Pacientes com varicela podem desenvolver pneumonia pelo mesmo agente etiológico, a complicação mais amplamente relatada dessa doença na literatura médica. Essa complicação geralmente ocorre em pessoas entre 30 e 50 anos de idade e inicia-se com quadro de febre, tosse, dispneia, cianose e he-

---

5 Edmund Leser (1853-1916), cirurgião alemão. Ulysse Trélat (1828-1890), cirurgião francês.

moptise, geralmente 1 a 6 dias após o aparecimento do exantema. A pneumonia por varicela é uma das causas de microcalcificações difusas dos pulmões.

- O sarampo sempre foi tido como causa de complicações respiratórias, principalmente pneumonia e atelectasias. A pneumonia se deve à infecção bacteriana, não ao vírus do sarampo, embora esse agente possa ser causa de pneumonia de células gigantes em crianças.
- As infecções por *Mycoplasma pneumoniae* podem cursar com manifestações cutâneas e mucosas, de tal forma que cerca de 25% das pneumonias causadas por este microrganismo cursam com tais manifestações, incluindo eritema nodoso, pitiríase rósea, urticária, petéquias ou mesmo a síndrome de Stevens-Johnson.
- As micoses pulmonares estão menos frequentemente associadas a lesões cutâneas. A paracoccidioidomicose pode causar lesões ulceradas na pele e nas cavidades oral e nasal, além de linfadenopatia. Só ocasionalmente a aspergilose pulmonar invasiva pode vir associada a lesões cutâneas, com placas necrosantes, granulomas subcutâneos, macropápulas supurativas e abscessos. Na candidíase disseminada, podem ocorrer, às vezes, lesões cutâneas eritematosas e macropapulares difusas. Na tuberculose, as lesões cutâneas incluem a tuberculose verrucosa (que se propaga por contiguidade ou por inoculação direta, formando placa verrucosa na mão), lúpus vulgar (lesões tuberosas localizadas no nariz, regiões malares e orelhas podem evoluir para a mutilação), escrofuloderma[6], eritema endurado de Bazin[7] e tubercúlides (erupção papulovesicopustulocrostosa ou liquenoide folicular simétrica, indolores, em membros superiores e inferiores e regridem espontaneamente).

Circulação colateral

A circulação colateral no tórax está relacionada à obstrução em diversos níveis do sistema cava superior, em decorrência de compressão extrínseca, geralmente tumoral, ou pode ser também do tipo braquiocefálica.

A circulação do tipo braquiocefálica consta de veias superficiais ingurgitadas em ambos os lados da região anterossuperior do tórax. Quando o obstáculo estiver no tronco braquiocefálico direito, haverá estase não pulsátil na veia jugular externa direita. Nesse caso, as causas podem ser hipertrofia ganglionar ou aneurisma do joelho anterior da crossa da aorta. Se o obstáculo estiver no tronco braquiocefálico esquerdo em decorrência de hipertrofia ganglionar ou aneurisma da convexidade da croça da aorta, a jugular esquerda fica túrgida e não pulsátil e há empastamento da fossa supraclavicular esquerda.

---

6 Tipo de tuberculose cutânea que se manifesta por extensão direta da tuberculose na pele oriunda de estruturas subjacentes como linfonodos cervicais, ossos, pulmões. Os nódulos são aderentes à pele, confluem, supuram e ulceram. É mais comum na região cervical devido a linfonodos comprometidos, mas podem ser extracervicais. É também chamada de tuberculose coliquativa.

7 Antoine Pierre Ernest Bazin (1807-1878), dermatologista francês, descreveu um tipo de paniculite predominantemente nodular, verificada em mulheres jovens e de meia-idade, geralmente observada em pacientes com tuberculose cutânea. Foi Bazin que descreveu também a micose fungoide, além de outras contribuições.

A compressão do sistema cava superior dá ensejo ao aparecimento de um conjunto de manifestações, agudas ou subagudas, que compõem a *síndrome da veia cava superior* (SVCS). A primeira descrição da síndrome da veia cava superior (SVCS) foi realizada por William Hunter (1718-1783) em paciente com obstrução por aneurisma aórtico sifilítico, em 1757. No passado, as causas mais comuns dessa síndrome eram doenças não malignas, como as mediastinites granulomatosas ou fibrosantes, secundárias a tuberculose, histoplasmose, sífilis e bócio volumoso subesternal. Atualmente, as doenças malignas são as causas mais comuns, correspondendo a 75 a 90% dos casos. A neoplasia mais frequente é o carcinoma broncogênico (85%), que tem origem no lobo superior direito. O carcinoma epidermoide e o de pequenas células parecem ser os tipos histológicos predominantes. Síndrome da veia cava superior (SVCS) é uma complicação em 3 a 8% de pacientes com câncer do pulmão ou linfoma, que também pode ser causada por trombose. Outros tumores primários incluem linfomas (12%), principalmente não Hodgkin, sarcoma primário, timoma e tumores de células germinativas (os últimos 2 a 5% do total de casos). As metástases para o mediastino (por exemplo, mama ou bexiga) também podem produzir tal síndrome em menos de 10% dos casos. As causas iatrogênicas têm-se tornado mais frequentes devido à trombose causada por cateteres de subclávia ou fio de marca-passo cardíaco. A SVCS em crianças é mais frequentemente iatrogênica, secundária a cateteres, *shunts* ventriculoperitoneais e complicações de procedimentos cirúrgicos cardiovasculares.

Pelo fato de as características clínicas da SVCS serem ordinariamente caracterizadas por hipertensão venosa na área drenada pelo sistema cava superior, muitos dos achados são mais notoriamente evidentes nas posições recumbente (lat. *recumbens, entis* 'que está deitado') e semissentada. Com a obstrução da cava superior, a pressão venosa cervical alcança valores tão altos como 20 a 40mmHg (faixa normal de 2 a 8mmHg). Os sinais precoces podem incluir edema periorbital, sufusão conjuntival e edema facial, que se tornam mais evidentes nas primeiras horas da manhã e sofrem alguma regressão no decorrer do dia. O diagnóstico diferencial também inclui a síndrome nefrótica. Em um estudo, os sintomas mais comuns foram dispneia e tosse. Outros sintomas menos frequentes foram rouquidão, disfagia, cefaleia, tonturas e distúrbios visuais. O edema da face, no mesmo estudo, ocorreu na maioria expressiva dos pacientes, seguido da distensão das veias do pescoço e do tórax. Cerca de 10% dos pacientes apresentaram síncope. Com o aumento da impedância ao fluxo de sangue, a síndrome completa começa a se manifestar, com distensão das veias do pescoço e do tórax (67 e 59%), edema facial (56%), taquipneia (40%), tensão tipo colarinho de camisa (o sinal de Stokes), pletora da face, edema das extremidades superiores e cianose.

SVCS pode ocorrer em conjunto com compressão da medula espinhal (síndrome de Rubin). A obstrução venosa normalmente se desenvolve antes da compressão medular, que está localizada, na maioria casos relatados, na medula cervical baixa ou torácica alta. Essa síndrome é mais comumente encontrada nos linfomas e no câncer de pulmão. Os pacientes com obstrução venosa e dor no pescoço deverão ser examinados por ressonância magnética da coluna vertebral cervical.

O diagnóstico clínico de obstrução da veia cava superior deveria ser aparente, mas pode ser confundido inicialmente com algumas outras entidades clínicas, notadamente tamponamento pericárdico e insuficiência cardíaca, que normalmente podem ser excluídos por meio do exame físico. Casos moderados e precoces podem ser difíceis de diferenciar clinicamente. O ultrassom pode ser usado para excluir derrame pericárdico. Em razão do fato de que a SVCS normalmente não representa emergência oncológica imediatamente ameaçadora, depois que o diagnóstico clínico é estabelecido, uma amostra de tecido para biópsia deveria ser obtida prontamente. Embora terapia de suporte possa ser instituída para aliviar os sintomas, o tratamento definitivo deve esperar a determinação do diagnóstico histológico, visto que as neoplasias malignas são as causas de 85 a 95% dos casos relatados. A radiografia de tórax pode revelar sinais indiretos, como alargamento mediastínico ou hilar, ou massa pulmonar ou mediastínica superior combinadas em cerca de 50% dos casos com adenopatias hilares. O derrame pleural ocorre em aproximadamente 20 a 25% dos pacientes e está comumente localizado no hemitórax direito[8]. A morbidade secundária à hemorragia excessiva de locais de punções tem sido relatada nos procedimentos de acessos venosos, embora em geral eles sejam seguros. Injeções por via intravenosa podem ser menos seguras por causa da redução da velocidade de distribuição do medicamento. Baixas taxas de fluxo podem resultar em irritação local com trombose ou flebites. Os acessos venosos devem ser preferíveis no lado contrário à obstrução.

É importante salientar que a distribuição da circulação colateral pode indicar o nível da obstrução do sistema cava superior e que tal distribuição pode ter caráter evolutivo. Inicialmente, a presença das dilatações venosas pode estar limitada à face anterossuperior do tórax, quando apenas a veia braquiocefálica se encontra obstruída. O edema da face, pescoço, tórax e extremidades superiores surgirá com variados graus de cianose. Quando a compressão compromete a desembocadura da veia ázigos, a circulação colateral é bem mais exuberante, do tipo toracoabdominal, visto que o sangue percorre a face anterior do tórax, indo ter às veias umbilicais.

EXAME SEGMENTAR

Crânio

Saliências, depressões e pontos dolorosos devem ser procurados e anotados, pois podem ser manifestações de mieloma múltiplo, granuloma eosinofílico, doença de Paget ou metástases de neoplasias malignas.

Face

Mixedema, edema angioneurótico, síndrome de Cushing, eritema malar são alterações de interesse pneumológico.

---

8 Chamam-se paramalignos os derrames associados a neoplasia conhecida, mas cujas células malignas não são encontradas no líquido ou no tecido pleural.

Olhos

Edema de papila pode ocorrer na hipercapnia (hipertensão intracraniana), no abscesso cerebral, na policitemia hipoxêmica acentuada, nas metástases intracranianas de neoplasias pulmonares. A exoftalmia lembra bócio endotorácico ou lesões pulmonares na doença de Hand-Schüller-Christian.

A síndrome de Claude Bernard-Horner consta de miose paralítica, ptose da pálpebra superior, enoftalmia, rubor e anidrose da face, pescoço e tórax superior ipsilateral, causada por paralisia dos nervos simpáticos cervicais. Tal paralisia pode ser determinada por tumor intratorácico. Quando essa síndrome vem acompanhada de dor que é referida no ombro, braço e mão, além de perturbações sensitivas e motoras com atrofia dos músculos da mão, passa a ser chamada de *síndrome de Pancoast*. Essas manifestações adicionais se devem à compressão tumoral das raízes nervosas C8, T1 e T2, com erosão das vértebras correspondentes e costelas adjacentes. A síndrome de Pancoast deve-se mais comumente ao carcinoma broncogênico (epidermoide 52%, grandes células 23%, adenocarcinoma 23% e pequenas células 1%).

O envolvimento ocular ocorre em cerca de 50% dos casos de granulomatose de Wegener, doença que afeta os pulmões. As lesões são variadas e afetam os segmentos anterior (episclerite, esclerite, infiltrado e ulceração corneana periférica, obstrução nasolacrimal), posterior (manchas de algodão, esclerite posterior, oclusão venosa) e orbitário (proptose e oftalmoplegia).

Os olhos podem estar envolvidos na tuberculose, como lúpus vulgar das pálpebras, conjuntivite flictenular, ceratite, esclerite e uveíte granulomatosa, no segmento anterior. No segmento posterior podem ocorrer uveíte e granuloma coriorretiniano e, mais raramente, paralisias cranianas decorrentes de meningite tuberculosa. Na tuberculose miliar podem ser observados granulomas coriorretinianos ao exame oftalmoscópico do olho, mesmo antes de as manifestações radiológicas pulmonares se tornarem aparentes.

Na sarcoidose pode ocorrer lúpus pérnio das pálpebras, episclerite, esclerite, uveíte anterior e ceratopatia, no segmento anterior. No segmento posterior, flebite retiniana com exsudato em cera de vela, granuloma coroidal e neuropatia óptica por granuloma do nervo óptico e uma forma de uveíte denominada *pars planitis*.

Não deve ser esquecida a possibilidade de redução da campimetria visual, discromatopsia para verde e vermelho e amaurose axial, provocadas pelo uso do tuberculostático etambutol.

Nariz

As bronquiectasias associam-se frequentemente às sinusopatias. Estas últimas e outros acometimentos do nariz são causas de tosse seca crônica. A rinite alérgica associa-se comumente à asma brônquica. Asma e pólipos nasais lembram asma induzida pela "aspirina". Na granulomatose de Wegener, as vias nasais são alvos de granulomas necróticos.

Orelha

O exame da orelha é fundamental em crianças, pois as otites médias podem ser ponto de partida para pneumonias, notadamente estafilococcias. O uso de aminoglicosídeos pode causar toxicidade do VIII par. O uso crônico de azitromicina também pode causar ototoxicidade.

Boca e garganta

O abscesso pulmonar pode ter como origem a aspiração de material infectado a partir de infecções da boca, como gengivites, piorreia, infecção dentária. Na blastomicose sul-americana pode haver lesão característica na boca. Estomatite aftosa recidivante pode ocorrer na doença de Behçet, que também pode comprometer a pleura e os pulmões. Telangiectasias da mucosa oral podem ocorrer com fístula arteriovenosa pulmonar.

Laringe

A rouquidão pode dever-se, entre outras causas, a uma paralisia unilateral da corda vocal. A paralisia da corda vocal esquerda, por compressão do nervo laríngeo recorrente esquerdo, é mais comum pelo seu longo trajeto no interior do tórax, passando entre o brônquio principal esquerdo e o arco aórtico. O nervo laríngeo recorrente direito é menos vulnerável às lesões intratorácicas, pois faz alça sob a subclávia direita. Em vez de rouquidão, o paciente com paralisia unilateral de corda vocal pode apresentar voz bitonal ou em falsete.

Pescoço

No pescoço examina-se a tireoide (aumento, nodosidade, tumor). Em seguida, deve-se examinar a traqueia (ver adiante). Verificar turgência jugular bilateral, que pode dever-se a insuficiência cardíaca congestiva (ICC), síndrome da veia cava superior, pericardite constritiva e choque por embolia pulmonar. O exame das veias do pescoço é importante nos pneumopatas. A insuficiência cardíaca direita e a DPOC grave estão associadas com distensão das veias do pescoço. Quando existe pressão venosa central (PVC) aumentada, as veias do pescoço não colabam na inspiração.

Quanto aos linfonodos, cerca de um terço deles está presente na região cervical e todas as áreas devem ser examinadas. No exame do pescoço, a verificação da posição da traqueia ajuda a determinar a posição do mediastino que, se desviado, constitui uma anormalidade. O examinador deve estar de frente para o paciente, que permanecerá sentado ou em pé. A traqueia é o indicador da posição do mediastino superior e o coração da parte mais baixa do mediastino. A posição do coração só pode ser usada como um índice quando não está aumentado. O médico passará, então, a inspecionar a simetria de inserção clavicular de ambos os esternocleidomastóideos. A cabeça do paciente deve estar levemente dobrada para relaxar os esternocleidomastóideos. Em seguida, o examinador compara o espaço entre a traqueia e ambos os esternocleidomastóideos. As pontas dos polegares são então colocadas nos espaços entre a traqueia e os esternocleidomastóideos, próximo à inserção desses músculos no esterno e clavículas, avaliando-se a existência de desvios. O esternocleidomastóideo direito é levemente mais proeminente. A traqueia é mais deslocada para a direita.

Abdome

Procura-se no abdome aumentos viscerais, tumores, ascite, circulação colateral. A pancreatite aguda produz comumente complicações pulmonares (derrame pleural, atelectasias basais, elevação da cúpula diafragmática com hipoxemia arterial, SARA). O abscesso pancreático, o pseudocisto pancreático e o carcinoma do pâncreas podem causar derrame pleural. Derrames pleurais são comuns nos estágios finais de doenças renais. A pleurite urêmica é outra causa de derrame pleural. A calcificação pulmonar metastática é complicação da insuficiência renal crônica. A cirrose hepática pode levar a hipoxemia, hipertensão pulmonar e derrame pleural. A peritonite pode levar à insuficiência respiratória aguda e ao derrame pleural. Os tumores abdominais podem cursar com derrame pleural. A deficiência grave de alfa-1-antitripsina pode levar à doença hepática e ao enfisema pulmonar.

Membros

Hipocratismo digital

Hipocratismo digital (baqueteamento digital, dedos em baqueta de tambor, "dedos em bico de papagaio", acropaquia, dedos hipocráticos) corresponde ao alargamento ou ao aumento bulboso das falanges distais dos dedos das mãos e dos pés, com alterações da curvatura e esponjosidade ungueal, unhas curvas e brilhantes, redução consequente do ângulo hiponiquial, adotando, dessa maneira, o aspecto de "baquetas de tambor".

Consta que foi Hipócrates (460-370 a.C.) o primeiro a se referir a essa manifestação clínica em um caso de empiema pleural, em 400 a.C., daí o epônimo, consagrado na prática clínica, ao que parece, pelo médico francês Armand Trousseau (1801-1867) em 1834.

Os métodos usados para detectar hipocratismo digital incluem as medidas do ângulo hiponiquial, do ângulo de perfil ou de Lovibond, do ângulo de Curth, do índice digital e a pesquisa do sinal de Schamroth, descritos e ilustrados na figura 2.3.

- **Ângulo hiponiquial** – é construído traçando-se uma linha a partir da dobra digital distal ao eponíquio (cutícula) e outra linha do eponíquio ao hiponíquio (estrato córneo que espessa a epiderme sob a borda livre da unha). Seu valor independe da idade, sexo, altura e peso do paciente. Esse método de avaliação de hipocratismo digital foi realizado por Regan, Tag e Thompson

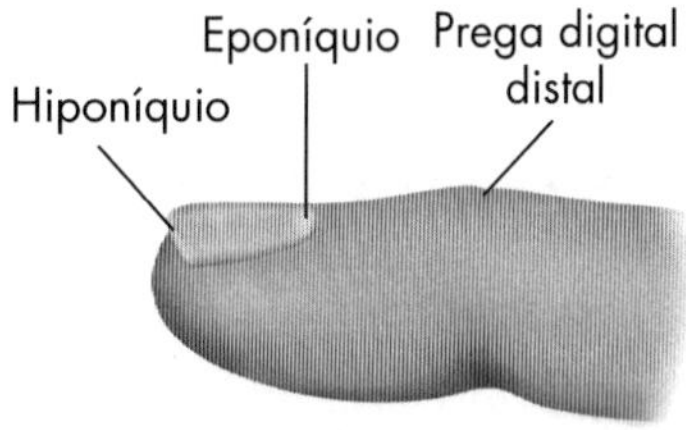

Figura 2.1 Estruturas de referência usadas no diagnóstico de hipocratismo digital.

em 1967, utilizando moldes de plástico de dedos indicadores de trabalhadores que se expunham ao asbesto (amianto) e pessoas normais saudáveis. Obtiveram como resultado uma variação de 176,5º a 192º entre os indivíduos normais. Assim, consideram-se acropáticos os dedos que mostrem um ângulo hiponiquial > 192º.

- **Ângulo de perfil, sinal do perfil ou ângulo de Lovibond** – já sugerido por uma observação do médico francês Armand Trousseau em meados do século XIX, JR Levibond sugeriu o nome "ângulo do perfil" para significar o mesmo achado, ou seja, que o ângulo formado pelo plano da unha e pelo plano das partes moles de sua base ficaria mais obtuso quando houvesse hipocratismo. As medições de Lovibond demonstraram que nos dedos normais ou não hipocráticos (simples unhas curvas e paroníquia) esse ângulo era de 160º, enquanto no baqueteamento digital o valor desse ângulo era de 180º ou mais, principalmente quando as medidas eram realizadas nos polegares.
- **Ângulo de Curth ou sinal do perfil modificado** – proposto por Curth em 1961, corresponde ao ângulo formado entre as falanges média e distal na articulação interfalângica. No hipocratismo digital, esse ângulo é menor que 160º.
- **Índice digital** – descrito em 1961, consta da determinação das espessuras anteroposteriores dos dedos médios ao nível da base da unha, denominada profundidade interfalângica distal ou PFD, e ao nível da articulação interfalângica distal (PID), utilizando um micrômetro métrico. Ficou estabelecido que uma relação PFD/PID > 1 define hipocratismo digital.
- **Sinal de Schamroth ou sinal da janela de Schamroth** – quando se unem as falanges distais dos dedos indicadores e o ângulo de Levibond, sobra um espaço entre elas denominado janela de Schmaroth (Fig. 2.2). Quando a mesma manobra é realizada com os indicadores com hipocratismo digital, a janela desaparece e isso constitui o sinal de Schamroth. Esse sinal foi descrito em 1976, de observação feita em si mesmo, pelo médico belga, mas que atuava como cardiologista na África do Sul, Leo Schamroth (1924-1988).

O aspecto bulboso das falanges distais, observado nos estágios mais avançados do baqueteamento (estágio 4), deve-se a um aumento excessivo de tecido conjuntivo, mais aparente na face posterior. O ângulo hiponiquial torna-se apagado e a compressão da unha, principalmente em sua base, a faz parecer flutuar sobre o leito ungueal (Fig. 2.3). De fato, a sensação do observador é a de que a base da unha parece repousar em líquido. Além disso, como já mencionado, o segmento distal é anormalmente volumoso e a unha torna-se brilhante, curvada no plano coronal e longitudinal. São diversas as alterações patológicas encontradas, destacando-se o depósito de colágeno, o edema intersticial, a dilatação e o espessamento da parede de pequenos vasos sanguíneos e as fístulas arteriovenosas.

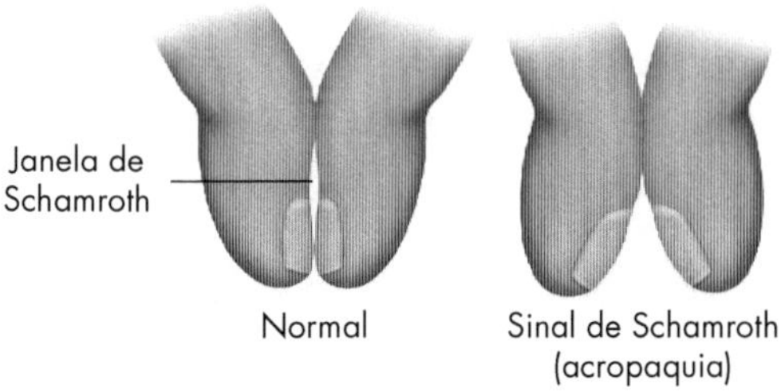

Figura 2.2 Sinal de Schamroth.

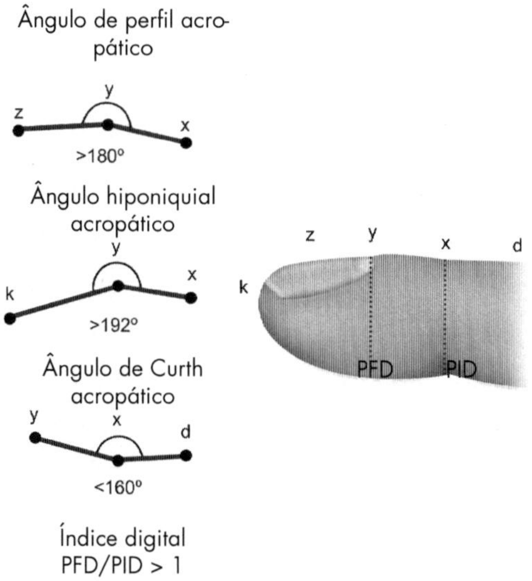

Figura 2.3 Medições para diagnóstico de baqueteamento digital.

O hipocratismo digital apresenta os seguintes estágios ou graus, com a alteração de cada estágio acrescentando-se às anteriores, em um processo que pode durar anos. Alguns autores afirmam que o baqueteamento se inicia geralmente nos polegares e indicadores. No entanto, em algumas situações, o baqueteamento pode desenvolver-se de forma subaguda, como em casos de abscesso pulmonar e empiema pleural, por exemplo (Quadro 2.1).

Quadro 2.1 Estágios do hipocratismo digital.

Grau 1	Eritema do leito ungueal, unhas flutuantes; sensação esponjosa à palpação
Grau 2	Aumento do ângulo hiponiquial e do ângulo de perfil
Grau 3	Convexidade acentuada da unha
Grau 4	Aparência de baqueta de tambor das pontas dos dedos
Grau 5	Aparência hiperdistendida dos dedos devido ao aumento da profundidade da articulação interfalângica distal; alteração ou brilho na unha e da pele adjacente, com estrias longitudinais

Para pesquisar o sinal da flutuação, o examinador deve fazer pressão na base da unha em direção distal, para frente. É errado pressionar de cima para baixo sobre o eponíquio, pois, desse modo, não se perceberá a flutuação nem a base da unha.

O hipocratismo digital pode ser hereditário, uma condição incomum. Ocorre em um ou outro membro de uma família, aparece na puberdade, não apresenta alterações ósseas nem resposta a qualquer tratamento e os pacientes não apresentam doenças subjacentes que justifiquem essa alteração. O acometimento é simétrico, mas alguns dedos das mãos ou dos pés podem ser poupados, com os polegares sempre envolvidos. Parece haver uma mutação no gene HPGD em 4q33-q34, um gene que codifica para a enzima 15-hidroxiprostaglandina desidrogenase, envolvida no catabolismo da prostaglandina E_2 (PFE_2). Níveis elevados de PGE_2 estimulam a atividade de osteoblastos e osteoclastos, produzindo depósito ósseo e reabsorção.

O hipocratismo digital não deve ser confundido com unha em "vidro de relógio" (Fig. 2.4), que consta apenas de curvatura da unha, sem o aumento bulbar da falange distal. Deve ser diferenciado também da paroníquia crônica, hemangioma subungueal, acrometástases, esclerose sistêmica, dos nódulos de Heberden[9] (nódulos digitais da osteoartrite) e da atrofia pós-hemiplégica dos dedos. Em pacientes com doença renal, o pseudobaqueteamento pode ocorrer em alguns casos (< 1%) de hemodialisados. A acrosteólise observada em trabalhadores da indústria de PVC (cloreto de polivinila), pela exposição das mãos ao cloreto de vinila, também pode levar ao pseudobaqueteamento, com alargamento das falanges distais, encurtamento da lâmina ungueal e lise óssea da extremidade distal dos dedos afetados. A infiltração leucêmica óssea das falanges distais pode causar tumefação das extremidades dos dedos, simulando hipocratismo. Esses casos de pseudobaqueteamento podem ser diferenciados do baqueteamento verdadeiro com base em alguns achados. No pseudobaqueteamento, o ângulo de perfil é normal, o envolvimento dos dedos é assimétrico; em vez do edema dos tecidos moles do leito ungueal no baqueteamento real, ocorre acrosteólise no pseudobaqueteamento e, nessa, não há sinais de periostite ou derrame sinovial.

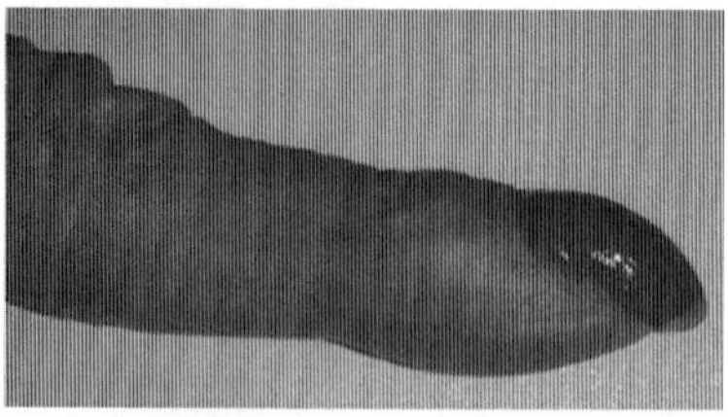

Figura 2.4 Unha em vidro de relógio.

O hipocratismo digital pode ser simétrico ou não e também não envolver mãos e pés uniforme e simultaneamente. Por exemplo, o hipocratismo unilateral está comumente associado com lesões vasculares locais da mão, axila, goteira paravertebral e hemiplegia. A literatura médica refere-se muito comumente ao hipocratismo digital do aneurisma da artéria subclávia. Ocorre também nos aneurismas da aorta e do tronco braquiocefálico e na coartação da aorta pré-subclávia e na fístula arteriovenosa de vasos braquiais. Foi descrita no tumor de Pancoast. O baqueteamento de um ou dois dedos pode ser traumático. O traumatismo do nervo mediano pode provocar baqueteamento de um único dedo. Estudo demonstrou 14% de baqueteamento em hemiplégicos, que aumenta

9 William Heberden (1710-1801), médico inglês.

com o passar do tempo, desenvolvendo-se, geralmente, em 60 a 120 meses. Todos os dedos de uma única mão podem desenvolver hipocratismo nos casos de aneurisma do arco aórtico ou das artérias braquiocefálicas, subclávia ou axilar, bem como na síndrome de Pancoast[10]. Na persistência do canal arterial e *shunt* venoso reverso, apenas os dedos dos pés podem sofrer baqueteamento. Na transposição dos grandes vasos com canal arterial patente e coartação da aorta, foi descrito hipocratismo dos dedos de ambos os pés e da mão esquerda.

São muitas as causas de hipocratismo digital e, entre as causas não pulmonares, contam-se algumas doenças cardiovasculares, como doença cardíaca congênita cianótica, endocardite infecciosa, aneurisma aórtico e mixoma atrial. Doenças gastrintestinais que podem cursar com acropaquia incluem as inflamatórias intestinais, celíaca, linfoma do trato gastrintestinal, carcinoma gástrico, amebíase, ascaridíase. Entre os transtornos hepáticos citam-se hepatite ativa crônica, cirrose, particularmente a biliar e juvenil. Ha referências a acropaquia tireoide, hiperparatireoidismo secundário grave, abuso de laxantes e uso de alfa-interferon 2α. Diversas neoplasias malignas podem cursar com acropaquia, notadamente cânceres metastáticos.

As doenças pulmonares e pleurais que estão associadas à acropaquia simétrica incluem as doenças torácicas supurativas (abscesso pulmonar, empiema torácico, bronquiectasias, fibrose cística, cavidade micobacteriana ou infecção fúngica), doenças neoplásicas intratorácicas (carcinoma broncogênico, metástases, mesotelioma maligno, linfoma de Hodgkin, timoma, sarcoma da artéria pulmonar, carcinoma nasofaríngeo metastático, rabdomiossarcoma e linfossarcoma primário do pulmão) e doenças pulmonares difusas (fibrose pulmonar idiopática, asbestose e malformações arteriovenosas pulmonares).

Entre as causas pulmonares de baqueteamento digital, as mais comuns são as neoplasias malignas, constituindo cerca de 90% dos casos. Entre essas neoplasias, destaca-se, de longe, o câncer de pulmão com 80% dos casos e, entre as suas variedades histológicas, o carcinoma de não pequenas células é o líder. As neoplasias pleurais concorrem com cerca de 10%, e outros tumores intratorácicos, com 5%. A prevalência de baqueteamento em pacientes com câncer de pulmão varia de 5 a 15%. Cerca de 30% dos casos de mesotelioma e 14% dos casos de doença pleural benigna por amianto cursam com acropaquia.

Estima-se que mais da metade dos portadores de fibrose pulmonar idiopática apresentem baqueteamento digital, sendo mais comumente observado em homens. Entre outras doenças pulmonares difusas, o hipocratismo é raro na sarcoidose, mas é comum na asbestose grave.

Em áreas onde a tuberculose grassa de forma endêmica, o baqueteamento digital é observado em cerca de 30% dos casos de bacilíferos. O desenvolvimento de baqueteamento sempre foi tido como uma manifestação de acometimento pulmonar mais grave,

10 Henry Khunrat Pancoast (1875-1939), radiologista norte-americano.

com cavitação pulmonar, hipoalbuminemia, indicando doença de longa duração oubaixo desempenho na escala de Karnofsky[11].

Pacientes com doença pulmonar obstrutiva crônica não desenvolvem hipocratismo digital *per se* e, se ocorre, então o médico deverá excluir a possibilidade de câncer de pulmão ou bronquiectasia.

O hipocratismo digital recidivante pode ocorrer em mulheres sadias durante a gestação. Costuma associar-se à dermatopatia da doença de Graves. Quando aparece em fumantes acima de 35 anos faz pensar totalmente em carcinoma broncogênico. A tuberculose pulmonar com grande destruição parenquimatosa, que funciona como bronquiectasias broncorreicas, cursa comumente com hipocratismo digital.

O hipocratismo digital doloroso e de início rápido, associado à hipertrofia da cabeça dos metacarpianos e aumento da circunferência das extremidades, principalmente do terço inferior das pernas, devido a edema doloroso, quente e engrossamento do periósteo, associado algumas vezes a espessamento da pele e face e do couro cabeludo, compõem a "síndrome da osteoartropatia hipertrófica" ou síndrome de Bamberger-Pierre Marie. Pode haver também sinais e sintomas articulares (artralgias, edema, rigidez e derrame, notadamente no quadril, pulsos e joelhos). Existe periostite embainhante envolvendo as diáfises distais dos ossos longos. Podem também existir distúrbios neurossimpáticos, endócrinos (ginecomastia) e hiperqueratoses palmar e plantar. A osteoartropatia hipertrófica que se localiza apenas nas extremidades inferiores, algumas vezes acompanhada de hipocratismo digital e cianose, sugere persistência do canal arterial. A osteoartropatia aparece mais comumente no carcinoma broncogênico, não relacionada ao tipo histológico e com incidência de 5%. Aparece apenas raramente no carcinoma de pequenas células. Pode preceder o aparecimento do tumor pulmonar em cerca de 30% dos casos e o intervalo pode ser longo (dois anos). Pode aparecer nos casos de prótese aórtica abdominal infectada. A osteoartropatia hipertrófica também pode estar associada raramente à tuberculose pulmonar e é comum no mesotelioma pleural. Raramente se associa à doença intratorácica benigna.

Por sua vez, essa síndrome pode ser dividida em duas formas: primária e secundária. A forma primária é hereditária, rara e conhecida também como paquidermoperiostose ou síndrome de Touraine-Solente-Gole, não apresentando nenhuma vinculação com doenças cardiovascular, pulmonar, hepática ou endócrina. A síndrome, cujos componentes nem sempre estão presentes em sua totalidade, pode manifestar-se por hipocratismo digital, alterações periósteas, artrites e artralgias, seborreia, osteofoliculite, paquidermia e *cutis verticis laxa*, rubor facial e hiperidrose. Pelo menos três dessas alterações estão tipicamente presentes: hipocratismo digital, periostose de ossos longos e derrame sinovial. Entre as causas de osteopatia hipertrófica pulmonar destacam-se o câncer de pulmão e o mesotelioma, mas pode ser decorrente de infecções crônicas, fístula arteriovenosa, fibrose pulmonar, fibrose cística e metástases.

---

11 David A. Karnofsky (1914-1969), oncologista norte-americano.

Os mecanismos envolvidos na etiologia do hipocratismo digital ainda não estão definidos. No leito vascular pulmonar normal, microêmbolos de plaquetas e megacariócitos são fisiologicamente fragmentados antes de atingir a circulação sistêmica. Acredita-se que no leito vascular alterado por qualquer fator causal (por exemplo, *shunt* direito-esquerdo, dano dos capilares pulmonares por neoplasias ou inflamação, comunicação arteriovenosa pulmonar, endocardite bacteriana subaguda) eles não seriam fragmentados, o que levaria ao aprisionamento desses microêmbolos nos leitos vasculares ungueais. Um dado que apoia essa ideia é o encontro, à necropsia, de trombos plaquetários nos capilares dos leitos ungueais de pacientes com esse achado. Como as plaquetas e megacariócitos produzem o *fator de crescimento derivado de plaquetas* (FCDP) e o *fator de crescimento endotelial vascular* (FCEV), cuja liberação é reforçada por hipóxia, isso poderia explicar os fenômenos de expansão tecidual e aumento do fluxo sanguíneo, observados no leito ungueal desses pacientes. Além disso, o FCDP é uma citocina capaz de estimular a proliferação de fibroblastos. Especula-se também que o *fator de crescimento dos hepatócitos* (FCH) pode estar envolvido na patogênese dos dedos hipocráticos. Foram encontrados níveis elevados desse fator nas pessoas com hipocratismo digital por qualquer causa, comparados com controles normais e portadores de câncer pulmonar sem hipocratismo.

Outras alterações dos membros

Artrites e outras artropatias estão presentes em doenças que acometem secundariamente o pulmão, como nas colagenoses, micoses, sarcoidose, tuberculose e brucelose.

A artrite na sarcoidose ocorre entre 10 e 35% dos pacientes, tem início comumente agudo e antecede outras manifestações da doença. Os joelhos e tornozelos são os mais frequentemente envolvidos e de forma simétrica.

As infecções fúngicas do esqueleto decorrem comumente de infecções pulmonares, tendo certa predileção pelos ossos longos e corpos vertebrais. Na coccidioidomicose, podem ocorrer artralgias com edema periarticular, mais comumente de joelhos e tornozelos, e não se deve à infecção de ossos e juntas, mas como uma manifestação da infecção sistêmica. A infecção óssea pode ocorrer em vértebras e próximo às inserções tendinosas de ossos longos.

Embora a tuberculose possa acometer diretamente as articulações, existe uma condição denominada reumatismo ou doença de Poncet, descrita em 1897 pelo cirurgião francês Antonin Poncet (1849-1913), de ocorrência rara, caracterizada por acometimento poliarticular, sem evidência de invasão direta do bacilo e, portanto, de natureza reativa. Ocorre em indivíduos com hiper-reatividade tuberculínica. As articulações envolvidas mais comumente são joelhos, tornozelos e quadril.

Artralgia e artrite são as manifestações clínicas mais comuns no lúpus eritematoso sistêmico, ocorrendo em 95 e 70% dos casos, respectivamente. Manifestam-se como poliartrite simétrica, acometendo grandes e pequenas articulações, porém mais comumente as mãos e, ao contrário da artrite reumatoide, não é geralmente deformante. FAN, anti-dsDNA e anti-SM são pesquisas úteis para o diagnóstico de LES e compõem os critérios de classificação dessa doença. Na artrite reumatoide, embora possa haver comprometimento de outras articulações, são ambas as mãos e punhos mais afetados, simetricamente e de maneira erosiva e deformante. Afeta cerca de três vezes mais as mulheres. O fator reumatoide é positivo em 70% dos casos, mas pode estar presente em outras doenças reumáticas. O anticorpo de alta especificidade para a artrite reumatoide é o anti-CCP (anticorpo antipeptídeo citrulinado).

Na brucelose podem ocorrer complicações osteoarticulares em cerca de 20 a 60% dos pacientes, embora a articulação sacroilíaca seja a mais atingida. Artralgias e dor óssea são sintomas duradouros. São complicações muito comuns da brucelose em atividade. Podem ocorrer artrite supurativa, espondilite e mesmo osteomielite. É muito frequente o comprometimento da coluna quando existem manifestações ósseas, onde as vértebras são mais comprometidas, com preservação dos discos intervertebrais.

Atentar para a tromboflebite ou sinais de trombose venosa profunda das extremidades inferiores, fonte habitual de êmbolos para os pulmões. Na tromboflebite, o edema é de leve a moderado e, quando superficial, apresenta vermelhidão, dor, calor e endurecimento da veia afetada. A trombose de veias superficiais raramente conduz à embolia pulmonar, a menos que as veias profundas estejam afetadas. A trombose das veias soleares causa dor e sensação pastosa à palpação. O sinal de Homans[12] é positivo (dor durante a dorsiflexão passiva do pé, indicativo de trombose das veias profundas da panturrilha). Na trombose extensa das veias profundas, o membro afetado apresenta edema de grau moderado, leve ou mesmo inexistente, sendo importantes mesmo as pequenas diferenças da circunferência entre os membros inferiores (coxa e perna). A *phlegmasia cerulea dolens*[13], que pode surgir da ausência reflexa de circulação arterial na perna afetada, constitui emergência médica, pois pode levar à gangrena dos pés. Caracteriza-se pela cor azulada da pele, temperatura fria e ausência de pulso.

O linfedema dos membros inferiores, associado a unhas amarelas, derrame pleural e bronquiectasias, constitui a "síndrome das unhas amarelas". As três manifestações podem apresentar-se em ocasiões variadas, temporalmente diferentes.

Edema de membros inferiores pode ser manifestação de *cor pulmonale* ou de insuficiência cardíaca congestiva. O *cor pulmonale*, uma síndrome caracterizada por alteração estrutural e funcional do ventrículo direito decorrente de hipertensão pulmonar causado por doenças pulmonares ou na sua vasculatura, pode ser agudo ou crônico. A causa mais comum de *cor pulmonale* agudo é a embolia pulmonar maciça e a causa mais comum de *cor pulmonale* crônico é a doença pulmonar obstrutiva crônica (por hipoxemia, principalmente, que causa vasoconstrição e, em menor escala, por destruição da vasculatura).

---

12 John Homans (1877-1954), médico norte-americano.

13 O termo latino *phlegmasia* é adaptado do grego (Hipócrates) para significar "calor", "inflamação". Em português flegmasia, inflamação. Não mais usado, exceto compondo certas expressões, como no caso em tela. Cerúleo significa de coloração azulada e *dolens* é palavra latina para dor.

EXAME DO TÓRAX

Referências anatômicas

Na face anterior do tórax se destaca o ângulo esternal (ou ângulo de Louis), entre o manúbrio[14] e o corpo do esterno. Este é o ponto de referência onde se acha a segunda costela. Os espaços intercostais recebem o nome das costelas que estão acima deles (por exemplo, o segundo espaço intercostal se encontra abaixo da segunda costela). As primeiras costelas não são acessíveis à palpação. O apêndice xifoide[15] corresponde à ponta do esterno, palpado como uma proeminência. A sétima costela é a última que se articula com o esterno. O ângulo *costal* é formado pelas sétima, oitava e nona costelas, em sua união anterior. Os espaços intercostais são fáceis de palpar do segundo ao sexto, porém mais abaixo as costelas estão muito juntas.

As bases pulmonares, na face anterior do tórax, chegam à sexta costela, ao nível da linha medioclavicular.

A apófise espinhosa da sétima vértebra cervical (C7) é habitualmente a mais proeminente, facilmente notada ao se fletir o pescoço. Caso dois processos sejam palpáveis, o superior corresponde a C7 e o inferior é T1. A partir dessa referência anatômica, pode-se começar a contar as vértebras dorsais. As pontas das apófises espinhosas estão localizadas, por inclinação, um pouco abaixo dos corpos vertebrais. Assim, quando se palpa determinada apófise, por exemplo, T10, o corpo da vértebra estará aproximadamente à altura da apófise imediatamente superior (no caso do exemplo, a apófise T9). Esse referencial serve também para contar costelas, mas apenas até ao nível de T4, visto que além dela os processos espinhosos se projetam obliquamente e não há mais correspondência com as costelas.

O ângulo inferior da escápula está no mesmo nível da sétima costela ou espaço intercostal.

As bases pulmonares na expiração normal chegam até T10 e na expiração forçada pode ser até T9. Na inspiração, chegam até D12. A incursão respiratória é de 4 a 6cm. A base direita é mais alta do que a esquerda, determinada pela presença do fígado. A ponta da escápula, com os braços estendidos ao lado do corpo, chega até T7 (ou entre T7 e T8). A *linha vertebral* é traçada ao nível das apófises espinhosas. As *linhas escapulares* são paralelas à linha vertebral e passam pelas pontas das escápulas.

As projeções dos lobos pulmonares na superfície do tórax são, aproximadamente, mostradas na figura 2.6.

---

14 Manúbrio do esterno é termo antigo para designar empunhadura de uma espada ou cabo de utensílio. No caso, o significado bélico parece ser mais adequado, visto que a palavra xifoide deriva do grego *xifos*, significa espada. Mais ainda, tórax, do grego *thorax* deriva do peito de uma couraça. Desbiens NA. Medical misnomers. Resid. Staff Physician 33(1):155-8, 1987 apud Revista Argentina del Torax 49(4):442, 1988.

15 Gr, *xiphos*, espada, *eidos*, forma.

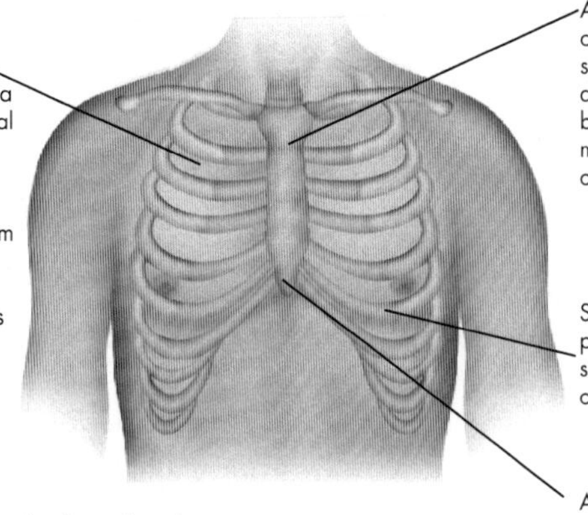
Segundo espaço intercostal direito. Fazendo correr o dedo pela saliência da articulação xifoesternal encontra-se a primeira costela e abaixo dela o segundo espaço intercostal. A partir daí, na linha paraesternal, é possível a contagem das costelas e dos espaços intercostais seguintes. A partir do sexto espaço a contagem fica mais difícil devido à proximidade das costelas
A junção do manúbrio com o esterno forma uma saliência transversal palpável, denominada ângulo de Louis. A bifurcação da traqueia e a parte mais alta da croça da aorta correspondem a esse relevo.
Sexta costela. As bases pulmonares, na face anterior, situam-se ao nível das sextas costelas
A articulação xifoesternal encontra-se no mesmo plano da oitava vértebra dorsal

Figura 2.5 Referências anatômicas do tórax.

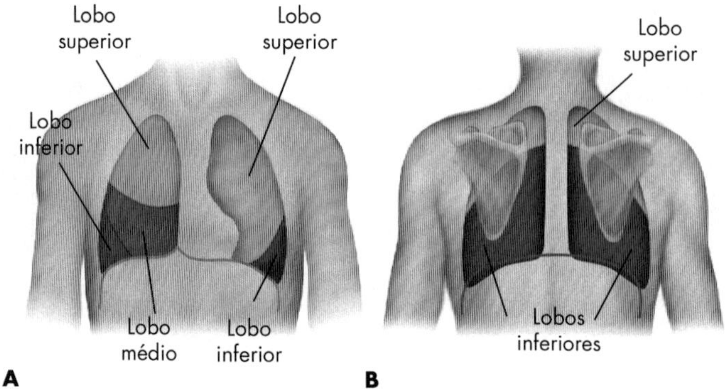

Figura 2.6 Projeções dos lobos pulmonares na superfície do tórax. **A**) Anterior. **B**) Posterior.

Cada pulmão se divide em metades aproximadamente iguais pela fissura oblíqua (ou maior) que se estende desde T3, posteriormente, e corre obliquamente para diante e para baixo, até a sexta costela, na linha medioclavicular. O pulmão direito é dividido pela fissura horizontal (ou menor) que, anteriormente, parte da altura da quarta costela e mais lateralmente chega à fissura oblíqua, na quinta costela, ao nível da linha axilarmédia.

O pulmão direito é suprido por um brônquio principal, com cerca de 3cm de comprimento, mais calibroso e mais verticalizado do que o esquerdo, dando origem ao brônquio do lobo superior que, por sua vez, divide-se em três brônquios segmentares: apical, posterior e anterior. O brônquio principal direito prossegue em seu trajeto, mas logo se divide em brônquio do lobo médio e brônquio do lobo inferior. O brônquio do lobo médio divide-se em dois brônquios segmentares: lateral e medial. O brônquio do lobo inferior direito dá origem a cinco brônquios segmentares: superior, cardíaco ou basal medial, basal anterior, lateral e posterior.

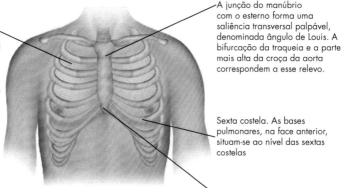

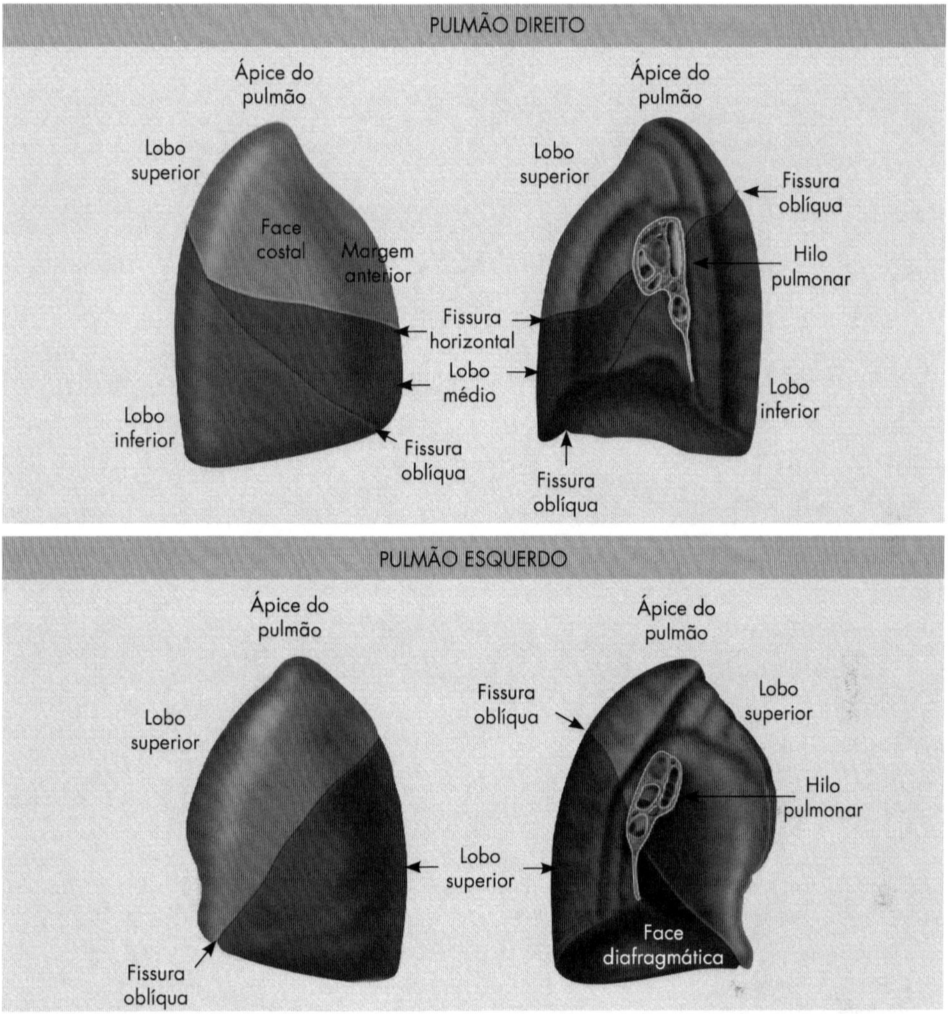

Figura 2.7 Divisão dos pulmões.

O brônquio principal esquerdo é pouco mais longo e mais horizontalizado e se divide nos brônquios do lobo superior e do lobo inferior. O brônquio do lobo superior, por sua vez, divide-se em um ramo ascendente e um ramo descendente ou lingular[16]. O ramo ascendente dá origem aos brônquios segmentares apicoposterior e anterior. O ramo descendente divide-se nos ramos segmentares superior e inferior e este se divide nos segmentos superior, basais anterior, lateral e posterior. O pulmão esquerdo, portanto, não possui o segmento cardíaco (Fig. 2.8).

16 Lingular deriva de língula (*lingulae*), diminutivo de língua. O segmento lingular ou língula foi assim chamado por lembrar a forma de uma língua.

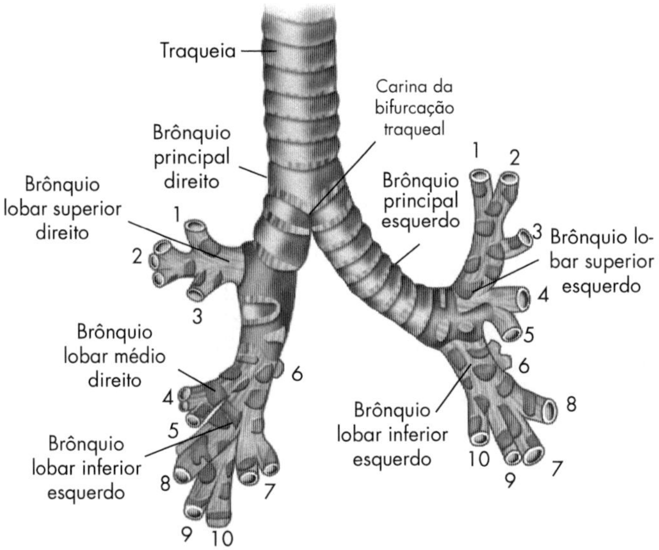

Figura 2.8 Segmentação brônquica.

Brônquio principal direito		Brônquio principal esquerdo	
Brônquio lobar superior direito		Brônquio lobar superior esquerdo	
1	Brônquio segmentar apical (B I)	1,2	Brônquio segmentar apicoposterior (B I + II)
2	Brônquio segmentar posterior (B II)	3	Brônquio segmentar anterior (B III)
3	Brônquio segmentar anterior (B III)	4	Brônquio lingular superior (B IV)
Brônquio lobar médio direito		5	Brônquio lingular inferior (B VII)
4	Brônquio segmentar lateral (B IV)	Brônquio lobar inferior esquerdo	
5	Brônquio segmentar medial (B V)	6	Brônquio segmentar superior (B VI)
Brônquio lobar inferior direito		7	Brônquio segmentar basal medial (B VII)*
6	Brônquio segmentar superior (B VI)	8	Brônquio segmentar basal anterior (B VIII)
7	Brônquio segmentar basal medial (B VII)	9	Brônquio segmentar basal lateral (B IX)
8	Brônquio segmentar basal anterior (B VIII)	10	Brônquio segmentar basal posterior (B X)
9	Brônquio segmentar basal lateral (B IX)	*Este segmento é fundido com B VIII	
10	Brônquio segmentar basal posterior (B X)		

Cada um dos brônquios segmentares é uma porção variável de tecido pulmonar, funcionando como unidades que apresentam expressões topográfica, anatômica e funcional (Fig. 2.9). Esses segmentos podem ser individualizados radiologicamente quando são acometidos por doenças (nódulos, consolidações, infiltrados). Algumas doenças afetam preferencialmente alguns segmentos. Por exemplo, as bronquiectasias são mais graves ou acometem mais os segmentos basais; a tuberculose secundária é mais comum nos segmentos apicais e posteriores. Muitas são as classificações dos segmentos broncopulmonares (Foster-Carter e Hoyle, Chevalier Jacson, Jackson e Huber etc.) e a apresentada na figura 2.9 é uma delas, muito conhecida e utilizada.

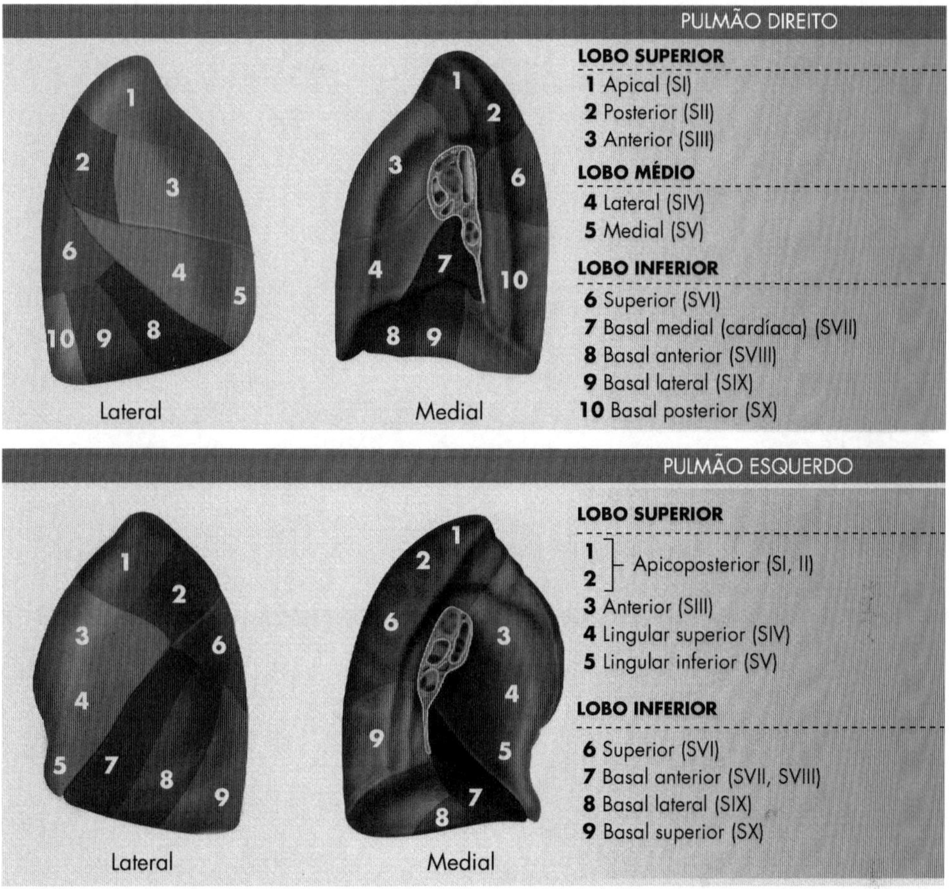

Figura 2.9 Segmentos pulmonares.

Linhas torácicas

Para mais detalhes ver quadro 2.2 e figuras 2.10 a 2.12.

Quadro 2.2 Trajetos das linhas do tórax.

Linhas	Trajetos
Medioesternal	Traçada verticalmente pelo meio do esterno
Esternais	Passam verticalmente de ambos os lados pelas bordas do esterno
Hemiclaviculares	Traçadas verticalmente a partir do meio das clavículas
Paraesternais	Traçadas a igual distância entre as linhas hemiclaviculares e esternais

Quadro 2.2 Trajetos das linhas do tórax. (*Continuação*)

Linhas	Trajetos
Linha vertebral	Passa pelas apófises espinhosas das vértebras
Linhas anguloescapulares	Traçadas verticalmente, passando pelo ângulo inferior das escápulas
Linhas escapulares	Passam pela borda interna das escápulas
Linhas paravertebrais	Traçadas a meia distância entre as linhas vertebrais e escapulares
Linha axilar anterior	Traçada verticalmente a partir da prega axilar anterior
Linha axilar média	Traçada verticalmente a partir da parte mais alta do côncavo axilar
Linha axilar posterior	Traçada verticalmente a partir da prega axilar posterior

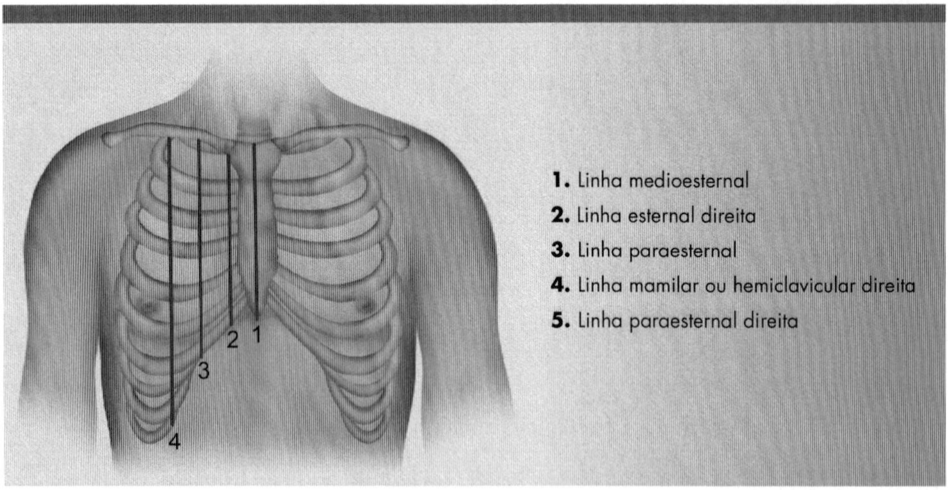

Figura 2.10 Linhas da parede anterior do tórax.

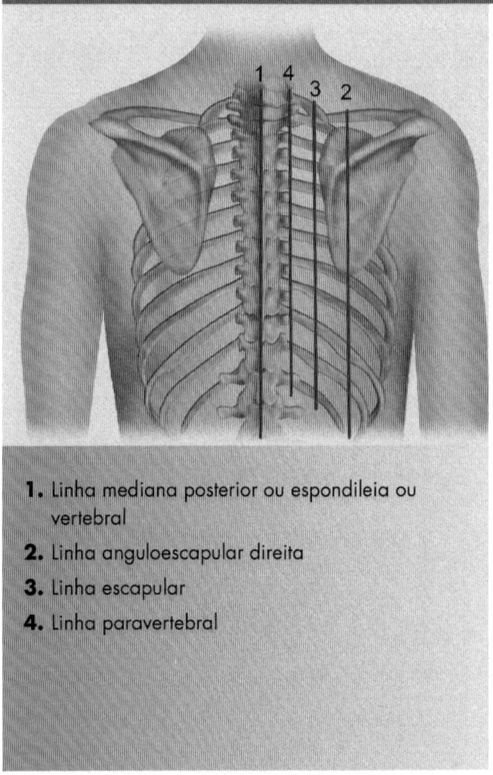

Figura 2.11 Linhas da parede posterior do tórax.

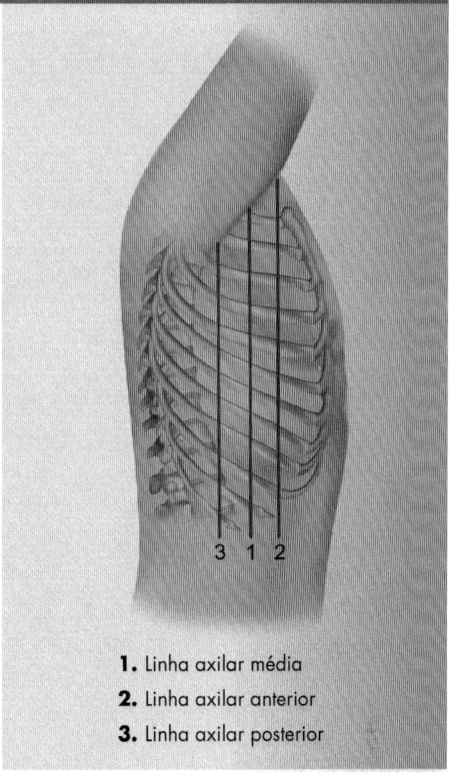

Figura 2.12 Linhas da parede lateral do tórax.

Regiões torácicas

No quadro 2.3 e nas figuras 2.13 a 2.15 estão apresentadas as regiões torácicas.

Quadro 2.3 Delimitação das regiões do tórax.

Região	Delimitação
Supraclavicular	Borda superior da clavícula, prolongamento cervical da linha esternal e borda superior do trapézio
Clavicular	Área de projeção superficial da clavícula
Infraclavicular	Borda inferior da clavícula, borda anterior do deltoide, linha horizontal traçada a partir da terceira articulação condrosternal e borda do esterno
Mamária	Limite inferior da região infraclavicular, linha axilar anterior, linha esternal e linha horizontal que parte da sexta articulação condrosternal
Inframamária	Linha horizontal que passa pela sexta articulação condrosternal, margem costal e linha axilar anterior

(Continua)

Quadro 2.3 Delimitação das regiões do tórax. (*Continuação*)

Região	Delimitação
Supraesternal	Primeiros anéis da traqueia, fúrcula esternal, bordas internas dos músculos esternocleidomastóideos
Esternal superior	Fúrcula esternal, linha transversa que passa pela terceira articulação condrosternal e linhas esternais
Esternal inferior	Linha transversal que passa pela terceira articulação condrosternal, linhas esternais e apêndice xifoide
Axilar	Côncavo axilar, linhas axilares anterior e posterior, prolongamento da linha horizontal que passa pela sexta articulação condrosternal
Infra-axilar	Limite inferior da região axilar até a margem costal e linhas axilares anterior e posterior
Supraescapular	Borda superior do trapézio, borda superior da escápula e se prolonga até a coluna vertebral e linha vertebral
Supraespinhosa	Fossa supraespinhosa
Infraespinhosa	Fossa infraespinhosa
Infraescapular	Linha horizontal traçada pela ponta inferior da escápula até a linha vertebral, limite inferior do tórax, linha axilar posterior
Interescapulovertebral	Borda interna da escápula e linha vertebral

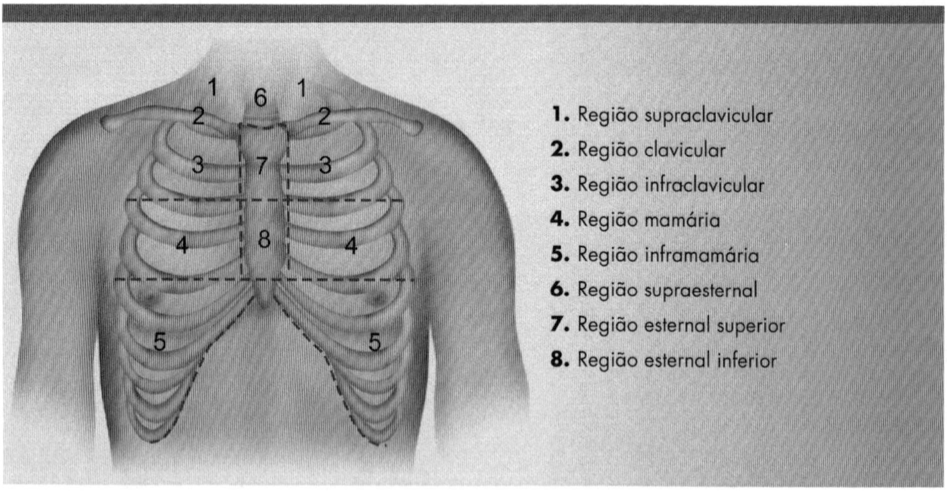

Figura 2.13 Regiões da parede anterior do tórax.

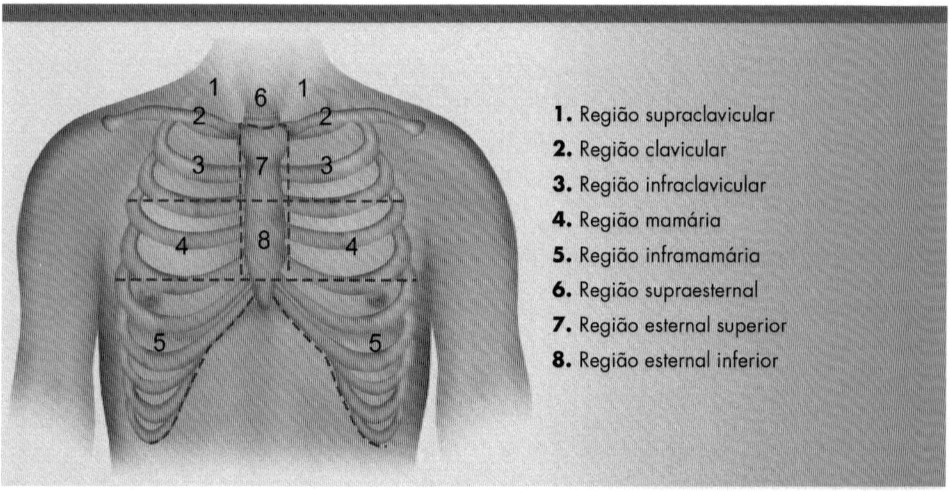

Figura 2.14 Regiões da parede lateral do tórax.

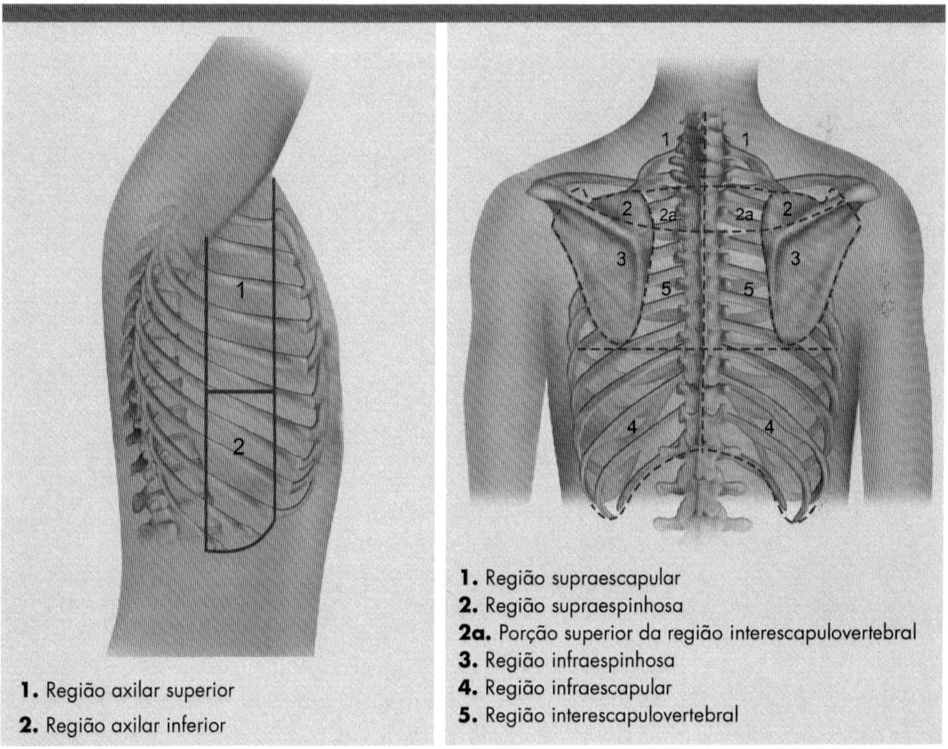

Figura 2.15 Regiões da parede posterior do tórax.

Semiotécnica

O exame do tórax compreende os seguintes métodos de semiologia física: inspeção, palpação, percussão e ausculta (Quadro 2.4). Muitos dados de interesse pneumológico que podem ser colhidos à inspeção do tórax já foram mencionados anteriormente.

Quadro 2.4 Métodos de semiologia física.

Inspeção	Estática	Forma e simetria torácicas	
		Costela cervical	
		Alterações cutâneas	
		Cicatrizes	
		Circulação colateral	
		Retrações e abaulamentos	
	Dinâmica	Frequência respiratória	
		Padrão respiratório	
		Ritmo respiratório	
		Expansibilidade assimétrica	
		Uso da musculatura acessória	
Palpação	Exame das partes moles		
	Sensibilidade do tórax		
	Mobilidade respiratória do tórax		
	Pesquisa dos frêmitos		
Percussão			
Ausculta	Ruídos normais	Ruído laringotraqueal	
		Respiração brônquica	
		Murmúrio vesicular	
	Ruídos anormais	Contínuos	Roncos
			Sibilos
		Descontínuos	Estertores crepitantes
			Estertores bolhosos
		Atrito pleural	
		Sons vocais	Broncofonia
			Egofonia
			Pectorilóquia

Sempre que possível, o exame do tórax deve ser feito com o paciente sentado, com as mãos sobre os joelhos e tórax desnudo. A presença de vestes sobre os locais a serem examinados pode ocultar alterações diversas e, à auscultação, gerar ruídos que podem ser confundidos com sons pulmonares. O paciente deve respirar pela boca e evitar ruídos ao respirar. Se o paciente tiver muitos pelos no tórax, eles podem roçar na campânula do estetoscópio durante os movimentos respiratórios e gerar ruídos, sendo adequado umidificá-los. O ambiente onde se realiza o atendimento deve ser silencioso. Massa muscular exuberante ou obesidade dificultam o exame.

Inspeção estática - forma e simetria torácicas

Inspeção da traqueia

A traqueia está localizada na linha mediana e deve ser inspecionada para verificar desvios e outras alterações. A inspeção deve ser complementada pela palpação (ver adiante). Deve ser lembrado que a traqueia é mais deslocada para a direita.

A traqueia pode estar desviada para o lado oposto no pneumotórax hipertensivo, tumorações volumosas, derrame pleural volumoso, tumores do mediastino, aneurisma da aorta, linfadenomegalias (por exemplo, linfomas) e no câncer de pulmão. Está desviada para o mesmo lado na atelectasia de lobo superior (com retração supraclavicular ipsilateral), nas sequelas retráteis de tuberculose pulmonar que afetem os lobos superiores (muito comum em nosso meio, causando também retração da fossa supraclavicular ipsilateral), na pneumectomia, fibrose pleural, agenesia/aplasia pulmonar e para o lado da convexidade na cifoscoliose.

Tórax normal

A forma do tórax varia com o biótipo, sexo e idade. No tipo comum, chamado normolíneo, o tórax é um pouco achatado de diante para trás; a musculatura cobre os espaços intercostais e somente os últimos são visíveis; o ângulo epigástrico é quase reto; o ângulo de Louis não é muito proeminente e as clavículas são mais ou menos horizontais, com pouca depressão das fossas supraclaviculares; as escápulas são simétricas e bem adaptadas. Nos brevilíneos ou pícnicos, o diâmetro vertical é mais curto relativamente ao diâmetro transverso; o diâmetro sagital é quase igual ao transverso; o tórax tem a forma inspiratória e a incisura jugular é muito alta; o ângulo epigástrico é bem aberto, maior que 90° e o esterno é oblíquo de trás para diante. Nos longilíneos ou leptossomáticos, o tórax é longo, muito achatado no sentido sagital; o diâmetro transverso é muito pronunciado e o sagital muito reduzido; as paredes laterais são estreitas e a anterior e posterior são amplas; o tórax tem forma expiratória e os espaços intercostais são largos; o ângulo epigástrico é agudo.

Heteromorfias torácicas

Entre as heteromorfias (alterações da forma usual) torácicas, as de maior importância clínica são:

- **Tórax chato** – longo e estreito, com parede anterior plana, sem convexidade; o diâmetro anteroposterior é muito reduzido. As escápulas separam-se do tórax, projetando para fora os ângulos escapulares inferiores, como se fossem asas (pterigoide). O tórax chato é observado nos astênicos, caquéticos e em certas atrofias musculares progressivas.

- **Tórax enfisematoso** – também chamado tórax em tonel ou tórax em barril, é o contrário do tórax chato (Fig. 2.16). Os diâmetros transversos e esternovertebrais estão muito aumentados. Os espaços intercostais alargam-se e as fossas supra e infraclaviculares são pouco distintas. Ocorre nos portadores de doença pulmonar obstrutiva crônica com predomínio do componente enfisematoso, denotando perda da retração elástica pulmonar e hiperinsuflação difusa. O diafragma pode estar retificado e, não raro, com cúpulas algo invertidas. Nas radiografias em posteroanterior (PA) podem ser observadas lacínias de inserção do diafragma nas costelas.
- **Tórax quereniforme (*pectus carinatum*[17])** – também chamado "tórax de pombo". As costelas dispõem-se retilíneas a partir dos ângulos, determinando a proeminência do esterno (Fig. 2.17). A protrusão pode ser do tipo condrogladiolar, quando o corpo do esterno se desloca anteriormente e as cartilagens costais formam uma concavidade simétrica. Menos comumente, pode ocorre protrusão do manúbrio e depressão do corpo esternal. Algumas vezes pode ocorrer depressão das costelas de um ou de ambos os lados do esterno. Pode ser anormalidade adquirida, causada por defeitos septais ventriculares ou atriais congênitos. Cerca de 50% das pessoas com esses defeitos apresentam tórax quereniforme. Essa deformidade, por si mesma, não causa sintomas pulmonares e a cirurgia reparadora pode ser realizada apenas com propósitos estéticos.
- **Tórax infundibuliforme (*pectus excavatum*)** – apresenta baixa incidência (0,3%), é mais comum entre os homens e do que o *pectus carinatum* e se deve, provavelmente, a um defeito congênito no tecido conjuntivo que cerca o esterno (Fig. 2.18). Caracteriza-se por uma depressão do esterno, que tipicamente se apresenta em forma de taça, à direita da linha média, e atinge a parte média ou inferior do esterno na quase totalidade dos casos. O grau de deformidade pode ser avaliado por radiografias simples de tórax em PA e perfil, pela medida da relação do diâmetro transverso e do diâmetro esternovertebral. Uma relação maior que 3,5 tem sido usada para selecionar pacientes para a correção cirúrgica.

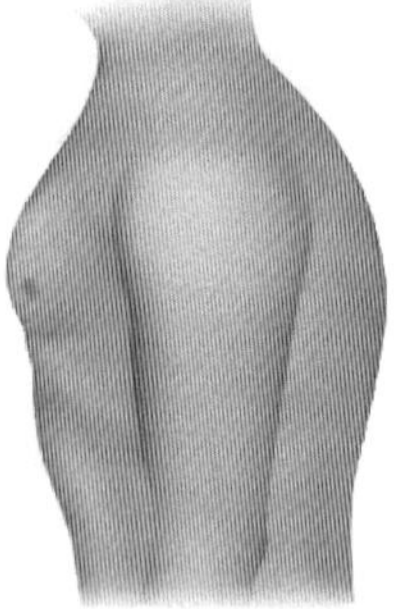

Figura 2.16 Tórax em tonel.

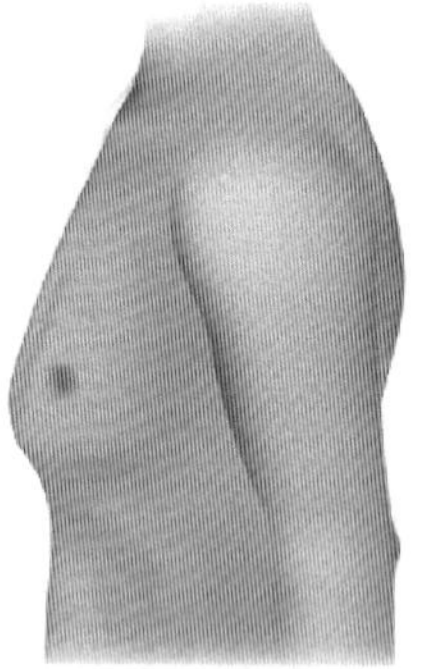

Figura 2.17 Tórax quereniforme.

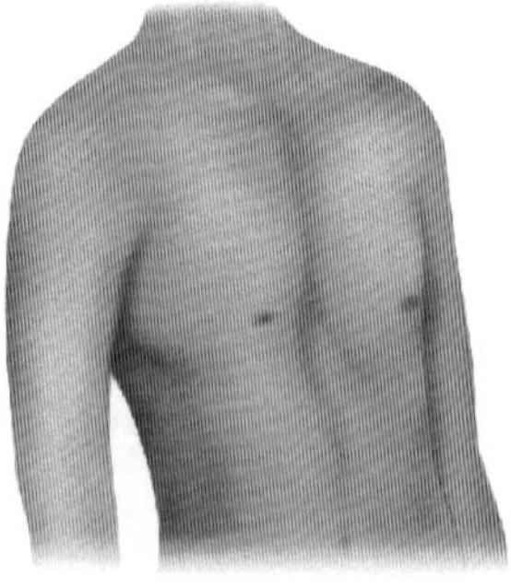

Figura 2.18 Tórax infundibuliforme.

17 A palavra *carinatum* deriva de carina ou carena, que se refere às estruturas anatômicas que possuem a forma de quilha ou crista (por exemplo, carina da bifurcação traqueal).

O grau de deformidade do tórax infundibuliforme pode ser também avaliado pela tomografia computadorizada, usando-se os mesmos parâmetros. Cerca de 30 a 70% desses pacientes apresentam sintomas respiratórios, como dor torácica e dispneia de esforço. Geralmente, os portadores de tal heteromorfia torácica apresentam distúrbio ventilatório restritivo, em razão da diminuição do volume da caixa torácica, secundário à deformidade. A dispneia de esforço deve-se a aumento do trabalho respiratório. Estruturas intratorácicas podem estar deslocadas lateralmente, e isso pode fazer com que o coração pareça aumentado, quando realmente não está. Os principais sintomas são devidos a fatores psicológicos, oriundos do desconforto causado pela deformidade, que se acentua na adolescência, geradora de preocupações, e que pode afetar a autoestima e levar a comportamentos defensivos que evitam expor o tórax. A correção cirúrgica tem apenas propósitos estéticos.

- **Tórax cifoscoliótico** – entre os transtornos mecânicos da caixa torácica se insere a cifoscoliose, ao lado da obesidade e da espondilite anquilosante. O tórax cifoscoliótico resulta de uma deformação complexa onde a coluna vertebral apresenta curvatura posterior (cifose) e curvatura lateral de seu segmento torácico. Pode haver predomínio de uma ou de outra dessas curvaturas. A cifoscoliose é um transtorno relativamente comum (cerca de 3%) e a maioria dos casos é idiopática. As escolioses idiopáticas são classificadas de acordo com a idade de início nos tipos infantil, juvenil ou da adolescência. Como a maioria dos casos ocorre entre os 10 e 14 anos, as curvaturas se acentuam muito no período de crescimento rápido (Fig. 2.19). A cifoscoliose pode decorrer de alterações congênitas, secundária a hemivértebras, ou fazer parte de doenças hereditárias, como neurofibromatose, distrofia muscular, ataxia de Friedrich, além de muitas outras. Por fim, a cifoscoliose pode ter causa neuromuscular, como a poliomielite, ou infecciosa (tuberculose vertebral), como no mal de Pott[18].

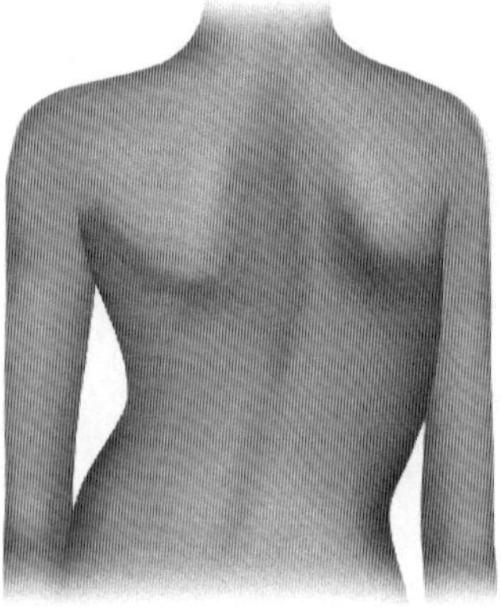

Figura 2.19 Tórax cifoscoliótico.

18 Percival Pott (1714-1788), cirurgião inglês. Descreveu a espondilite tuberculosa em um trabalho escrito em 1778.

O método de Cobb para medir a curva escoliótica consta, inicialmente, em se determinar as últimas vértebras da curvatura. Em seguida, traça-se uma linha paralela à borda superior da última vértebra superior e uma linha paralela à borda inferior da última vértebra inferior da curvatura. Então, traça-se uma perpendicular a cada uma dessas linhas e mede-se o ângulo de intersecção dessas perpendiculares. Pessoas com ângulo de curvatura menor que 60° raramente apresentam insuficiência respiratória ou alterações gasométricas significativas. Pessoas com ângulos de 60° a 90° apresentam anormalidades ventilatórias significativas e tanto mais com ângulos acima de 90° (Fig. 2.20). No entanto, outros fatores, além do grau de deformidade, estão relacionados com a redução da capacidade vital (localização mais cefálica da curvatura e maior número de vértebras envolvidas).

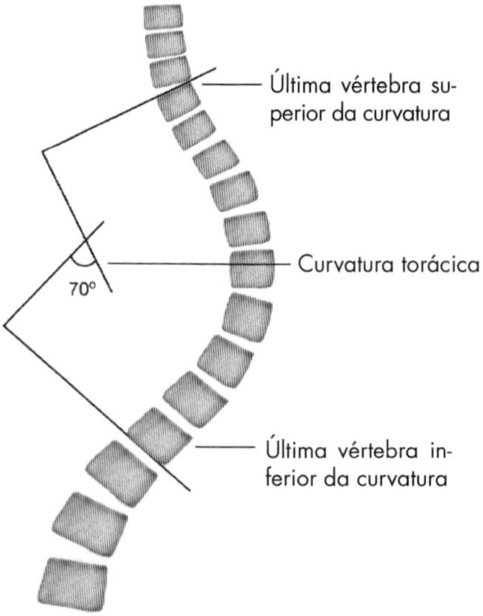

Figura 2.20 Desenho esquemático de cifoscoliose.

Como resultado dessa deformidade, a caixa torácica torna-se rígida e mais difícil de expandir, isto é, a complacência da parede torácica está diminuída. Em pacientes com cifoscoliose acentuada, as dificuldades respiratórias são comuns. Casos particularmente graves cursam com dispneia de esforço. Eventualmente, podem desenvolver deterioração rápida, caracterizada por infecções respiratórias de repetição, hipoxemia, hipercapnia, hipertensão pulmonar e insuficiência ventricular direita. A insuficiência respiratória aparece após os 40 anos de idade. No entanto, alguns adultos com cifoscoliose grave permanecem assintomáticos. Em súmula, as características da cifoscoliose grave são as seguintes:

- Padrão ventilatório restritivo.
- Trabalho respiratório aumentado.
- Padrão respiratório alterado: aumento da frequência respiratória, redução do volume corrente.
- Hipercapnia (aumento da PCO_2) comumente com hipoxemia (diminuição da PO_2).
- Dispneia de esforço.
- Alteração da relação entre a ventilação e a perfusão pulmonares (relação V/Q) como resultado da hipoventilação alveolar e vasoconstrição hipóxica. Esta última pode levar à hipertensão arterial pulmonar e *cor pulmonale*.

Fissuras esternais – resultam de uma falha de fusão das bandas esternais em torno da décima semana de gestação. Essa separação pode ser completa ou incompleta. Na *ectopia cordis cervical*, o defeito de fusão se estende até a quarta cartilagem costal, em forma de U ou V. Na *ectopia cordis torácica* as fissuras são completas e associadas a defeito diafragmático e comunicação entre as cavidades peritoneal e pericárdica. Na *ectopia cordis toracoabdominal* ocorre um grupo de alterações associadas à fenda na parte inferior do esterno e que compreendem também defeitos abdominais da linha média, comunicação entre diafragma e pericárdio e anomalias cardíacas, tais como defeito septal ventricular ou, menos comumente, defeito septal atrial, tetralogia de Fallot[19] ou divertículo ventricular esquerdo. Esse conjunto de defeitos é denominado pentalogia de Cantrell[20].

Síndrome ou anomalia de Poland[21] – ausência unilateral da cabeça esternocostal do músculo peitoral maior e sindactilia homolateral. Pode vir associada à doença de Möbius[22] e a outras anomalias menores.

Assimetrias e deformações torácicas

Essas estão apresentadas no quadro 2.5.

Quadro 2.5 Assimetrias e deformações torácicas.

Abaulamento	Unilateral	Corresponde à distensão total do hemitórax, que ocorre nos grandes derrames pleurais, no pneumotórax hipertensivo, nas neoplasias volumosas do pulmão e pleura, no empiema pleural
	Localizado	Circunscrito a um ponto da parede torácica. Pode dever-se a derrame pleural encistado, empiema de necessidade, tumores pulmonares e outras condições mais raras. Os grandes derrames pericárdicos, as cardiomegalias acentuadas, as hepatomegalias e as esplenomegalias podem determinar abaulamentos circunscritos. Sinal de Lemos Torres*
Retração	Unilateral	Corresponde ao achatamento unilateral que atinge todo o hemitórax, observado nas sequelas graves de tuberculose pulmonar, nas grandes atelectasias, no fibrotórax (retração cicatricial da pleura) e na pneumectomia. A agenesia do músculo peitoral pode dar a falsa impressão de retração unilateral
	Localizada	Observada principalmente na parte superior do tórax, é comum e características nas sequelas apicais de tuberculose pulmonar, quando as fossas supraclaviculares (ou uma delas) estão escavadas e há desvio traqueal para o mesmo lado. É conveniente atentar para a atrofia dos músculos que revestem o cone escapulotorácico, comum na tuberculose dos ápices. Atelectasia que comprometa o lobo superior de um hemitórax ou todo um pulmão pode ter essas mesmas características

19 Étienne Louis Arthur Fallot (1850-1911), médico francês.
20 James R. Cantrell (século XX), médico americano.
21 Alfred Poland (1820-1872), cirurgião inglês. Descreveu a síndrome que leva o seu nome em 1841.
22 Paul Julius Möbius (1853-1907), neurologista alemão.

*Em 1929, Álvaro de Lemos Torres (1884-1942), médico brasileiro, publicou uma tese denominada Sobre um Novo Sinal de Derrame Pleural, onde descreve a presença de abaulamento expiratório intercostal localizado na face lateral do hemitórax durante a inspiração, nos derrames pleurais de pequeno a médio volume, que passou a ser conhecido como sinal de Lemos Torres.

Costela cervical

Corresponde à presença de uma costela a mais, acima da primeira costela. É descrita como uma anomalia do desenvolvimento (congênito), de natureza óssea ou fibrosa do processo transverso da sétima vértebra cervical (C7). Quando é sintomática, produz distúrbios neurológicos e vasculares que compõem a *síndrome da costela cervical*, descrita pela primeira vez em 1742. A presença de costela cervical é mais comum nas mulheres, pode ser bilateral e, em geral, não produz sintomas até os 30 anos de idade. Em 1869, Gruber[23] classificou as costelas cervicais em quatro tipos:

- **Tipo I** – não é maior do que a apófise transversa ou menor que 2,5cm.
- **Tipo II** – maior que 2,5cm, apresentando uma ponta afilada com inserção muscular ou banda fibrosa.
- **Tipo III** – encontra-se com a primeira costela de maneira simples ou bifurcada.
- **Tipo IV** – desenvolvimento completo, articulando-se com o esterno.

Essas costelas colocam-se embaixo da sétima e oitava raízes cervicais do plexo braquial e em estreita relação com a artéria subclávia.

As manifestações clínicas, quando ocorrem, podem ser agrupadas em neurológicas, bem mais comuns, cerca de 90% dos casos sintomáticos, e vasculares, bem menos comuns (cerca de 10%). As manifestações neurológicas incluem dor na região cervical ou nos membros superiores, parestesias nos dedos, comumente quarto e quinto, diminuição da força da mão e do braço, cefaleia. Depois de certo tempo, pode aparecer atrofia da eminência tênar. As manifestações vasculares incluem: esfriamento, edema e cianose dos dedos das mãos e fenômeno de Raynaud. O pulso do paciente deve ser verificado com o braço um pouco elevado e rodado com a cabeça voltada para o lado não afetado (teste de Allen). Em caso de costela cervical, as pulsações radiais se reduzem e, às vezes, desaparecem. Na manobra de Adson, o pulso do paciente é palpado e seu membro superior é estendido, abduzido e rodado externamente. O examinador solicita ao paciente que prenda a respiração e volte a cabeça em direção ao braço que está sendo examinado. Caso a artéria subclávia esteja sendo comprimida, o pulso diminui de amplitude ou mesmo desaparece. O sinal de Morley consta de dor e alterações sensitivas na mão e no ombro quando se comprime a apófise transversa de C7. O sinal de Greenstone consta de dor no lado afetado com a compressão por 30 segundos na inserção costal do músculo escaleno anterior. Por fim, o teste de Wright consta da hiperabdução do membro, fechando o espaço costoclavicular, com desaparecimento do pulso radial, indicando compressão arterial.

Alterações cutâneas

As alterações cutâneas de interesse pneumológico já foram referidas anteriormente e muitas delas se apresentam também na região torácica. Devem ser salientadas, no entanto,

23 Wenzel Leopoldovich Gruber (1814-1890), anatomista russo. [Gruber W. Ueber die Halsrippen des Menshen mit verglerchendanatomischen Bermerkungen. St Petersburg: Memoires de l'academie Imperial Scientia; 1869. v. 2, p.7-27.]

as manifestações cutâneas no tórax decorrentes do herpes-zóster que correspondem a uma infecção cutânea causada pelo *Herpesvirus varicellae*, também chamado vírus varicela-zóster (VZV ou HHV 3), neurotrópico e dermotrópico. O tipo mais comum é a *zona intercostal* (53% dos casos). Os primeiros sintomas de herpes-zóster são dor e parestesia, que podem simular pleurisia. Podem ocorrer febre e cefaleia antes do aparecimento das lesões cutâneas. Nesse estágio, o diagnóstico pode ser difícil, até que surgem máculas e pápulas eritematosas que rapidamente evoluem para vesículas e pústulas. Em 7 a 10 dias, as pústulas se rompem e dessecam, formando crostas que persistem durante duas a três semanas. As lesões são comumente unilaterais, seguindo o trajeto do nervo intercostal, raramente ultrapassando a linha média. Ocasionalmente, alguns pacientes podem desenvolver neuralgia sem desenvolvimento de erupção cutânea, quadro denominado "zóster sem herpes". A incidência de zóster aumenta em pacientes com neoplasias internas, notadamente linfomas.

As síndromes paraneoplásicas são certos sinais e sintomas que, em conjunto, caracterizam condições ou anomalias associadas a neoplasias malignas. Os cânceres de pulmão são comumente associados a síndromes paraneoplásicas. Algumas dessas síndromes apresentam alterações cutâneas ou são exclusivamente cutâneas. A síndrome de Cushing paraneoplásica está associada comumente ao carcinoma pulmonar de pequenas células e suas manifestações incluem fácies de lua cheia, estrias, acne, hiperpigmentação da pele, fraqueza dos músculos proximais, edema periférico, hipertensão e alcalose metabólica com hipopotassemia.

Na osteoartropatia hipertrófica (OAH), já descrita em outra parte deste livro (p. 106), uma das principais características da doença é a paquidermia, que consta de espessamento cutâneo, com sulcos adicionais na região frontal, pálpebras, lábios e orelhas. Esses sulcos são pronunciados no couro cabeludo, que passa a ter aspecto de *cutis vertices gyrata*, formando giros e circunvoluções. Essa síndrome, quando paraneoplásica, está tipicamente associada ao câncer de pulmão, embora possa ocorrer em associação com neoplasia gástrica. Quando não paraneoplásica, pode estar vinculada a doenças pulmonares supurativas, neoplasia pulmonar, doença cardíaca congênita cianótica e endocardite infecciosa.

A dermatomiosite está associada a neoplasias em significativa parcela de casos (10 a 40%) e geralmente antecede em cerca de um ano o diagnóstico de câncer. As neoplasias associadas a essa condição são cânceres hematológicos, de ovário, nasofaringe, pulmão, mama, pâncreas e cólon. A doença geralmente principia na região periorbitária, com edema, eritema e uma descoloração azul-arroxeada, chamada anel heliotrópico. Posteriormente, as lesões se disseminam pela face, pescoço, membros superiores e restante do corpo.

Uma síndrome paraneoplásica rara é o *eritema giratum repens*, associado mais comumente ao câncer de pulmão. Caracteriza-se por lesões em placas, no tronco, pescoço e extremidades, formando desenhos arredondados, serpiginosos com bordas descamativas.

A acantose nigricante maligna pode estar associada ao câncer de pulmão, embora a maioria dos casos esteja associada ao adenocarcinoma gástrico. Caracteriza-se pelo aparecimento de rápido escurecimento de grandes áreas, notadamente dobras (axilas, genitália, região periumbilical e inframamária e pescoço), que passam a ficar espessadas e de aspecto verrucoso. Nas regiões palmoplantares, manifesta-se como ceratodermia.

A acroqueratose paraneoplásica pode estar associada ao câncer de pulmão e caracteriza-se pelo aparecimento de lesões violáceas, descamativas, que acometem geralmente as orelhas, ponta do nariz e extremidade dos dedos, inclusive unhas. Posteriormente, a pele das regiões palmoplantares torna-se espessada e outras regiões do corpo podem ser acometidas.

O crescimento de uma pilosidade fina, macia, longa e clara, denominada lanugem, inicialmente na face e orelhas, caracteriza a hipertricose lanuginosa adquirida. Em homens, essa síndrome está associada ao câncer de pulmão, e em mulheres, ao câncer colorretal.

Outro achado importante é a ginecomastia, que pode ser manifestação de câncer de pulmão, ocasião onde é mais comumente unilateral.

Cicatrizes

São importantes as cicatrizes da parede do tórax, notadamente aquelas que podem ter sido produzidas por instrumentos perfurantes ou de outra natureza, pois, se atingiram estruturas internas, podem ter deixado sequelas pleurais e pulmonares e ser radiologicamente visíveis em estudos de imagem. Cicatrizes pequenas podem ter sido devidas a drenos torácicos para esvaziar derrames. Mais importantes são as cicatrizes das toracotomias. As causas de outras cicatrizes permitem o diagnóstico retrospectivo de suas causas e isso pode, algumas vezes, ser relevante.

Inspeção dinâmica

Frequência respiratória

A frequência respiratória (FR) é o número de respirações ou ciclos respiratórios (inspiração seguida de expiração) durante 1 minuto. As alterações da frequência respiratória normal chamam a atenção para a possibilidade de ocorrência de distúrbios respiratórios. Os valores médios para a frequência respiratória em adultos sadios, sob condições basais, mais citados na literatura, são de 12 a 20rpm (respirações por minuto). *Taquipneia* ou *polipneia* significa aumento da frequência respiratória (acima de 20 incursões respiratórias por minuto). A taquipneia pode estar presente sem dispneia e vice-versa. *Hiperventilação* é a ventilação (processo de troca de ar entre os pulmões e o meio, incluindo inspiração e expiração) maior do que a necessária para manter normal a eliminação de CO_2, com consequente redução da pressão parcial desse gás no sangue arterial ($PaCO_2$). Na *hipoventilação* ocorre o contrário. *Bradipneia* é a redução da frequência respiratória abaixo de 12 incursões por minuto. Bradipneia menor que 8rpm está associada com sedação e prognóstico adverso. *Apneia* refere-se à interrupção da respiração (ocorre reflexamente durante o ato da deglutição). O termo *eupneia* é usado quando a frequência respiratória e o ritmo respiratório são normais, não apenas para um ou outro isoladamente.

Em situação de repouso e relaxamento, o diafragma é o único músculo ativo e sua atividade se limita apenas à inspiração, visto que a expiração é um processo passivo, que se verifica à custa da força de retração elástica dos pulmões.

É conveniente não simplificar o processo de contagem dos ciclos respiratórios em frações de minuto, mas fazê-lo exatamente em 1 minuto e de maneira sub-reptícia, ocultada, enquanto finge que conta o pulso, por exemplo. A frequência respiratória é o único sinal vital que pode ser controlado voluntariamente e alguns pacientes, quando diretamente observados, podem experimentar aumento da frequência respiratória, mesmo involuntariamente.

As anormalidades da frequência respiratória nem sempre estão vinculadas à sensação de dispneia e não podem ser descritas como tal. *Dispneia* é a sensação de dificuldade de respirar ou de não ser capaz de respirar o suficiente para satisfazer uma necessidade; uma respiração difícil, laboriosa, desconfortável. Sendo, dessa forma, uma sensação subjetiva, como a dor, é o doente que informa se está ou não com dificuldade para respirar, e o observador constata apenas as alterações da frequência, do padrão, do ritmo, embora possa, em certos casos, *supor* que exista dispneia (por exemplo, taquipneia, sudorese, uso da musculatura acessória da respiração, esforço respiratório evidente), mas não afirmar, sendo preferível descrever o que observa. Assim, evidentemente, não tem sentido dizer que pacientes inconscientes apresentam dispneia, apesar de manifestarem sinais que comumente acompanham essa sensação, como alterações da frequência, padrão e ritmo respiratórios.

Padrão respiratório

Em relação aos movimentos respiratórios envolvendo o tórax e abdome, é importante verificar a coordenação entre ambos.

Na fadiga muscular inspiratória (diafragmática) ocorre alteração da sincronia toracoabdominal, chamada *respiração paradoxal* ou *sinal da gangorra*. Tal sinal indica a presença de fadiga diafragmática e deve ser pesquisado com o paciente em decúbito dorsal, o que nem sempre é factível em razão da piora que provoca na dispneia. Na fadiga diafragmática, os músculos acessórios envolvidos na inspiração tornam-se fundamentais e sua contração gera pressão negativa que aspira, suga o diafragma para cima, juntamente com o conteúdo abdominal, fazendo com que o abdome se deprima durante a inspiração. Em condições normais, a inspiração é acompanhada de protrusão do abdome e não depressão, visto que a contração do diafragma empurra o conteúdo abdominal para baixo. O diafragma fatigado, exausto, torna-se flácido, o que leva à contratura débil e permite assim que se desloque em direção cranial, provocando o abaixamento da parede abdominal.

Na paralisia dos músculos intercostais resultante de lesão medular cervical, ocorre um movimento paradoxal da parede torácica, que se desloca para dentro, e do abdome, que se desloca para fora, durante a inspiração. Tal alteração decorre da passividade da movimentação torácica.

Em portadores de doença pulmonar obstrutiva crônica (DPOC), com acentuada hiperinsuflação, o diafragma torna-se retificado e, não raramente, algo invertido. Essa disposição impede uma contração diafragmática eficaz, denotada pelo movimento para dentro da parede abdominal na inspiração. Esse movimento paradoxal é semelhante ao da paralisia diafragmática e tem sido considerado de valor preditivo de insuficiência respiratória (Fig. 2.21).

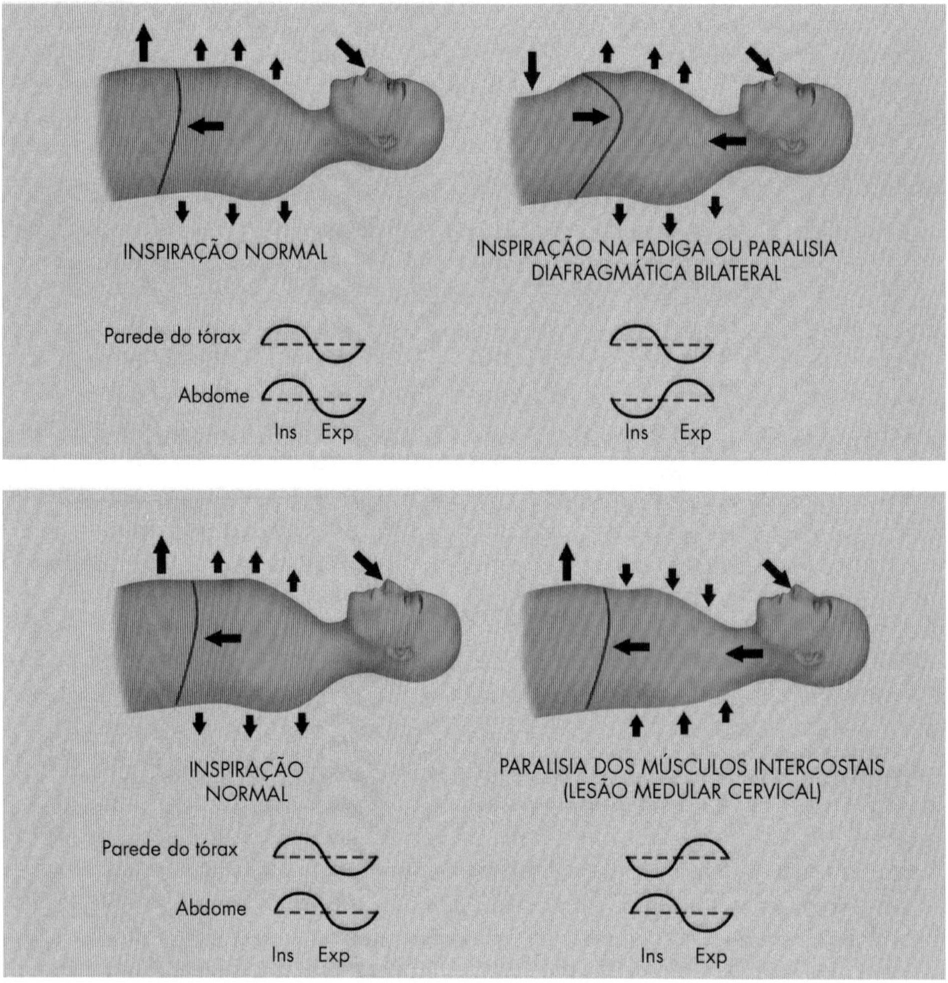

Figura 2.21 Padrões respiratórios A) na fadiga ou paralisia diafragmática bilateral e B) na paralisia dos músculos interscostais.

Alterações do ritmo respiratório

Várias são as alterações do ritmo respiratório que se observam na prática clínica. As principais, encontradas com maior frequência, são a *respiração periódica de Cheyne-Stokes*, o *ritmo respiratório de Kussmaul* e a *respiração de Biot*.

- **Respiração periódica de Cheyne-Stokes** – a respiração de Cheyne-Stokes[24], forma de respiração periódica mais comumente encontrada em clínica, é caracterizada por um padrão de oscilações cíclicas do volume corrente e da frequência respiratória com períodos de hiperpneia alternados com hipopneia ou apneia. Os períodos de apneia ou hipopneia são, às vezes, bastante longos, podendo chegar a 30 segundos ou mais, e os ciclos podem durar de 30 segundos a 2 minutos, notadamente durante o sono. Pode iniciar-se lentamente, apenas esboçado, para depois aparecer de forma clara, com as oscilações mencionadas. Quando o paciente se encontra acordado, o examinador deve solicitar que permaneça de olhos fechados, imóvel e em silêncio por alguns minutos, para melhor observar as oscilações mencionadas, visto que os movimentos e a excitação podem suprimi-las.

A respiração periódica de Cheyne-Stokes ocorre, mais comumente, na insuficiência cardíaca (Fig. 2.22). Ao que parece, a congestão pulmonar decorrente da insuficiência cardíaca estimula os receptores J vagais da parede alveolar que causam resposta hiperventilatória. Nessa condição, por razões desconhecidas, o limiar de apneia permanece próximo ao limiar de repouso. A hiperventilação reduz a pressão parcial arterial de CO_2 ($PaCO_2$) abaixo do limiar apneico, causando, portanto, apneia. A apneia provoca aumento do CO_2. Uma vez que a apneia ocorra, ela persiste até que os quimiorreceptores centrais e periféricos detectem que a $PaCO_2$ voltou a um nível adequado. Em razão do débito cardíaco reduzido, o tempo de circulação está aumentado e, dessa maneira, ocorre atraso dos quimiorreceptores centrais e periféricos na percepção das alterações da $PaCO_2$. Essa defasagem explica parcialmente a resposta hiperventilatória a uma $PaCO_2$ elevada, fazendo-a diminuir abaixo do limiar apneico e começar novo ciclo. É possível que outros eventos estejam envolvidos nesse mecanismo (hipoxemia, obstrução das vias aéreas durante o sono, diminuição da capacidade de difusão).

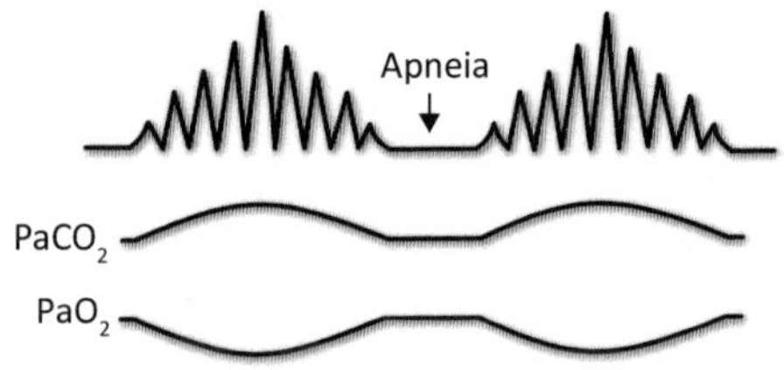

Figura 2.22 Respiração de Cheyne-Stokes.

24 John Cheyne (1777-1836), médico escocês. William Stokes (1804-1878), médico irlandês. As publicações de Stokes sobre esse tipo de respiração datam de 1846, após a morte de Cheyne que, pelo visto, teve a primazia de descrevê-la primeiro. Existe uma publicação de Cheyne datada de 1818, mas não consultada pelos autores deste livro: Cheyne J. A case of apoplexy in which the fleshy part of the heart was converted into fat. Dublin Hospital Reports, 1818;2:216-23. Reprinted in F. A. Willius & T. E. Keys: Cardiac Classics, 1941, p. 317-20.

O padrão respiratório de Cheyne-Stokes pode ser idiopático e também observado nas lesões cerebrais que se acompanham de hipertensão intracraniana, nas intoxicações por medicamentos depressores do SNC (morfina, barbitúricos etc.), na hiponatremia, nos acometimentos cerebrais por insuficiência de irrigação sanguínea, tumores cerebrais, encefalopatia metabólica tóxica, intoxicação por monóxido de carbono e nas lesões medulares. Observa-se também tal padrão respiratório durante o sono, em grandes altitudes. Por imaturidade do SNC, os recém-nascidos podem respirar periodicamente, fenômeno que tende a desaparecer quando a criança atinge a idade de 1 mês.

- **Respiração de Kussmaul** – esse padrão respiratório foi descrito pela primeira vez pelo celebrado médico alemão Adolf Kussmaul (1822-1902), em 1874, em pacientes diabéticos em coma (Fig. 2.23). O coma que se desenvolve em consequência da cetoacidose diabética já foi conhecido como "coma de Kussmaul" e o padrão respiratório que ocorre nesses pacientes ainda é chamado de respiração de Kussmaul. A hiperpneia corresponde a aumento anormal na profundidade e frequência dos movimentos respiratórios. A forma de hiperpneia conhecida como respiração de Kussmaul é caracterizada por padrão regular, frequência respiratória moderadamente rápida, volume corrente anormalmente elevado, associados a esforço respiratório pouco evidente. A respiração de Kussmaul ocorre na acidose metabólica. Embora facilmente observada, quando tal estado acidobásico é grave, ela pode estar presente em pacientes menos acidóticos e ser negligenciada. A respiração de Kussmaul é particularmente efetiva porque a ventilação do espaço morto é minimizada (a compensação respiratória dos estados acidóticos visa eliminar CO_2).
- **Respiração de Biot** – Armand Trousseau (1801-1867) e Sigismond Jaccoud (1830-1913) já haviam descrito um padrão respiratório irregular em pacientes com meningite e imaginaram tratar-se de uma respiração agônica (Fig. 2.24). Entretanto, foi Camile Biot (1850-1918) que a caracterizou e a diferenciou do padrão respiratório de Cheyne-Stokes, tendo considerado todas essas observações anteriores. Ele escreveu dois artigos, nos quais se refere a esse padrão respiratório. O primeiro deles trata-se de estudo sobre a respiração de Cheyne-Stokes, mas em *postscriptum* diz ter observado em paciente com meningite movimentos respiratórios irregulares que diminuíam e aumentavam, com períodos de apneia, diferentemente do padrão cíclico de Cheyne-Stokes. Inicialmente, ele de-

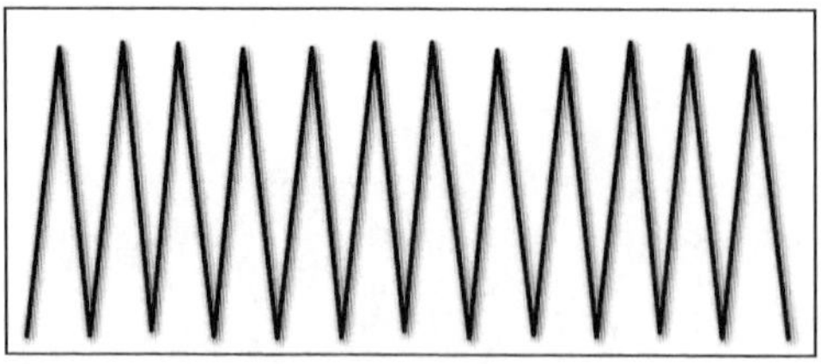

Figura 2.23 Respiração de Kussmaul.

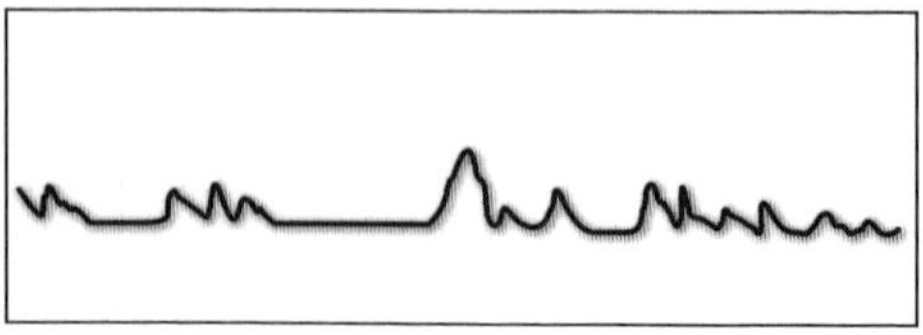

Figura 2.24 Ritmo respiratório de Biot.

nominou esse padrão respiratório de "ritmo meningítico". Atualmente, pacientes com este tipo de respiração são logo entubados e colocados sob ventilação mecânica, sendo por isso um padrão respiratório muito pouco observado e quase nunca mencionado. Ele persiste sendo descrito como um padrão respiratório anárquico, cujas fases hiperventilatórias são abruptas no início e no final, sem o crescendo-decrescendo característico do Cheyne-Stokes. Os esforços respiratórios podem variar em intensidade e os períodos intervenientes de apneia podem ser desiguais e irregulares. A respiração de Biot é comumente o resultado de lesão cerebral grave e seu mecanismo preciso não é conhecido.

- **Outras alterações do ritmo respiratório** – as doenças obstrutivas das vias aéreas, dependendo do local da obstrução, podem ocorrer com expiração ou inspiração prolongada. Nas obstruções altas, a fase inspiratória está aumentada. Nas obstruções difusas das vias aéreas inferiores, a fase expiratória é mais longa, como na doença pulmonar obstrutiva crônica (DPOC) e na asma aguda.

  Nas pessoas com doenças restritivas, cuja distensibilidade da parede torácica e/ou dos pulmões está diminuída (redução da complacência), as respirações estão diminuídas em amplitude e mais rápidas.

  O padrão irregular de respiração, com inspirações profundas frequentes (suspiros), é observado em pacientes ansiosos e só muito raramente vinculado à doença estrutural do pulmão. Nesse tipo respiratório, comumente chamado de "respiração suspirosa", o paciente informa a necessidade premente de respirar profundamente (suspiro) e que tal incursão não é satisfatória, embora não apresente nenhum sinal objetivo de doença respiratória.

Alterações da expansibilidade torácica

Os movimentos respiratórios constam da expansão inspiratória e da retração expiratória da caixa torácica, que normalmente são iguais nos dois hemitórax[25]. No entanto, em casos de doenças, esses movimentos podem modificar-se e, dessa forma, pode ser observado aumento ou redução da sua amplitude ou assimetrias de movimento, quando um lado se expande menos que outro. Assim, as alterações da expansibilidade podem ser unilaterais, bilaterais ou localizadas. O aumento bilateral da amplitude dos movimentos respiratórios ocorre na respiração de Kussmaul, referida anteriormente, bem como nas situações de grandes emoções e naquelas onde o metabolismo está aumentado. Nessas duas últimas situações, o aumento do volume ventilatório, com ou sem aumento da frequência respiratória, é denominado *hiperpneia*.

A redução da expansibilidade de um hemitórax ocorre nos derrames pleurais volumosos, no pneumotórax, nos acometimentos que produzem dor ventilatório-dependente, nas atelectasias envolvendo brônquios de grosso calibre, no fibrotórax, na destruição pulmonar resultante de grandes sequelas de tuberculose e, enfim, em todas as condições

25 O plural de tórace é *tóraces*, porém *tórax* é invariável e tanto se aplica ao singular como ao plural. As palavras terminadas em x como o som de *cs* (tórax, ônix, bórax) não têm flexão de número.

que impedem a incursão respiratória normal de um só pulmão. A presença de assimetria deve ser verificada, pela inspeção e palpação, com o paciente sentado e com as mãos sobre os joelhos, examinado pela face posterior. Deve-se atentar para os movimentos das escápulas, notadamente para os ângulos superointernos ou os acrômios. As alterações localizadas são bem mais difíceis de observar, passam geralmente despercebidas e podem ocorrer nos casos de pequeno derrame encistado e pequenas atelectasias.

O *sinal de Hoover*[26] pode estar presente em pacientes com hiperinsuflação pulmonar, notadamente em portadores de DPOC com componente enfisematoso acentuado. Em tais pacientes o diafragma está retificado, de tal maneira que sua contração produz deflexão da parte inferior do tórax. O diafragma está desviado para baixo e achatado pela hiperinsuflação pulmonar, produzindo deflexão da parte inferior do tórax e aproximação das margens costais à inspiração. No indivíduo normal, estando o diafragma em forma de cúpula, não só não haverá a deflexão mencionada, como também as margens costais se afastam na inspiração.

Retrações torácicas inspiratórias

Normalmente, no início da inspiração, observa-se, nos espaços intercostais inferiores, ligeira depressão. Essa retração é fisiológica (*tiragem fisiológica*). Em certas condições patológicas pode haver exagero de tais retrações, com depressão dos espaços intercostais durante toda a inspiração. A *tiragem* pode ser também observada nas fossas supraclaviculares e na fossa supraesternal. As tiragens mais típicas e intensas ocorrem nas obstruções das vias aéreas superiores (espasmos, tumores, inflamações, corpo estranho). As manifestações clínicas comuns na obstrução da faringe ou laringe constam de dispneia, estridor em repouso ou ao esforço, que pode ocorrer de forma aguda ou crônica. O aumento da resistência das vias aéreas causa retrações torácicas inspiratórias. Entretanto, o obstáculo das vias aéreas pode ser difuso e intenso, como no broncospasmo grave em asmáticos. Nesse caso, a tiragem é também generalizada. Obstrução alta significativa, porém parcial, além de tiragem, pode produzir cornagem. Em paciente ventilado mecanicamente, pode significar obstrução da cânula endotraqueal ou do tubo de traqueostomia. Nas obstruções altas, a tiragem pode vir acompanhada de cornagem ou traqueísmo (estridor). A tiragem também ocorre nas dispneias intensas.

Uso da musculatura acessória

Numerosos são os músculos envolvidos na respiração. Os músculos primários são o diafragma e os intercostais, responsáveis pelos movimentos do ciclo respiratório, estando o indivíduo em repouso e mesmo durante esforços físicos, na dependência da intensidade. Os músculos secundários ou acessórios da respiração (esternocleidomastóideos, escalenos, trapézio, peitorais, intercostais internos e músculos abdominais) auxiliam os músculos primários. No entanto, na respiração normal, em repouso, esse auxílio é quase inexistente, mas ocorre quando as demandas ventilatórias se acentuam. Exercí-

---

26 Charles Franklin Hoover (1865-1925), médico norte-americano.

cios intensos são acompanhados de aumento da demanda ventilatória e da consequente participação da musculatura acessória. Esse fenômeno, certamente, destina-se a evitar a insuficiência respiratória, tanto quanto a dispneia intensa. A necessidade de um trabalho respiratório aumentado recruta a musculatura acessória. Nessas circunstâncias, pode ser observado, na dependência da intensidade da causa, que os ombros se elevam para expandir o tórax; as costelas se expandem mais para fora com a inspiração; a boca abre; a coluna retifica; as excursões abdominais aumentam; se o paciente apresenta obstrução significativa ao fluxo aéreo, ocorre tiragem generalizada na inspiração; os músculos esternocleidomostóideos tornam-se tensos. Na fraqueza dos músculos respiratórios, ocorre respiração paradoxal.

O uso da musculatura acessória da respiração é muito evidente nos casos avançados de DPOC e na asma aguda. Mais de 90% dos pacientes com exacerbações agudas de DPOC apresentam uso de musculatura acessória. A necessidade de aumento do trabalho respiratório, em face das vias aéreas obstruídas, recruta a musculatura respiratória secundária; adicionalmente, o estado de hiperinsuflação do tórax torna os músculos respiratórios, notadamente o diafragma, em nítida desvantagem comprimento-tensão. Nos casos graves, o diafragma torna-se não funcionante, sendo aspirado para cima durante a inspiração. Diante disso, os músculos acessórios inspiratórios e expiratórios são recrutados e, em alguns pacientes, na tentativa de obter uma ventilação máxima ocorre incoordenação completa da ação desses músculos. Pacientes cronicamente enfermos mostram hipertrofia dos escalenos e esternocleidomastóideos. Nos casos de DPOC e asma, o uso da musculatura acessória da respiração é facilitado por certas posturas do paciente que servem como "pontos de ancoragem". Em tais situações, o paciente prefere ficar sentado, inclinado para diante e, muitas vezes, apoiando as mãos nos joelhos ou nos braços do assento. O uso da musculatura acessória pode ser observado, além das situações mencionadas, na insuficiência cardíaca congestiva, na síndrome de angústia respiratória do adulto, pneumonia, embolia pulmonar, pneumotórax.

Palpação

Na palpação do tórax deve ser observada a seguinte sequência:

- Exame das partes moles.
- Sensibilidade do tórax.
- Mobilidade respiratória do tórax.
- Pesquisa dos frêmitos.

Exame das partes moles

As contraturas torácicas constituem reflexo de defesa, mais comumente observadas ao nível do trapézio, dos escalenos, dos peitorais e dos músculos intercostais. O acometimento da pleura parietal geralmente produz dor e contratura dos músculos intercostais correspondentes. À palpação, nota-se que a massa muscular contraída é rija, resistente à compressão. O método de verificação de tais contraturas consta da palpação realizada com a ponta de um ou dois dedos (indicador e/ou médio), com compressões rápidas e alternadas, fortes e leves, comparando com os músculos de outras regiões. A contratura dos escalenos e a dos esternocleidomastóideos ocorrem na asma grave.

A presença de ar no tecido adiposo subcutâneo ou no plano musculoaponeurótico do tórax constitui o *enfisema subcutâneo*, que pode também comprometer pescoço, face e membros superiores. À palpação, nota-se crepitação gasosa nos tecidos moles, percebida como pequenas bolhas de ar em movimento. Tal é constatado quando se encosta a mão ou o dedo na região envolvida. Ocorre nos traumatismos torácicos (lesão pulmonar por costelas fraturadas, perfuração do esôfago, lesões traqueais e brônquicas) e procedimentos médicos (endoscopia, cateter venoso, entubação, broncoscopia). A ruptura de bolhas pulmonares pode levar ao pneumomediastino e consequente enfisema subcutâneo. Na perfuração da pleura por costela fraturada, a entrada de ar através de seu folheto visceral causa enfisema subcutâneo, que pode ser a primeira pista.

Esforços excessivos podem comprometer grupamentos musculares causando dor, que se confunde com outros acometimentos mais graves. Um exemplo é o de dor do músculo peitoral por esforço frequente com o membro superior desse lado, como as mães que levantam seus filhos apenas de um lado muitas vezes ou situações semelhantes de esforço físico.

As massas flutuantes são geralmente abscessos (empiema de necessidade prestes a romper, actinomicose ou tuberculose).

A pesquisa de adenomegalias (Fig. 2.25 e Quadro 2.26) é da maior relevância em face do seu alto valor semiológico. As adenomegalias supraclaviculares, por exemplo, são fre-

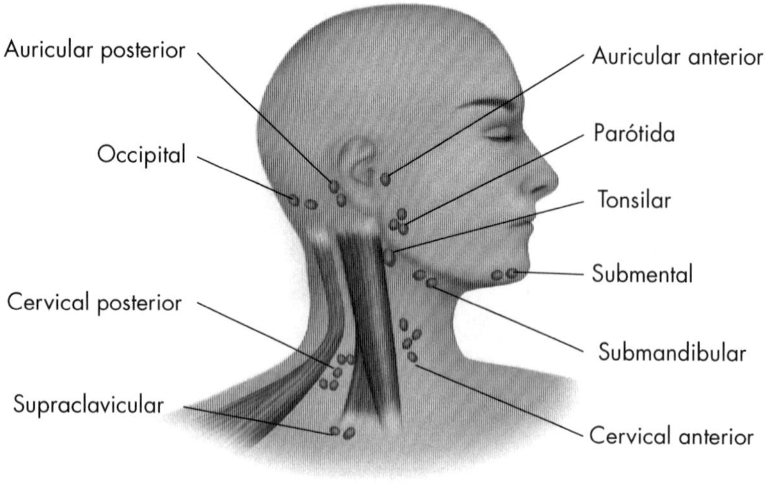

Figura 2.25 Nódulos linfáticos da cabeça e pescoço.

Quadro 2.6 Grupos de linfonodos.

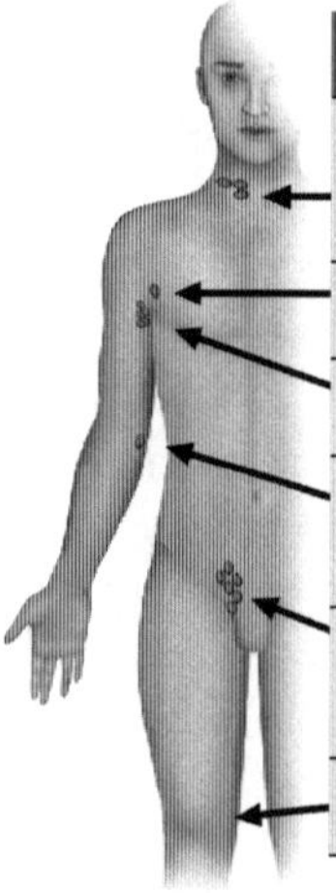

Grupo do linfonodo – Número	Drenagem
Supraclavicular (2–4)	Lado direito: mediastino, pulmões Lado esquerdo: abdome
Deltopeitoral (1–2)	Braço
Axilar (20–30)	Braço, peito, tórax, pescoço
Epitroclear (1–2)	Lado medial do braço abaixo do cotovelo
Inguinal (12–20)	Extremidade inferior, genitália, nádega e parede abdominal abaixo do umbigo
Poplíteo (6–7)	Perna inferior

quentes nas neoplasias malignas intratorácicas e podem evitar procedimentos invasivos diagnósticos, pois são facilmente acessíveis. Ademais, doenças diversas que podem cursar com adenomegalias podem afetar os pulmões. A região cervical contém um número expressivo de linfonodos, muito representativos do sistema reticuloendotelial, e faz parte do exame clínico do pneumopata. As doenças mais relevantes que podem produzir adenomegalias incluem câncer de pulmão, linfomas, tuberculose, sarcoidose e infecção pelo HIV.

Em cerca de 80% dos casos de adenomegalias em jovens a etiologia é benigna. Quando as adenomegalias aparecem após os 50 anos de idade, a etiologia é uma neoplasia maligna em 60% das vezes.

Para a palpação da traqueia, notadamente para a pesquisa de desvios, a cabeça do paciente deve estar levemente dobrada para relaxar os esternocleidomastóideos. Em seguida, o examinador compara o espaço entre a traqueia e ambos os esternocleidomastóideos. As pontas dos polegares são então colocadas nos espaços entre a traqueia e os esternocleidomastóideos, próximos à inserção desses músculos no esterno e clavículas, avaliando-se a existência de desvios. O esternocleidomastóideo direito é levemente mais proeminente.

Sensibilidade do tórax

A dor que tem origem na parede do tórax pode dar ensejo, como mencionado anteriormente, a confusão diagnóstica. Uma delas, já descrita no item Dor torácica, p. 42, é a inflamação das junturas cartilaginosas costocondrais (costocondrite). O diagnóstico é inferido pelo fato de que existe dor à palpação, localizada em uma ou mais cartilagens costais. Na *síndrome de Tietze*, ocorrem vermelhidão e edema das articulações costais comprometidas. Os locais mais comuns de pericondrite são a segunda, terceira e quarta cartilagens costais, mas qualquer outra parte pode estar envolvida e é mais comum que seja apenas uma, em geral a segunda ou terceira. A dor pode ser referida nos membros superiores ou ombros e é ventilatório-dependente (piora com espirros, tosse e incursões respiratórias forçadas). A artrite infecciosa da articulação esternoclavicular pode também se prestar a confusão diagnóstica de dor torácica. Deve ser lembrado que as articulações costocondrais podem ser acometidas pela artrite reumatoide, síndrome de Reiter[27] e espondilite anquilosante.

São doze as costelas de cada lado do corpo. As primeiras sete costelas e, às vezes, a oitava são ligadas ao esterno por meio de suas cartilagens costais e, por isso, denominadas *costelas verdadeiras*. Das cinco costelas remanescentes, ditas *falsas costelas*, a oitava, a nona e a décima se unem por sua extremidade à cartilagem da costela imediatamente acima. As extremidades anteriores das 11ª e 12ª costelas são livres, não se unem ao esqueleto, sendo, por isso, chamadas de *costelas flutuantes*. As articulações intercartilaginosas das oitava, nona e décima costelas são formadas por tecido fibroso e não por cartilagem e, assim, suscetíveis de dano por traumatismo. Elas podem separar-se como resultado do traumatismo e produzir dor ao tocar o nervo intercostal com certos movimentos do tórax, sentida na parte superior do abdome ou costal inferior. A décima costela é mais comumente acometida. Não raro, os pacientes relatam estalo ou sentem mesmo que as costelas inferiores estão deslizando quando inclinam o tórax lateralmente ou o hiperestendem para o lado oposto. Puxar para adiante a costela ou costelas afetadas com os dedos em forma de gancho (manobra do gancho) reproduz os sintomas. A menos que estejam calcificadas, as cartilagens costais não são visíveis radiologicamente. Em língua inglesa essa condição é chamada de *tip rip syndrom* (algo como "síndrome da ponta da costela") e entre nós como costela(s) deslizante(s).

A palpação torácica é muito importante nas fraturas de costelas. A dor é referida com os movimentos respiratórios e pode ser intolerável à palpação no exato local da fratura. Um modo de verificar sua existência é palpar o tórax apoiando uma das mãos nas costas do paciente e comprimir o esterno com a outra, o que pode ocasionar dor no ponto da fratura. Outra manobra é comprimir as costelas, uma de cada vez, longe do ponto doloroso. A fratura produzida pela tosse pode passar despercebida quando não se realiza a palpação. As fraturas produzidas pela tosse acometem qualquer das costelas, da 5ª a 10ª, e estão localizadas anterior (inserções do serrátil anterior) ou posteriormente (inserções do oblíquo esterno do abdome).

Pontos dolorosos limitados a um espaço intercostal, estendendo-se do esterno à raque, devem-se à neuralgia intercostal ou radiculite. Tal condição tem origem nas raízes nervosas ou na coluna cervicodorsal. Há hiperalgesia da pele da região acometida da distribuição do nervo intercostal afetado.

Mobilidade respiratória do tórax

A mobilidade respiratória pode também ser verificada pela palpação, colocando-se as mãos abertas, uma em cada hemitórax, em dois ou três níveis. Solicita-se, então, que o paciente respire mais profundamente que o normal. Na normalidade, os movimentos

27 Hans Reiter (1881-1969), médico alemão.

são sincrônicos e de mesma amplitude. Uma anormalidade deve existir se for notada assimetria de movimento, quando uma das mãos se desloca mais do que a outra.

Pesquisa de frêmitos

Frêmito toracovocal[28]

O frêmito toracovocal (FTV) corresponde à percepção tátil dos ruídos vocais, recolhida com a mão espalmada sobre o tórax. É preferível empregar uma só mão e sempre a mesma, colocada em regiões simétricas, alternada e comparativamente. O doente será solicitado a falar em voz alta, repetindo as mesmas palavras, como, por exemplo, o clássico "trinta e três". O FTV está aumentado nas consolidações pulmonares periféricas com brônquios permeáveis e nas cavidades vazias e superficiais que se comunicam com brônquios permeáveis. A diminuição ou abolição do frêmito ocorre quando, entre o pulmão e a pleura, interpõem-se materiais anormais, como nos derrames pleurais, pneumotórax, espessamento pleural, tumores pleurais ou na estenose brônquica. Deve ser lembrado que o FTV é quase sempre mais intenso nas zonas superiores do tórax. Na obesidade exagerada, na anasarca, nas pessoas musculosas e no enfisema subcutâneo, o FTV está diminuído.

Frêmito brônquico

Corresponde à percepção tátil pela mão espalmada sobre o tórax dos ruídos produzidos pelos estertores. Quase sempre o frêmito brônquico dos estertores bolhosos se modifica com a tosse (Fig. 2.26).

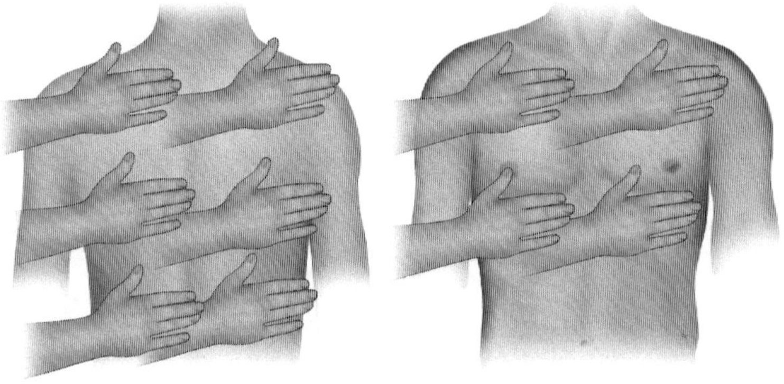

Figura 2.26 Percepção tátil do frêmito brônquico.

Frêmito pleural

Corresponde à percepção tátil pela mão espalmada sobre o tórax, do atrito pleural, mais bem sentido na inspiração. A tosse não modifica esse frêmito. Pode estar localizado em qualquer parte do tórax e ser confirmado pela ausculta̧ção do atrito pleural.

28 O sinônimo mais adequado para frêmito, nesse contexto, é vibração.

Percussão

O método semiológico da percussão foi criado pelo médico austríaco Leopold Elder Von Auenbrugger (1722-1809), dado a conhecer por meio do seu opúsculo de 95 páginas, publicado em 1761, sob o título *Inventum Novum Ex Percussione Thoracis Humani, ut Signo Abstrusos Interni Pectoris Morbus Detergendi.* Essa invenção não teve boa acolhida, exceto de Albrecht Von Haller (1708-1777), que lhe foi favorável. No entanto, o método só veio a ter divulgação quando foi traduzido para o francês por Jean Nicolas Corvisart (1775-1821), médico de Napoleão Bonaparte, que ensinou a técnica a seus alunos, entre eles o genial René Théophile Hyacinthe Laënnec (1781-1826), que viria a se tornar um dos maiores clínicos de todos os tempos. O método novo constituiu significativo avanço naquele tempo, pois ele e a auscultação eram os únicos meios para investigação e diagnóstico das doenças do tórax.

Dois métodos podem ser usados para percutir o tórax. No método direto, mediato, a percussão se faz diretamente sobre a parede torácica e de maneira comparativa (método de Auenbrugger e Laënnec), por meio de uma substância interveniente, chamada de plexímetro, colocada contra a parede do tórax. Antigamente, o plexímetro era feito de marfim ou de madeira, ou mesmo uma moeda era usada, embora a maioria dos clínicos use agora o dedo médio de uma de suas mãos (plexor), como mostra a figura 2.27, para percutir sobre o dedo médio da outra mão (plexímetro), colocado sobre a parede do tórax e imprimindo certa pressão (percussão digitodigital). Não é o cotovelo nem o punho do médico que se movimentam, senão apenas a extensão e a flexão do punho. Não se deve colocar a palma inteira e todos os dedos da mão em contato com o tórax, mas apenas a palma do dedo médio. Por esse método o som obtido em uma localização de um lado é comparado com o som obtido na localização correspondente do lado oposto (método comparativo). Evidentemente, na percussão comparativa é mais fácil identificar alterações localizadas em um hemitórax. As alterações bilaterais, por definição, são mais difíceis de identificar usando a percussão comparativa.

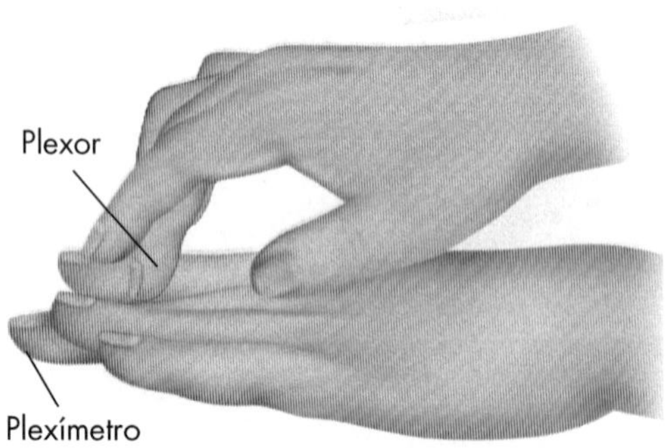

Figura 2.27 Método para percutir o tórax.

A percussão topográfica, inventada por Pierre-Adolphe Perry (1794-1879) em 1828, usando o método digitodigital, tem a finalidade de demarcar e delinear uma área de macicez pela percussão para determinar os limites de órgãos ou parte de órgãos. É usada para determinar a excursão diafragmática e identificar um alargamento hepático ou cardíaco. No caso do fígado, ele geralmente se desloca cerca de 5cm para baixo na inspiração. Esse deslocamento é menor em pacientes com DPOC com hiperinsuflação significativa. Quando se usa a percussão topográfica para determinar a excursão diafragmática, deve-se localizar o ponto de transição entre maciços e ressonância na parte inferior e posterior tórax, primeiro durante inspiração forçada e depois expiração forçada. A distância entre esses dois pontos é a excursão diafragmática que, em pessoas normais, varia de 3 a 6cm (radiograficamente de 5 a 7cm). Geralmente, a percussão da face anterior do hemitórax direito obtém som claro até ao nível da quinta costela, mudando para submaciço e maciço (fígado). No hemitórax esquerdo, o som é claro até a quarta costela, passando a submaciço devido à presença concomitante de coração/pulmão, posteriormente maciço causado pelo coração sem a interposição de pulmão (exceto na DPOC) e, por fim, timpanismo no espaço de Traube (exceto se houver esplenomagalia), pela presença da bolha de ar gástrica e de ar na curvatura esplênica do cólon. Na região axilar direita, som claro é obtido até a ao nível da sétima costela, pois abaixo o som é maciço (fígado). Na região axilar esquerda, o som é claro até a sétima costela e timpânico abaixo dela (espaço de Traube). Na face posterior direita do tórax, o som é claro até a nona ou décima costela e maciço logo abaixo pela presença do fígado. No lado esquerdo, o som é claro até a nona ou décima costela e maciço em razão da presença do baço e do rim. O quadro 2.7 organiza e sumaria esses achados.

Tem sido recomendado desde há muito que na percussão digitodigital devem ser dados apenas dois golpes suaves e rápidos por vez, em cada local, passando ao outro lado simetricamente, podendo repetir essa manobra quantas vezes desejar (vai e volta), até distinguir claramente se há ou não diferença sonora. Golpes muito fortes não dão melhores resultados. Um pouco mais de força nos golpes deve ser usado em pessoas obesas, musculosas ou em regiões onde existe musculatura mais espessa, como na região peitoral ou supraespinhosa. O paciente deve estar sentado com suas mãos sobre os joelhos, relaxado. A axila e a face lateral do tórax devem ser percutidas.

Embora a percussão da área cardíaca careça de valor clínico, a percussão na face anterior do tórax, visando obter informações sobre acometimentos pleuropulmonares, deve levar em consideração que parte do ventrículo esquerdo está coberta pela língula, podendo ser obtido um som submaciço nessa área. Evidentemente que nas cardiomegalias a submacicez é substituída por macicez. Aspectos constitucionais interferem com a sonoridade à percussão da área cardíaca.

Quadro 2.7 Sons obtidos em resposta à percussão de tórax normal.

Hemitórax direito	Anterior	Som claro até a quinta costela e abaixo maciço (fígado)
	Lateral (axilar)	Som claro é obtido até ao nível da sétima costela, pois abaixo o som é maciço (fígado)
	Posterior	Som é claro até a nona ou décima costela e maciço logo abaixo pela presença do fígado
Hemitórax esquerdo	Anterior	Som é claro até a quarta costela, passando a submaciço devido à presença concomitante de coração/pulmão, posteriormente macicez causada pelo coração sem a interposição de pulmão (exceto na DPOC) e, por fim, timpanismo no espaço de Traube (exceto se houver esplenomegalia), pela presença da bolha de ar gástrica e presença de ar na curvatura esplênica do cólon
	Lateral (axilar)	Som é claro até a sétima costela e timpânico abaixo dela (espaço de Traube)
	Posterior	Som é claro até a nona ou décima costela e maciço em razão da presença do baço e do rim

Na normalidade, o espaço de Traube[29] é timpânico[30], submaciço na porção inferior do esterno e maciço sobre a área cardíaca. O som que não se assemelha a nenhum desses, claramente identificável, nítido, corresponde ao *som claro pulmonar*. É difícil descrever com palavras qualidades sonoras, sendo necessário que se percuta com a técnica adequada e orientação docente. A macicez à percussão do espaço de Traube se deve à esplenomegalia.

Fora das regiões acima mencionadas, som maciço ou submaciço pode ser recolhido à percussão nas consolidações pulmonares (pneumonia, infarto, tumor periférico), atelectasias e nos processos pleurais (derrame, espessamento, tumores). O timpanismo ocorre em pacientes com doença pulmonar obstrutiva crônica, notadamente naqueles com fenótipo predominantemente enfisematoso, nos grandes cistos, na asma grave e no pneumotórax. Nos derrames pleurais, quando a percussão do 7º ao 11º espaço intervertebral produz som maciço ou submaciço, diz-se que o *sinal de Signorelli*[31] está presente. Ao contrário, na atelectasia, a percussão dessas vértebras produz som claro, pulmonar, pela expansão compensatória do pulmão oposto. Deve ser lembrado que nenhuma alteração

29 O espaço de Traube corresponde a uma área localizada nas partes anterior e inferior esquerdas do tórax, sobre a qual o ar do estômago produz sonoridade timpânica à percussão. Ludwig Traube (1818-1876), médico alemão.

30 Diz-se que é timpânico o ruído que se assemelha ao som de um tambor produzido pela percussão. Neste livro preterimos a expressão hipersonoridade. Alguns autores os utilizam como sinônimos.

31 Não confundir com outro sinal de Signorelli, descrito por Angelo Signorelli, médico italiano, 1876-1952, e que consta de sensibilidade dolorosa à pressão retromandibular observada na meningite. O sinal obtido à percussão da coluna nos derrames pleurais é atribuído a um Signorelli, não identificado pelos autores deste livro. A única informação obtida foi oriunda da seguinte publicação: Signorelli. Di um nuovo d'indagine diagnostica: la percussione della colonna vertebrale. Policlin. Roma 1902-1903. IX. p. 1345-1348. Esta referência, como se vê, não fornece o nome completo do autor e foi encontrada no Lehrbuch der Perkussion und Auskultation, de Ernst Edens. Berlim: Julius Springer, 1920. p.197.

será notada à percussão se a anormalidade está localizada no parênquima pulmonar a uma distância maior que 6cm da parede torácica. Lembrar também que a percussão é influenciada por diversos fatores, como em pessoas com grande massa muscular, excesso de tecido adiposo, edema, inflamação e deformidades parietais. Não raro, essas dificuldades são insuperáveis e não é possível obter dados concretos a partir da percussão.

Auscultação

Estima-se que a auscultação do tórax é prática antiga e há referências de que foi utilizada com finalidade diagnóstica no século IV a.C. entre os gregos. Uma manobra herdada dessa gloriosa era de Péricles foi ensinada por muitos séculos e descrita em livros celebrados de semiologia médica até princípios do século XX. Essa manobra era denominada pesquisa do ruído de *sucussão hipocrática*, no qual o médico, colocando a orelha colada à face posterior do tórax do doente, que deveria estar em posição sentada, lhe imprimiria diversos abalos, deslocando-o lateralmente. No hidropneumotórax (presença de ar e líquido na cavidade pleural), ouvia-se um ruído semelhante ao que se produz quando se agita um recipiente com água. Até princípios do século XIX a auscultação do tórax era sempre realizada colocando-se diretamente a orelha sobre o tórax do enfermo (auscultação direta). Mesmo em princípios do século XX, alguns textos consagrados de semiologia médica publicados no Brasil ainda recomendavam que se deixasse o estetoscópio "para o exame de certas regiões como as fossas supraclaviculares, o côncavo da axila etc.", preferindo-se a auscultação direta ou imediata. A clínica médica ganha um notável avanço com o advento de um dos mais destacados médicos de todos os tempos, chamado René-Théophile-Hyacinthe Laënnec (1781-1826), imortalizado pela invenção do estetoscópio em 1819 e pela publicação das diversas edições do seu magnífico livro *Traité de l'auscultation médiate*, notadamente as edições de 1819 e 1823. Na primeira, esse extraordinário médico, muito afeito à anatomia patológica, relaciona cada sinal identificado na percussão ou na auscultação em correspondência com as lesões anatomopatológicas. Na segunda edição, descreve cada doença em seus aspectos diagnósticos, sua patologia e seu tratamento. Esse foi o mais importante tratado de doenças torácicas escrito até então. Foi ele quem primeiro descreveu e diferenciou a bronquiectasia (notada primeiramente pelo seu auxiliar Cayol), o pneumotórax e o hemotórax. Fez descrições magistrais sobre pneumonias, inclusive sobre seus detalhes anatomopatológicos, tanto quanto do enfisema pulmonar. Descobriu o tubérculo anatômico. Como se não bastasse, criou os termos egofonia, pectorilóquia, estertores sibilantes e sonoros, além de outros. Além disso, era homem modesto, generoso, humilde e, no dizer de Garrison "com respeito à sua própria obra, cuidou mais para que ela fosse proveitosa para a posteridade de que servisse para sua própria fama". Os primeiros estetoscópios foram tubos de madeira e muitos aperfeiçoamentos foram feitos até que se obtivessem modelos modernos biauriculares, cuja estrutura geral é mostrada na figura 2.28[32].

---

32 A palavra binaural, não dicionarizada no Brasil, refere-se, provavelmente, ao emprego de dois canais separados (no caso os dois tubos do estetoscópio) para a transmissão sonora, criando a impressão de profundidade.

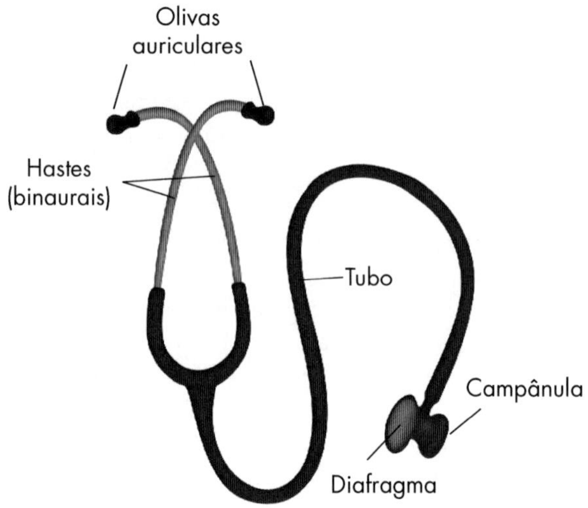

Figura 2.28 Partes de um estetoscópio.

Para a realização da ausculta torácica, deve-se atentar para as seguintes recomendações:

- Ambiente silencioso.
- Posição cômoda do paciente e do médico.
- Se possível, o paciente deve estar sentado, sem inclinação do tronco. O examinador deve colocar-se ao lado do paciente para a auscultação.
- Como os ruídos de sopro na boca e no nariz podem ser transmitidos ao tórax e interpretados como se fossem ruídos adventícios, o paciente deve ser solicitado a respirar pela boca entreaberta e não fazer ruídos.
- A ausculta indireta ou mediata realiza-se com o auxílio de um bom estetoscópio.
- Para que não se ultrapasse os limites do pulmão, usa-se a regra prática de situar seus limites, aproximadamente quatro dedos transversos abaixo do ângulo da escápula, de ambos os lados.
- A auscultação deve ser simetricamente realizada, iniciando-se pela face posterior do tórax, passando em seguida às faces laterais e, finalmente, à face anterior.
- Antes de iniciar a auscultação, deve-se solicitar ao paciente que tussa e que inspire profundamente duas ou três vezes.
- Constitui erro crasso só examinar áreas que se imagina convenientes, bem como colocar o estetoscópio por cima de vestes.
- Pacientes não cooperativos podem levar a um exame inadequado e induzir a erros.
- Em ausculta mais demorada, devem-se fazer algumas pausas para evitar hiperventilação.

- Da mesma forma que na percussão, a auscultação do tórax é comparativa.
- Na prática pneumológica, não existe necessidade de considerar diferenças relativas a gênero e idade na auscultação pulmonar.

Ruídos respiratórios normais e suas alterações

O ritmo respiratório normal consta de movimentos inspiratórios que sucedem regularmente os expiratórios, sendo aqueles de duração menor do que estes, em uma proporção, em geral, de 3 para 1. A duração mais prolongada da fase inspiratória do ciclo é percebida pela auscultação. Os dois produzem ruídos, porém o ruído inspiratório é mais alto. Esses ruídos, denominados ruídos ou sons respiratórios normais, não são uniformemente audíveis em toda a extensão do tórax. São mais audíveis nas proximidades das grandes vias aéreas, visto que o som produzido na laringe e traqueia se difunde e se mistura com o murmúrio vesicular (MV) nas regiões superiores, esmaecendo-se à medida que a ausculta prossegue em direção às bases, locais onde praticamente só se ouve o MV.

Os ruídos respiratórios normais correspondem ao *sopro glótico* ou *ruído laringotraqueal normal*, produzido pela passagem de ar através da glote e subglote, e ao *murmúrio vesicular*, resultante da passagem de ar através das vias aéreas mais proximais e dos bronquíolos respiratórios e dos ácinos (estruturas distais aos bronquíolos terminais).

O ruído laringotraqueal normal, um verdadeiro sopro glótico fisiológico, também conhecido como som traqueal normal, é gerado ao nível da faringe, glote e subglote e se transmite às regiões superiores do tórax, notadamente em torno do manúbrio esternal e aos espaços interescapulovertebrais, até a décima vértebra torácica. É descrito como um ruído cavo (cavernoso, oco, rouco), grave (baixa frequência), não musical e audível em todo o ciclo respiratório. Esse ruído vai extinguindo-se à medida que a ausculta se distancia da fonte que o produz, até não se tornar mais audível na periferia, onde só se ouve o MV. Encontrado em outras partes do tórax, nas quais só se ausculta o MV, é causado por consolidação pulmonar periférica com brônquios permeáveis (por exemplo, pneumonia consolidantemente densa). O ruído laringotraqueal está alterado na obstrução das vias aéreas superiores, expressado como um estridor muito característico ou um sibilo intenso localizado, chamado "sibilo traqueal", que se presta a confusão com os sibilos da asma, visto que se transmite a outras partes do tórax. Nos adultos, a respiração estridulosa (estridente) pode ser causada por estenose traqueal ou tumor em vias aéreas centrais e não é muito audível quando somente se auscultam os pulmões. No entanto, quando o estetoscópio é colocado sobre a face lateral do pescoço, torna-se óbvio.

Nas consolidações pulmonares com brônquios permeáveis, como nas pneumonias e nas fibroses sequelares da tuberculose, ausculta-se um ruído que se assemelha a uma pessoa soprando em um tubo, efeito sonoro denominado *sopro tubário* ou *respiração brônquica*. É como se o sopro glótico que se ausculta na face lateral do pescoço tivesse se deslocado para o foco pulmonar acometido. De fato, ele não tem origem na lesão, mas sim na glote, de onde se difunde, tornando-se audível na lesão. Esse sopro é audível em todo o ciclo respiratório. Nas regiões onde a tuberculose pulmonar ainda faz muitas vítimas, é comum a ocorrência de graves sequelas dessa doença, notadamente lesões fibrocavitárias nos ápices pulmonares, não raro envolvidas por consolidações e com desvio ipsilateral da traqueia. Essas lesões costumam produzir também uma propagação do som traqueal normal, evidentemente modificada no seu timbre, chamada de *sopro cavitário*.

O *murmúrio vesicular*[33] é audível em toda inspiração, mas apenas na fase inicial da expiração. Durante a inspiração, o MV é gerado nas vias aéreas lobares e segmentares, enquanto o componente expiratório é proveniente de vias mais centrais. É errada a noção de que o MV é gerado pela entrada de ar nos alvéolos, visto que esse fenômeno ocorre por difusão e é um processo silencioso. Os mecanismos precisos de geração do MV ainda não são conhecidos. Como já foi mencionado anteriormente, o MV vem misturado com o ruído laringotraqueal normal, sendo mais distinto à medida que a auscultação se distancia das vias aéreas centrais. Um MV mais "puro" pode ser auscultado na região axilar.

A anormalidade clinicamente mais comum do MV é a diminuição de sua intensidade ou mesmo sua abolição. Uma redução do fluxo inspiratório diminui sua intensidade. Assim, se o paciente, por qualquer motivo, não inspira com o vigor suficiente, o MV parecerá reduzido. Isso pode ocorrer por indisponibilidade do paciente, depressão do sistema nervoso central (por exemplo, hiperdose de droga), presença de corpo estranho, estenose brônquica ou por tumor e doenças obstrutivas como asma e DPOC, por exemplo. Na asma, essa redução pode ser revertida com o tratamento adequado, enquanto em enfisematosos a redução é definitiva. Em pacientes obesos ou muito musculosos, a interposição do excesso de tecidos prejudica a transmissão sonora e, consequentemente, o MV estará diminuído ou mesmo abolido. Na cifoscoliose e demais deformidades torácicas graves, na ascite volumosa e em outras condições que distendam o abdome, o MV também está diminuído em face da expansibilidade pulmonar reduzida. No enfisema pulmonar, a hiperdistensão e a destruição parenquimatosa são responsáveis pela acentuada redução difusa do MV. Nas atelectasias e nas condições que se interpõem entre a origem da geração sonora e o estetoscópio, a ausculta do MV fica prejudicada, como grandes neoplasias pulmonares ou pleurais, espessamento pleural, derrames pleurais, pneumotórax.

O aumento do MV ocorre quando há aumento global da ventilação, como na taquipneia, na hiperpneia e na respiração vicariante. Esta última situação ocorre quando existe hiperatividade de um pulmão, quando o outro pulmão ou o espaço pleural se acham comprometidos (derrame pleural, espessamento pleural, pneumonia, atelectasia, tumor volumoso etc.).

---

33 Eis a descrição clássica do murmúrio vesicular feita por Laënnec em seu Tratado de Doenças do Coração e do Pulmão (1826): "Aplicando o cilindro... no peito de uma pessoa sã, ouve-se, durante a inspiração e a expiração, um murmúrio leve, mas distinto, correspondendo à entrada de ar nas vesículas pulmonares e sua expulsão. Esse murmúrio pode ser comparado ao que produz um par de foles cujas válvulas não façam barulho ou, ainda melhor, ao som que emite uma pessoa em sono pesado e calmo e que faz, de vez em quando, uma inspiração". Castiglioni A. História da Medicina. v. 2. Trad.: R. Laclette. São Paulo: Companhia Editora Nacional, 1947. p. 238.

Ruídos adventícios

O termo adventício deriva do latim *adventitius*, "estranho", "que vem de fora" e, assim, ruídos adventícios em semiologia respiratória podem significar ruídos diferentes dos ruídos respiratórios normais, portanto, estranhos, denotando anormalidade. Em súmula, os ruídos respiratórios que não são audíveis em condições normais nem resultam de alterações dos ruídos respiratórios normais são denominados *adventícios* e compreendem os ruídos apresentados no quadro 2.8.

Quadro 2.8 Ruídos adventícios.

Ruídos adventícios	Estertores	Contínuos	Roncos
			Sibilos
		Descontínuos	Estertores finos ou crepitantes
			Estertores grossos ou bolhosos
			Estridor
	Atrito pleural		
	Sinal de Hamman		
	Ruídos vocais	Broncofonia	
		Egofonia	
		Pectorilóquia	Fônica
			Afônica

Roncos e sibilos – os *roncos* são ruídos contínuos (de duração mais longa do que os descontínuos), de tonalidade baixa, graves, ásperos, semelhantes ao rosnar de gato, considerados variantes dos sibilos. São produzidos nas grandes vias aéreas e audíveis na expiração, inspiração ou em ambas. Desaparece, modifica-se ou muda de localização com a tosse, denotando que podem ser produzidos pela presença de secreções, embora se devam também a estreitamento de vias aéreas causado por espessamento, edema ou broncospasmo e, assim, costumam ser audíveis em portadores de bronquite crônica e outras doenças obstrutivas.

Os *sibilos* são também ruídos contínuos, musicais, os mais facilmente reconhecíveis dos ruídos adventícios, porém são mais altos que os roncos, sonoros e podem ser tão longos como um assobio ou curtos como um pio de pássaro. São gerados nos brônquios de segunda a sétima geração, estreitados por muco, edema e/ou broncospasmo. Da mesma forma que os roncos comuns, podem ser audíveis em qualquer fase do ciclo respiratório, porém mais ainda na expiração. Embora muito característicos das doenças que cursam com obstrução das vias aéreas, notadamente a asma, eles não são patognomônicos[34] de qualquer doença.

A presença de ronco ou sibilo localizado, persistente, que não se modifica com a tosse, indica estenose brônquica localizada de qualquer etiologia, como impactação de

34 Diz-se patognomônico um sinal qualquer, sintoma ou manifestação clínica ou patológica exclusiva de uma doença.

muco, neoplasia ou corpo estranho. Esse sibilo pode se transmitir para as áreas vizinhas ou ser tido como decorrente de um estreitamento transitório, interpretações errôneas que podem ter graves consequências para o paciente. Algumas vezes, o caráter localizado de um ronco ou sibilo pode ser difícil de distinguir, visto que pode transmitir-se ao hemitórax contralateral, se for suficientemente intenso. Nesse caso, a palpação do frêmito correspondente ao ruído (frêmito brônquico) em um dos lados elucida a questão.

Outro fato relevante em relação aos sibilos é que, na asma, quanto mais grave for a obstrução menos sibilos se ouvem. Fluxos aéreos muito baixos não fornecem energia suficiente para gerar sibilos. Assim, asmáticos graves, não raro com músculos respiratórios fatigados, apresentam achado clínico por demais relevante, denominado "silêncio respiratório" ou "tórax silencioso". Os sibilos reaparecem quando a obstrução passa a ser aliviada e, à medida que a obstrução melhora, misturam-se com roncos, indicando alívio da obstrução. Em paciente com quadro enfisematoso muito exuberante, em face de grande destruição parenquimatosa, o tórax é também silencioso à auscultação.

A expiração forçada pode produzir sibilos em pessoas normais e, assim, essa manobra não deve ser usada com propósitos diagnósticos. Os sibilos de ocorrência espontânea são esparsos e podem estar presentes na inspiração.

Os sibilos, como antes mencionado, não são achados patognomônicos da asma nem de doença pulmonar obstrutiva crônica (DPOC). Em adultos, se localizados, podem indicar estreitamento de uma via aérea por corpo estranho, tumor ou tampão de muco. Angioedema ou anafilaxia podem produzir edema de laringe com um estridor que pode ser interpretado como sibilância. Disfunção laríngea, cujas pregas vocais se fecham (adução espástica) na inspiração em consequência de distúrbios emocionais, também pode ser causa de estridor fino, que também pode causar erro de interpretação. O mesmo se diga da paralisia de pregas vocais. Pacientes com insuficiência cardíaca congestiva e edema agudo de pulmão podem apresentar sibilos ("asma cardíaca"). Regurgitação gástrica com aspiração de material ácido pode fazer despertar o paciente à noite, sufocado e com estridor laríngeo ou mesmo sibilos. As síndromes aspirativas podem fazer sibilar, tanto quanto as bronquiolites. A embolia pulmonar pode cursar com sibilância à auscultação. Condições como a síndrome carcinoide e a mastocitose sistêmica podem produzir sibilos. O grande grupo das doenças eosinofílicas pulmonares inclui condições que podem produzir sibilos tipo asma. A aspergilose broncopulmonar alérgica e algumas vasculites, notadamente a síndrome de Churg-Strauss, também podem cursar com sibilância torácica.

Em uma condição clínica denominada pneumonite de hipersensibilidade, uma forma de doença pulmonar intersticial imunologicamente mediada em resposta a antígenos específicos, foram primeiro descritos ruídos adventícios semelhantes a guinchos (*squawk*), chamados também de chios ou sibilos curtos, além de outros achados, notadamente estertores crepitantes, comuns nessa doença. São audíveis principalmente na inspiração e parecem ocorrer sempre junto com estertores crepitantes, visto que podem estar presentes também em fibroses pulmonares de outras etiologias e pneumonias.

Estridor – (ver páginas 56-57).

Estertores finos ou crepitantes[35] – os estertores são ruídos explosivos, curtos, descontínuos, audíveis na inspiração e, por vezes, na expiração. São os ruídos mais úteis para propósitos diagnósticos. São constantes e não alterados pela tosse. Exceto em doenças focais, as bases pulmonares são os locais onde mais se auscultam esses ruídos. Descrevem-se atualmente dois tipos de estertores: finos e grossos. Os estertores finos, também denominados estertores crepitantes (do latim, *crepitare*, "dar estalos"), são ruídos de alta tonalidade, descontínuos, de baixa amplitude e curta duração. São comparados ao crepitar de uma mecha de cabelos friccionada entre os dedos próximo à orelha. Não estão relacionados a secreções e, assim, não se modificam com a tosse. Têm origem nos ácinos pulmonares, quando neles estão presentes transudatos (edemas pulmonares incipientes da insuficiência cardíaca congestiva ou na SARA, por exemplo) ou exsudatos, como nas pneumonias e nas situações onde há perda da elasticidade pulmonar por fibrose. Na fase inicial das pneumonias, os estertores crepitantes são audíveis no meio da inspiração, e na fase de recuperação, audíveis em toda a fase inspiratória. Na insuficiência cardíaca congestiva são audíveis na inspiração e expiração. Também aparecem na fibrose intersticial idiopática, finos, tipo "velcro", no meio até o final da inspiração, podendo anteceder as alterações radiológicas. Nos pacientes que permanecem muito tempo em decúbito, podem ser ouvidos estertores crepitantes nas bases pulmonares, que não são patológicos e tendem a desaparecer após algumas inspirações profundas, quando passam à posição sentada. Na sarcoidose, os estertores crepitantes são escassos ou ausentes.

Estertores grossos ou bolhosos – são ruídos descontínuos de baixa tonalidade, alta amplitude e longa duração, produzidos em brônquios de maior calibre que os bronquíolos, traduzindo a presença de secreções ou material líquido, mais audíveis na expiração. Traduzem comprometimento brônquico primário (bronquiectasias broncorreicas, bronquite crônica etc.) ou secundário (pneumonias, edema pulmonar, hemorragia pulmonar, aspiração de líquidos). Esses estertores apresentam a característica peculiar de se modificarem com a tosse, diminuindo de intensidade ou desaparecendo. No Brasil, foi outrora denominado por alguns autores de estertor subcrepitante. Na dependência do calibre dos brônquios afetados, esses ruídos podem apresentar timbres diferentes. Os estertores bolhosos assemelham-se aos ruídos produzidos quando se sopra através de um canudo colocado dentro de água contida em um recipiente, de modo a formar bolhas. Ao que parece, os estertores grossos são produzidos pela abertura intermitente das vias aéreas que apresentam secreção e que

35 Eis a descrição clássica dos estertores crepitantes feita por Laënnec em seu Tratado de Doenças do Coração e do Pulmão (1826): "O estertor crepitante úmido tem, evidentemente, sua sede no pulmão. Assemelha-se ao som produzido pela crepitação do sal num frasco exposto a fogo brando, ou ao que se consegue soprando uma bexiga ressequida, ou, ainda, mais semelhante ao som emitido pelos pulmões sãos quando distendidos pelo ar. Ao lado do ruído de crepitação, percebe-se uma sensação de umidade no local... É o sinal patognomônico do primeiro estágio da peripneumonia, que desaparece quando sobrevém a hepatização e reaparece com a resolução da inflamação". Castiglioni A. História da Medicina. v. 2. Trad.: R. Laclette. São Paulo: Companhia Editora Nacional, 1947. p. 238-239.

são atravessadas por bolhas de gás. Podem ocorrer caracteristicamente na bronquite crônica e nas bronquiectasias.

Atrito pleural – é um ruído seco, intenso, grosseiro, semelhante ao ranger de couro novo, audível tanto na inspiração como na expiração, porém mais comumente inspiratório. Ocorre quando as superfícies pleurais perdem sua lubrificação normal em virtude de processo inflamatório. É mais audível em uma das faces laterais inferiores do tórax em razão da maior expansibilidade torácica nessas regiões e não se modifica com a tosse. É acompanhado de dor ventilatório-dependente. Quando é suficientemente intenso, pode ser percebido à palpação, constituindo o *frêmito pleural*. Tanto o atrito quanto a dor desaparecem quando o derrame se instala, em razão do afastamento dos folhetos pleurais.

Sinal ou murmúrio de Hamman – o pneumomediastino, também conhecido como enfisema do mediastino, consiste na presença de ar ou outros gases no mediastino. A dor é o sintoma mais comum, notadamente no pneumomediastino espontâneo (cerca de 90% dos casos). Dispneia, cianose, desconforto também são manifestações relativamente comuns. Ao exame físico, a manifestação mais característica encontrada no pneumomediastino é o *sinal de Hamman*[36], um ruído crepitante, rangente, sincrônico com os batimentos cardíacos, mas não com os movimentos respiratórios, audíveis sobre o precórdio. É também observado na mediastinite aguda e no pneumotórax. Aumenta de intensidade durante a inspiração e no decúbito lateral esquerdo e é menos audível na expiração e quando o paciente está sentado.

Ruídos vocais – a auscultação torácica da voz, denominada *ressonância vocal*, não permite, nas pessoas normais, que se distingam as palavras com clareza. O timbre é grave e os sons são incompreensíveis, sendo abafados pelo parênquima pulmonar normalmente aerado. No entanto, a ressonância vocal muda diante de alterações vocais, parietais, parenquimatosas ou pleurais.

A ressonância vocal pode estar diminuída, tanto por problemas na produção (rouquidão), quanto na transmissão da voz (obesidade, grandes atelectasias, acometimentos pleurais e DPOC com hiperinsuflação).

As causas de ressonância vocal aumentada se devem a consolidações do parênquima pulmonar com permeabilidade brônquica e presença ou ausência de formações cavitárias, recebendo denominações diversas conforme a nitidez da voz auscultada (Fig. 2.29 e Quadro 2.9)

36 Louis Virgil Hamman (1877-1946), médico norte-americano.

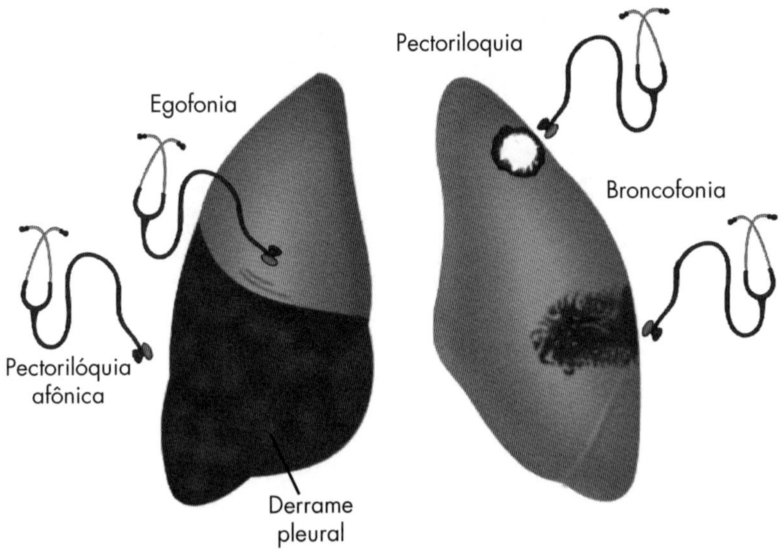

Figura 2.29 Causas de alterações na auscultação da voz.

Quadro 2.9 Causas de aumento da ressonância vocal.

Broncofonia	Consolidação periférica com brônquios permeáveis
Egofonia	Área de parênquima comprimido acima de um derrame pleural
Pectorilóquia fônica	Cavidades com condensação pericavitária, que sejam superficiais (periféricas), vastas e com brônquios permeáveis
Pectorilóquia áfona	Derrame pleural seroso

Uma voz com ressonância nasal (nasalada), semelhante ao balido caprino, é audível sobre o tecido pulmonar comprimido ou consolidado por derrame pleural. Esse tipo de ressonância, chamado *egofonia ou voz de polichinelo*, pode ser caracterizado também ao solicitar que o paciente pronuncie a letra "E" várias vezes, estando presente se um som parecido com "A" for percebido.

Quando existe consolidação pulmonar com brônquios permeáveis, há aumento da ressonância vocal ou *broncofonia*. Na broncofonia, a voz, embora retumbante, é ainda confusa, pois não se consegue distinguir as sílabas. À semelhança do sopro tubário, ocorre nas consolidações periféricas com brônquios permeáveis, como nas pneumonias consolidantes. Chama-se também broncofonia o som audível nas regiões superiores do tórax, notadamente nas regiões interescapulovertebrais (broncofonia normal).

Quando se ouve com nitidez a voz falada, diz-se que há *pectorilóquia fônica*, indicativa de consolidação parenquimatosa pulmonar. Difere da broncofonia porque é possível distinguir a composição silábica das palavras. Na verdade, a alteração patológica que produz a pectorilóquia é a mesma da broncofonia, modificada apenas pela presença de uma cavidade nas proximidades, o que muda o timbre e a intensidade sonora. São audíveis ao nível das cavernas vazias, com brônquios comunicantes, vastas e de localização periférica.

A *pectorilóquia afônica* ou áfona está presente quando a voz cochichada (ciciada, murmurada, dita em voz baixa) é transmitida através de um derrame pleural seroso, não purulento, chamado também de *sinal de Baccelli*[37].

Os achados referentes à auscultação da voz são, para muitos, difíceis de caracterizar e, para alguns, dados semiológicos de escassa utilidade em face das facilidades na obtenção de radiografias de tórax. No entanto, eles tanto podem ser percebidos e diferenciados, como apresentar significado clínico. Ademais, a solicitação de exames complementares é, na maioria das vezes, orientada pelo exame físico e, assim, pode ser prejudicial não percebê-los ou, ao contrário, solicitar exames desnecessariamente ou mesmo não solicitá-los. Mesmo assim, caso não se consiga diferenciá-los, tem sido proposto que possam ser referidos, indiferentemente, quando qualquer um deles está presente, como "alteração da auscultação da voz", especificando a localização ou, de outra forma, relatar se a ressonância vocal é normal, aumentada ou diminuída.

O quadro 2.10 apresenta achados do exame físico em algumas condições clínicas respiratórias.

Quadro 2.10 Achados do exame físico em algumas condições clínicas.

Condição	Frêmito toracovocal	Percussão	Murmúrio vesicular	Ruídos adventícios	Ressonância vocal
Normal	Normal	Som claro, atimpânico	Normal, mais audível nas bases	Ausentes	Normal
Consolidação periférica com brônquios permeáveis	Aumentado	Submaciço ou maciço	Diminuído	Estertores finos ou crepitantes Sopro tubário	Broncofonia
Consolidação periférica com vias aéreas obstruídas ou atelectasia	Diminuído ou abolido	Submaciço ou maciço	Diminuído	Ausentes	Diminuída
Broncospasmo	Normal ou diminuído	Normal ou hipersonoro	Diminuído	Sibilos, roncos	Normal
Doença intersticial	Normal	Normal	Diminuído	Estertores finos crepitantes	Normal
DPOC (predomínio de enfisema)	Diminuído	Timpanismo	Diminuído	Ausentes	Diminuída
Pneumotórax	Diminuído	Timpanismo	Diminuído ou abolido	Ausentes	Diminuída ou abolida
Derrame pleural	Diminuído	Maciço	Diminuído ou abolido	Ausentes	Egofonia (acima de derrames pleurais pequenos a moderados) ou pectorilóquia áfona

37 Guido Baccelli (1832-1916), médico italiano.

capítulo 3

Correlação entre os dados obtidos da anamnese e do exame físico em algumas doenças do sistema respiratório

RESUMO

As doenças de interesse pneumológico têm sido agrupadas por certas afinidades compartilhadas (fisiopatológicas, anatomopatológicas, topográficas, radiológicas etc.), visto que nenhum sistema classificatório abarca todas elas. Assim, não é possível ou não seria vantajoso classificar todas as doenças respiratórias exclusivamente em obstrutivas e restritivas, infecciosas e não infecciosas, pulmonares, parietais, pleurais e diafragmáticas etc., embora essas características sejam sempre utilizadas pelo médico para diagnóstico diferencial. A diversidade de agrupamentos é, portanto, impositiva, na ausência de critérios unificadores que permitam generalizações mais amplas. Porém, compreender as doenças sob esses diversos aspectos pode ser muito útil, ampliando as possibilidades de diagnóstico e terapêutica, que são os objetivos mais ensejados. As doenças e as condições clínicas diversas de interesse pneumológico incluem todas aquelas que afetam a função de componentes do sistema respiratório ou que neles tenham origem e repercutam sobre outros órgãos e sistemas. As doenças e condições clínicas a que se refere este capítulo excluem aquelas que afetam o trato respiratório superior, ou seja, otorrinolaringológicas, e são exposições com destaque para a semiologia.

DOENÇAS OBSTRUTIVAS

Doença pulmonar obstrutiva crônica

A doença pulmonar obstrutiva crônica (DPOC) é uma doença comum caracterizada por obstrução ao fluxo aéreo. É prevenível e tratável, porém persistente e comumente progressiva. Sua patogenia está vinculada a uma resposta inflamatória crônica nas vias aéreas em resposta a partículas ou gases tóxicos, sendo o tabagismo o agente agressor mais relevante. A DPOC evolui comumente com exacerbações e comorbidades, estas últimas provavelmente induzidas ou agravadas por inflamação sistêmica.

A DPOC é atualmente considerada uma doença multifatorial, cuja patogenia resulta da interação entre fatores genéticos e ambientais. O tabagismo, notadamente na forma de cigarros, é, de longe, o principal fator de risco para DPOC, reconhecido como tal desde 1955, inclusive o tabagismo passivo. Estima-se que cerca de 50%[1] dos fumantes desenvolvam DPOC. Uma quantidade muito significativa de casos de DPOC pode ser atribuída a outros fatores que não o tabagismo. Pacientes residentes em localidades pouco desenvolvidas podem adquirir a doença pela inalação de fumaça oriunda da queima de combustíveis de biomassa ou outros irritantes inalados. Estima-se que cerca de 50% da população mundial se expõe a esse tipo de poluente, para calefação ou para cozinhar. Os combustíveis de biomassa incluem madeira, esterco (excremento de animal), resíduos de colheitas, galhos secos, grama seca e carvão fóssil, cuja queima produz poluentes como o monóxido de carbono, dióxido de enxofre e dióxido de nitrogênio, além de material particulado, hidrocabonetos poliaromáticos, dioxinas cloradas, arsênico e metais como o chumbo, níquel e vanádio. Outros poluentes ambientais incluem as es-

---

1 Esse percentual não é acatado por todos. Há estudos que demonstram que apenas 25% dos fumantes desenvolvem DPOC.

pirais para afastar mosquitos. Elas são acesas durante a noite em ambientes fechados e queimam lentamente, liberando fumaça contendo material particulado e formaldeído. A queima de uma dessas espirais durante um período de 8 horas emite tantos poluentes quantos cerca de 100 cigarros. O uso frequente dessas espirais constitui, assim, um fator de risco ambiental para o desenvolvimento de DPOC e câncer de pulmão. A exposição ocupacional, independente do tabagismo, constitui fator de risco relevante e cerca de 30% de casos de DPOC, em algumas localidades. Dentre os fatores de risco ocupacionais mencionam-se exposição ao cloro gasoso, amônia, anidrido sulfuroso e névoas e aerossóis de ácidos minerais. As atividades profissionais associadas à DPOC incluem mineração de carvão, mineração de rochas, fabricação de concreto, construção, tunelamento, fabricação de tijolos, fundição de ferro e aço, mineração de ouro, pecuária (exposição a poeira orgânica, amônia, sulfeto de hidrogênio), agricultura (poeiras orgânicas e inorgânicas), escape de diesel (transporte por caminhão, reparação automotiva). Estudos epidemiológicos também relacionam o nível socioeconômico mais baixo a aumento do risco de DPOC que pode estar vinculado a alterações do desenvolvimento pulmonar (por exemplo, o peso ao nascer foi associado ao VEF_1 na vida adulta) ou a maior número de infecções respiratórias na infância.

Apesar da declarada relação entre tabagismo e DPOC, apenas cerca de 50% dos fumantes desenvolvem essa doença. Isso sugere suscetibilidade genética, epigenética ou fatores do hospedeiro que predispõem ao seu desenvolvimento, embora nenhum desses tenha sido identificado. O único fator genético cabalmente demonstrado é a deficiência grave de alfa-1-antitripsina. Essa antienzima, apesar do nome, apresenta amplo espectro inibitório sobre proteases séricas e defende o pulmão de enzimas líticas (proteases) eliminadas por leucócitos e macrófagos alveolares durante infecções e quando recrutados e estimulados por componentes da fumaça do tabaco. Essas enzimas, produzidas em excesso e sem a proteção antienzimática da alfa-1-antitripsina, destruiriam parcela significativa da rede de fibras elásticas do pulmão. No entanto, a DPOC por deficiência de alfa-1-antitripsina é incomum.

A DPOC é causada por dois processos patológicos diferentes. Um deles, bronquítico, corresponde ao remodelamento e estreitamento de pequenas vias aéreas, e o outro, a uma dilatação do ácino[2] pela destruição de suas paredes, que resulta em enfisema. Os dois processos são causados por inflamação crônica da periferia do pulmão e que se acentua com a progressão da doença. Os pacientes podem apresentar predomínio de uma delas ou uma mistura de ambas, tornando a expressão doença pulmonar obstrutiva crônica uma designação operacional, pragmática, evitando diagnósticos pouco confiáveis. Ao que parece, a obstrução das pequenas vias aéreas precede o desenvolvimento do enfisema. Os dois processos levam ao aprisionamento de ar e de pulmões hiperinsuflados que, por sua vez, resultam em dispneia de esforço, o principal sintoma de DPOC.

Existe um padrão característico de inflamação das vias aéreas na DPOC, com número aumentado de linfócitos B, linfócitos T, macrófagos e leucócitos na luz (lúmen

2 Ácino pulmonar corresponde às estruturas distais ao bronquíolo terminal (bronquíolos respiratórios, ductos alveolares, sacos alveolares e alvéolos).

ou lume) dos brônquios, além de uma miríade de mediadores derivados dessas células. Esse mesmo padrão é observado em fumantes que não desenvolveram DPOC, mas está muito amplificado nas exacerbações precipitadas por infecções. O mecanismo envolvido na gênese da DPOC por deficiência de alfa-1-antitripsina pode ser presumido para a produção de lesões da rede elástica pulmonar em fumantes, em razão da inibição da alfa-1-antitripsina por componentes da fumaça do cigarro e também pelo excesso de proteases liberadas pelos macrófagos e leucócitos recrutados. É relevante salientar que esse processo inflamatório persiste, por mecanismo ainda não elucidado, mesmo quando a agressão pela fumaça do tabaco cessa.

As células epiteliais ativadas por componentes da fumaça do cigarro ou de combustíveis da biomassa secretam mediadores inflamatórios diversos e um agente fibrogênico chamado fator de transformação do crescimento beta (sigla em inglês TGF-beta). A metaplasia escamosa resulta da proliferação de células da camada basal e pode estar relacionada ao aumento da expressão de receptores do fator de crescimento epitelial (EGFR). Pacientes com DPOC apresentam elevado número de macrófagos no lavado brônquico (5 a 10 vezes mais). Eles secretam inúmeras proteínas inflamatórias que podem orquestrar o processo inflamatório na DPOC. São eles que recrutam e estimulam neutrófilos a secretar proteases, cruciais para o desenvolvimento do enfisema. A patogenia da DPOC é um processo que envolve muitos outros componentes em uma interação por demais complexa e que foge ao escopo deste livro. Na figura 3.1 é apresentado um esquema muito simplificado da gênese da DPOC mostrando os principais eventos e seus protagonistas. A DPOC causada pela exposição à fumaça de biomassa apresenta algumas singularidades, como um fenótipo com mais bronquiolite, antracose e fibrose.

Evidência de inflamação sistêmica ocorre em fumantes, como, por exemplo, leucocitose, porém a inflamação é mais intensa em pacientes com DPOC, que mostram aumento de citocinas, quimiocinas e proteínas de fase aguda circulantes. Cerca de 70% dos pacientes com DPOC apresentam alguns componentes de inflamação sistêmica, e 16%, inflamação persistente. Não se sabe se tais marcadores de inflamação sistêmica são repercussões do processo inflamatório pulmonar, se decorrem de um processo paralelo ou se têm origem em alguma comorbidade. Seja como for, essa inflamação sistêmica pode agravar doenças concomitantes ou ser a causa de manifestações sistêmicas. Estudos têm demonstrado que a inflamação sistêmica aumenta o risco de doença cardiovascular, diabetes, câncer de pulmão e pneumonia. A mortalidade é maior naqueles com inflamação persistente.

A destruição da rede de fibras elásticas do pulmão pelas proteases liberadas por macrófagos alveolares e neutrófilos é o mecanismo mais operante de uma entidade patológica denominada enfisema pulmonar. É a causa da perda das paredes alveolares com consequente dilatação do ácino. Áreas de trocas gasosas são perdidas. Em última análise, essa agressão à elastina reduz significativamente a força de retração elástica pulmonar, limitando o fluxo aéreo expiratório.

Outro grupo de alterações patológicas é observado nas vias aéreas. Essas alterações caracterizam a bronquite crônica, cuja marca relevante é a produção excessiva de secreções. As vias aéreas estão obstruídas pelo aumento das secreções, pela inflamação e edema murais, pelo broncospasmo e pela perda da tração radial causada pela destruição do

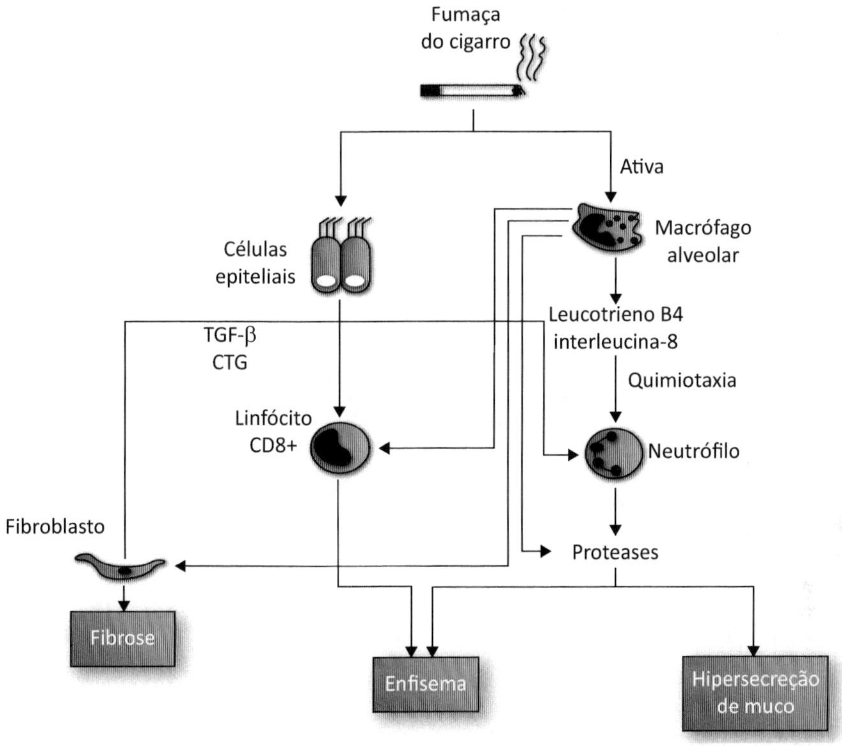

Figura 3.1 Alguns eventos envolvidos na patogenia da DPOC.

parênquima. Em consequência, o esvaziamento dos pulmões torna-se difícil e incompleto, resultando em hiperinsuflação. Ocorre alteração das trocas gasosas levando à hipoxemia e à hipercapnia. A hipoxemia (reflexo de Euler) e, em menor escala, a destruição vascular levam à redução do raio de secção transversal da vasculatura pulmonar, com aumento da resistência vascular pulmonar e, por fim, *cor pulmonale* crônico (Fig. 3.2).

Clinicamente, a manifestação dominante é a dispneia, inicialmente de esforço e, em fases mais avançadas, mesmo em repouso. A dispneia nesses pacientes pode manifestar-se em todos os graus e evoluir na sequência, já apresentada anteriormente, da escala de dispneia do *Medical Research Council*. Embora a dispneia seja a manifestação dominante, a tosse costuma ser o primeiro sintoma, comumente subvalorizada pelos pacientes e atribuída à irritação causada pela fumaça do cigarro, sem outras implicações. Em pacientes com predominância do quadro bronquítico, a tosse não só é sintoma relevante, como também vem acompanhada de expectoração, que pode ser abundante. Esses pacientes "bronquíticos" acumulam secreções durante a noite e, em consequência, costumam apresentar expectoração abundante pela manhã, chamada de toalete brônquica matinal. Pacientes com componente enfisematoso não apresentam tosse como sintoma relevante nem expectoração, exceto nas exacerbações. O escarro dos grandes fumantes costuma ter coloração pardacenta e nas exacerbações infecciosas aumentam de volume e tornam-se purulentos.

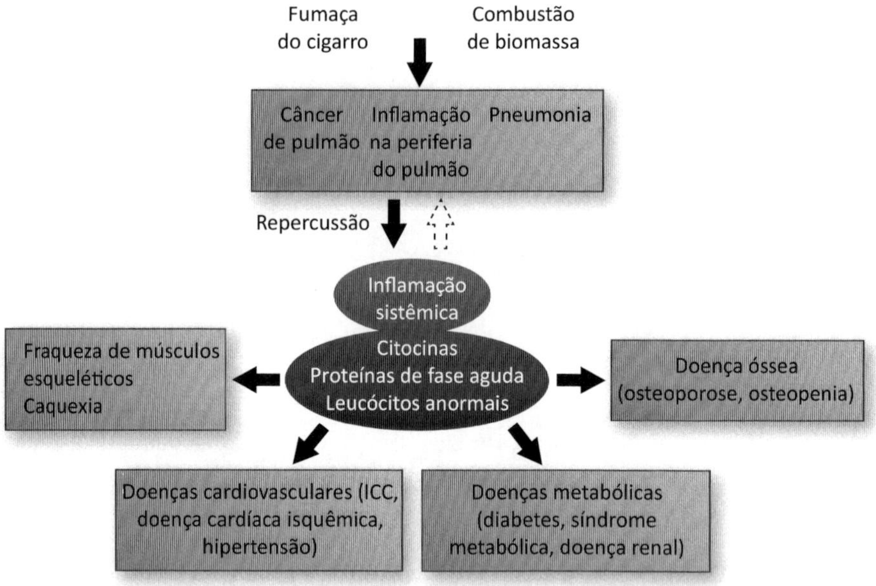

Figura 3.2 Inflamação sistêmica e comorbidades na DPOC[3].

Dois fenótipos[4] clínicos são expressões da predominância de um ou outro mecanismo patogênico antes referidos: bronquite crônica e enfisema. Na verdade, são extremos de apresentação clínica, entre os quais estão alocados pacientes com graus diferentes de comprometimento enfisematoso e bronquítico. A bronquite crônica é definida clinicamente pela presença de expectoração na maioria dos dias de pelo menos três meses ao ano durante dois anos consecutivos. O enfisema é definido anatomicamente como a dilatação dos espaços aéreos distais ao bronquíolo terminal com destruição de suas paredes. Assim, o diagnóstico de enfisema em vida é apenas presumível. Não é possível distinguir em um paciente as contribuições individuais desses mecanismos patogênicos, permanecendo, dessa maneira, a DPOC como uma expressão útil. Em súmula, os fenótipos mencionados constituem a combinação de atributos que descrevem diferenças entre os portadores de DPOC, com implicações terapêuticas e prognósticas. Entretanto, deve ficar claro que na maioria dos pacientes há achados clínicos de bronquite crônica e de enfisema.

Classicamente, esses fenótipos são denominados "soprador rosado" ou tipo A, quando predomina o enfisema, e "azul pletórico" ou tipo B, quando há predomínio da bronquite crônica. Neste último, os pacientes costumam apresentar biótipo brevilíneo, da classificação de Viola, ou pícnico, da classificação de Kretschmer. São ditos "azul pletóri-

3 Adaptado de Barnes PJ, 2014, com modificações.

4 Fenótipo é a manifestação visível ou detectável de um genótipo. Tal manifestação, como a aparência física nesse caso, decorre da interação entre o genótipo e os fatores ambientais.

cos" porque, apesar de apresentarem menos dispneia, costumam desenvolver hipoxemia e consequente cianose e parecem "inchados". Há nítido predomínio de sintomas vinculados ao comprometimento inflamatório das vias aéreas e, assim, apresentam expectoração em face da grande produção de muco decorrente de hipertrofia das glândulas mucosas. A percussão e a palpação não demonstram alterações significativas. A inflamação exuberante (infiltração e edema) e a excessiva produção de muco causam obstrução das vias aéreas que se manifesta comumente por roncos, sibilos e estertores grossos (bolhosos). Em face da hipoxemia e da hipercapnia são bem mais propensos a desenvolver *cor pulmonale* e insuficiência cardíaca direita com edema de membros inferiores, hepatomegalia e turgência jugular. Tal propensão é agravada pela poliglobulia também induzida pela hipoxemia. A radiografia de tórax é pobre em alterações, com uma trama broncovascular acentuada. As exacerbações infecciosas são mais frequentes nesse tipo.

Os "sopradores rosados" são leptossomáticos (Kretschmer) ou longilíneos (Viola), magros, rosados, dispneicos (muitos expiram com os lábios entreabertos, como se estivessem soprando, derivando daí a designação de soprador), com diâmetro anteroposterior do tórax aumentado ("tórax em barril"). O FTV está diminuído difusamente e a percussão mostra timpanismo. O MV está diminuído e em pacientes graves parece inexistir. São raros os ruídos adventícios. As exacerbações nesses pacientes são sempre ocorrências graves. A radiografia de tórax mostra nítidos sinais de hiperinsuflação associados comumente a bolhas. A gasometria arterial quase sempre está dentro dos limites da normalidade (Fig. 3.3).

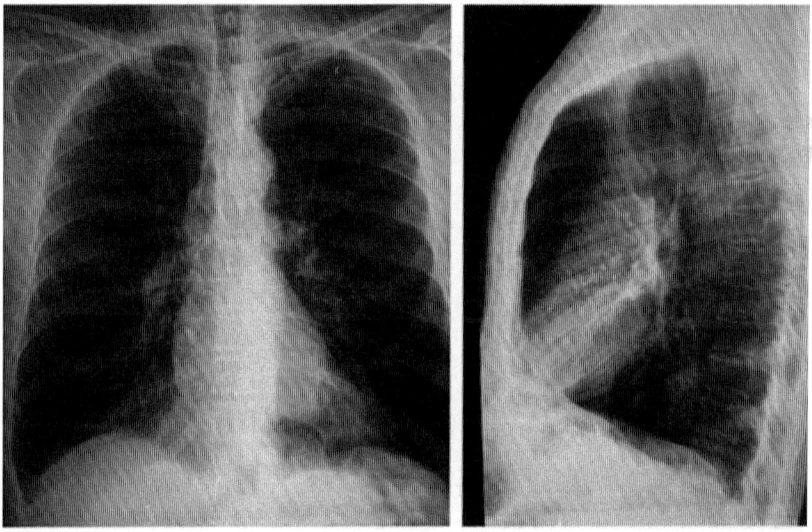

Figura 3.3 Portador de DPOC com fenótipo clínico PP ou "soprador rosado", no qual predominam os elementos (patogênicos, fisiopatológicos, patológicos e clínicos) enfisematosos. Radiografias de tórax convencionais mostram sinais de hiperinsuflação pulmonar (redução da trama vascular, hipertransparência difusa, rebaixamento das cúpulas diafragmáticas, aumento do diâmetro anteroposterior do tórax). Ambulatório de pneumologia do HUOL/UFRN.

A gasometria arterial em pacientes com DPOC pode mostrar variações de acordo com a predominância de um ou outro mecanismo patogênico. Nos pacientes do tipo A ou "sopradores rosados", com predominância de enfisema, a PaO_2 está geralmente acima de 60mmHg e a $PaCO_2$ é normal. Ao contrário, nos pacientes do tipo B, ou "cianóticos pletóricos", nos quais predominam as manifestações de bronquite, tanto há hipoxemia ($PaO_2 < 60$mmHg) quanto hipercapnia ($PaCO_2 > 45$mmHg). Nos pacientes do tipo A, grande quantidade de ventilação é direcionada para unidades com relação ventilação-perfusão (V/Q) elevadas, o que implica aumento do espaço morto fisiológico. Em contrapartida, muito pouco fluxo sanguíneo é direcionado para unidades com V/Q muito baixas. Isso explica a ausência de hipoxemia nesses pacientes. No tipo B, há grande oferta de sangue para unidades com V/Q baixas (*shunt* fisiológico) e aumento da ventilação em unidades com V/Q elevadas (espaço morto), o que justifica a hipoxemia. Dito de outra forma, unidades alveolares com ventilação reduzida são normalmente perfundidas, escapando sangue sem ser devidamente oxigenado. Em outras unidades, a ventilação está significativamente presente, sem que ocorra perfusão adequada e, dessa forma, passa a existir um desperdício de ventilação, visto que essa não se presta à hematose (ventilação de espaço morto). É exatamente esse desequilíbrio que provoca a hipoxemia quando a doença alcança parcela significativa das unidades respiratórias dos pulmões.

Um efeito homeostático tende a minimizar a situação em áreas com V/Q baixas e, portanto, hipóxicas, as mais comuns, produzindo vasoconstrição (reflexo de Euler), na tentativa de minimizar o desequilíbrio V/Q. Assim, ocorre vasoconstrição em unidades com baixa PO_2 alveolar, fazendo com que o sangue seja desviado para outras unidades. Isso explica a ausência de hipoxemia em pacientes com DPOC leve a moderada.

Com a progressão da DPOC, a pressão da artéria pulmonar se eleva e isso se deve à destruição parenquimatosa no enfisema e à vasoconstrição hipóxica. Além disso, em pacientes que apresentam hipercapnia, a vasoconstrição é exacerbada. A hipoxemia leva à poliglobulia, que aumenta a viscosidade sanguínea, contribuindo para a elevação da resistência ao fluxo sanguíneo. Quando a insuficiência cardíaca direita se instala, ocorrem edema de membros inferiores, ingurgitamento venoso jugular e hepatomegalia.

Como visto, a DPOC é definida como doença caracterizada por obstrução irreversível ao fluxo aéreo. Embora em alguns dados da anamnese (exposição a fator de risco, como o tabagismo, e idade acima de 40 anos), as manifestações clínicas (dispneia, tosse com ou sem expectoração ou sibilos) e radiológicas (sinais de hiperinsuflação, se já existem) permitam que se considere a DPOC a hipótese diagnóstica primária, a confirmação diagnóstica é feita pela espirometria, ao demonstrar uma relação $VEF_1/CVF < 70\%$ após o uso de broncodilatador.

Asma

De acordo com o GINA (*Global Initiative for Asthma – 2016*), "a asma é uma doença heterogênea, caracterizada comumente por inflamação crônica das vias aéreas. É definida pela história de sintomas respiratórios, tais como sibilos, dispneia ou aperto no peito e tosse que variam com o tempo e em intensidade, juntamente com limitação variável ao fluxo expiratório". Essas variações são comumente desencadeadas por diversos fatores, como alérgenos, exposição a irritantes, medicamentos, infecções, exercícios físicos. É uma doença comum, universal, cuja prevalência varia entre 1 e 18% da população. Na verdade, a asma compreende uma variedade de etiologias e fenótipos e, clinicamente, existe ampla parcela de pacientes com gravidade e resposta terapêutica variáveis. Os sintomas de asma e a limitação ao fluxo aéreo podem desaparecer espontaneamente ou em resposta ao tratamento, por semanas ou meses. Por outro lado, os pacientes podem apresentar exacerbações, não raro graves. Os asmáticos apresentam sensibilidade exagerada a diversos estímulos diretos ou indiretos, denominada hiper-reatividade brônquica e inflamação crônica das vias aéreas, que podem normalizar com o tratamento. Todos os pacientes asmáticos podem vir a apresentar exacerbações ou "crises" asmáticas, caracterizadas por aumento progressivo da dispneia ou aperto no peito, decorrentes do agravamento do processo inflamatório e consequente piora da obstrução ao fluxo aéreo. Essas exacerbações, não raro, constituem emergência médica que deve ser diagnosticada e tratada com urgência. A deterioração ocorre progressivamente em horas, dias ou semanas, embora alguns pacientes apresentem agravamento de sua doença subitamente, em questão de minutos, e inesperado aumento da obstrução das vias aéreas ("crise súbita"). A mortalidade na asma está tipicamente relacionada à doença sem controle terapêutico adequado. Na maioria das vezes, a deterioração ocorre em dias ou semanas antes de uma fatalidade. Importantes desencadeantes na asma são de natureza psicológica e relacionados a controle insatisfatório da doença, não devendo ser negligenciados na abordagem geral desses pacientes.

Como já mencionado anteriormente, o termo fenótipo deve ser entendido como as características observáveis de um indivíduo que resultam da interação de sua constituição genética com influências ambientais, que são relativamente estáveis, mas não invariáveis, com o tempo. Algumas estratégias continuam sendo delineadas para a identificação de fenótipos na asma e muitos foram os fenótipos descritos até o momento, porém os mais comuns são as seguintes:

- **Asma alérgica** – início na infância, associada à história familiar de doenças alérgicas, como rinite alérgica, eczema, alergia a alimentos ou a medicamentos. A análise do escarro antes do tratamento revela eosinofilia. Respondem bem ao tratamento com corticosteroides inalados.
- **Asma não alérgica** – adultos com asma não associada à alergia, apresentando um perfil celular no exame do escarro com predominância de neutrófilos, eosinófilos ou poucas células inflamatórias. Não respondem tão bem ao tratamento com corticosteroides inalados.
- **Asma de início tardio** – alguns adultos, particularmente mulheres, primeira doença iniciada na vida adulta, não reconhecidos como alérgicos e que necessitam de altas doses de corticosteroides inalados ou são refratários ao tratamento com corticosteroides.

- **Asma com limitação fixa ao fluxo aéreo** – alguns pacientes, asma de longa duração, com desenvolvimento de limitação fixa ao fluxo aéreo, devido a remodelamento das vias aéreas.
- **Asma com obesidade** – alguns pacientes obesos com asma e sintomas respiratórios proeminentes com pouca inflamação eosinofílica das vias aéreas.

Tais fenótipos são caracterizados clinicamente e apresentam limitação variável ao fluxo aéreo. No entanto, não demonstram singularidades patológicas acentuadas.

A asma decorre, como já mencionado, da interação complexa entre fatores genéticos e ambientais (por exemplo, alérgenos, infecções virais). O elemento mais importante na patogenia da asma é a inflamação das vias aéreas com declarada infiltração por células inflamatórias (linfócitos T CD4 do tipo Th2, eosinófilos, macrófagos, neutrófilos) e produção de citocinas. Participam desse fenômeno células epiteliais, musculares lisas e fibroblastos, também produtores de citocinas, e os linfócitos B secretores de IgE. As interações entre esses diversos elementos são complexas e fogem ao escopo deste livro, porém são elas que culminam com o estado de hiper-responsividade das vias aéreas, além de outras alterações que, ao longo do tempo, poderão levar, pela cronicidade e falta de intervenção terapêutica, ao remodelamento brônquico com obstrução fixa ao fluxo aéreo. A perda de função pulmonar pode ser minimizada com o tratamento adequado da asma, notadamente pela ação de corticosteroides inalados. Qualquer que seja o agente desencadeante, a resposta inflamatória é a via final comum.

Em relação aos achados clínicos, a asma tem início comumente na infância, mas, como visto, pode ocorrer em qualquer idade e com intensidade variável. O fenótipo mais comum é a asma alérgica, na qual o paciente apresenta história de atopia, com descrição e/ou sintomas de rinite alérgica, eczema ou urticária. Nesses pacientes, as crises de asma são desencadeadas por alérgenos específicos. Todos os asmáticos, alérgicos ou não, apresentam hiper-reatividade brônquica e, assim, reagem com tosse e broncospasmo a irritantes inespecíficos, como exercício físico, risos, fumaças, ar frio e odores fortes. Em alguns asmáticos, o ácido acetilsalicílico (Aspirina®) pode desencadear broncospasmo (síndrome de Fernand Widal[5] associada a asma, rinossinusite, com ou sem polipose nasal, e intolerância ao ácido acetilsalicílico e aos anti-inflamatórios não esteroides). Alguns asmáticos não apresentam história de atopia, ou seja, não são alérgicos, e a doença começa tardiamente e de mais difícil controle. Por definição, a asma caracteriza-se clinicamente pela ocorrência de dispneia, tosse, sibilância torácica ou aperto no peito que piora frequentemente à noite e pela manhã, esporádica, e que pode melhorar espontaneamente ou com o auxílio de broncodilatadores. Esses sintomas variam de intensidade e no decorrer do tempo, podendo ser desencadeados por infecções virais, notadamente os resfriados comuns, além de exercícios, exposição a alérgenos, alterações climáticas, riso, irritantes como fumaças em

5 Fernand Georges Isidore Widal (1862-1929), médico argelino radicado na França, descreveu a síndrome em 1929, também conhecida como síndrome de Widal. Seu nome está vinculado a um teste para diagnóstico da febre tifoide, desenvolvido por ele em 1896, denominado teste de Widal.

geral e do tabaco e odores fortes. O diagnóstico de asma torna-se improvável se a tosse, por exemplo, ocorre isoladamente, sem outros sintomas respiratórios, se há expectoração crônica, se a dispneia está associada a tonturas, parestesias, se há queixa de dor torácica ou dispneia induzida por exercício com inspiração ruidosa. O exame físico do paciente asmático pode ser irrelevante, caso tenha sua doença controlada espontaneamente ou pela medicação. Os achados nas exacerbações variam com a gravidade: taquipneia, cianose, sudorese, exaustão, agitação, frases entrecortadas ao falar, uso da musculatura acessória, tiragem, sibilância ou silêncio respiratório, respiração paradoxal, MV diminuído, taquicardia. A maioria desses achados pode estar ausente nas exacerbações leves ou presentes nas formas graves e tanto mais nas formas muito graves. No paciente ambulatorial, mesmo diante de uma história clínica sugestiva de asma (critérios clínicos) e na ausência de sibilância, há necessidade de confirmação diagnóstica por critérios funcionais.

Obstruções localizadas

Obstrução traqueal

As causas de obstrução traqueal incluem aspiração de corpo estranho, estenose pós-entubação ou traqueostomia e compressão por massas. A obstrução por corpo estranho é um evento grave, agudo, alarmante, que pode ser acompanhado de tosse intensa, estridor ou mesmo sufocação. As outras causas evoluem mais lentamente e o paciente apresenta estridores inspiratório e expiratório que podem disseminar-se pelo tórax e ser confundidos com ruídos adventícios, embora não sejam responsivos a broncodilatador, e a intensidade do ruído aumenta à medida que a ausculta se aproxima do pescoço do paciente. A curva fluxo-volume obtida na espirometria mostra um aspecto que denota "obstrução fixa". Essa expressão não indica irreversibilidade ao broncodilatador, mas sim que a obstrução não se altera durante o ciclo respiratório. A resistência ao fluxo permanece constante durante ambas as fases do ciclo, resultando em dois platôs (Fig. 3.4). A relação FIF50%/FEF50% pode não se alterar (valor normal ≥ 1). As causas de obstrução fixa incluem: estenose pós-entubação traqueal, bócio, neoplasia endotraqueal, estenose dos brônquios principais, obstrução de condutos de ventilação mecânica (obstrução de vias aéreas externas, como oclusão de tubo endotraqueal ou tubo endotraqueal inapropriadamente pequeno), estenose subglótica em doenças com granulomatose de Wegener não tratada e pacientes com lúpus eritematoso sistêmico, nos quais foram relatados casos de estenose traqueal/subglótica. Se houver hipoventilação, a gasometria demonstrará hipoxemia, hipercapnia e diferença alveolocapilar de O_2 normal.

Chamam-se obstruções variáveis aquelas cujo grau de obstrução da traqueia varia com a fase do ciclo respiratório. Essa variação pode também ser registrada em uma curva fluxo-volume, de tal maneira que, quando a obstrução variável ocorre na traqueia extratorácica (definida como mais de 2cm acima do manúbrio), a obstrução aumenta na inspiração (pressão traqueal < pressão atmosférica). Quando ocorre, o estridor aparece nessa fase e a curva fluxo-volume demonstra um platô na fase inspiratória. Quando a obstrução variável é intratorácica, ocorre o contrário, ou seja, o estreitamento se acentua na expiração, oportunidade em que o estridor aparece e a curva fluxo-volume mostra um platô na fase expiratória. As figuras esquemáticas a seguir ilustram esses eventos. As causas de obstrução extratorácica variável são as paralisias, aderências e constrição

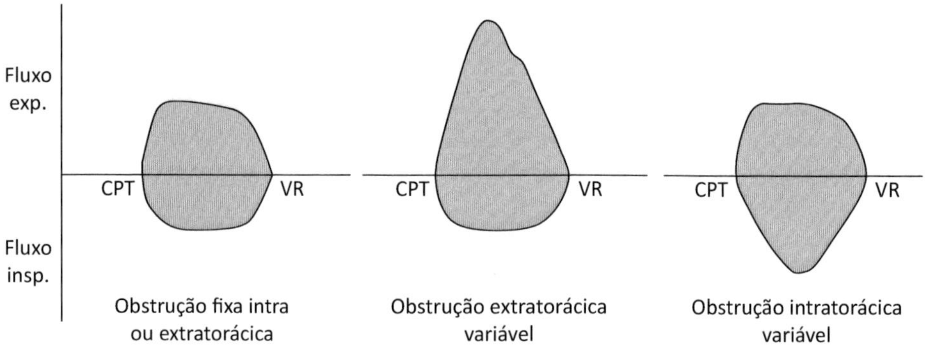

Figura 3.4 Curvas fluxo-volume nos três tipos de obstruções das vias aéreas superiores.

de cordas vocais, apneia obstrutiva do sono. Entre as causas de obstrução intratorácica variável, contam-se os tumores intratraqueais localizados, isto é, que não abarcam toda a circunferência da traqueia, restando uma porção complacente de parede traqueal não comprometida, além da traqueomalacia e da policondrite.

Obstrução brônquica

A causa mais comum de obstrução brônquica é a aspiração de corpo estranho, sólido ou semissólido, que pode causar desconforto respiratório agudo ou mesmo asfixia, dependendo da localização da obstrução das dimensões do corpo estranho. A aspiração de corpos estranhos pequenos pode passar despercebida, especialmente se o paciente se encontra sob efeito de bebida alcoólica ou outra droga. Se o corpo estranho permanece, pode ocorrer tosse persistente, pneumonias pós-obstrutivas recidivantes e bronquiectasias. Corpos estranhos orgânicos provocam reação granulomatosa, agravando a estenose. O pulmão direito é o mais afetado porque o brônquio-fonte esquerdo faz um ângulo quase agudo com a traqueia. Outras causas de obstrução brônquica são os tumores malignos ou benignos e a compressão extrínseca por adenomegalias. Relativamente a essa última causa, deve ser lembrado que o lobo médio é especialmente vulnerável em virtude do seu calibre em relação aos outros brônquios, sendo especialmente delgado e flexível em crianças, emergindo em ângulo agudo, o que dificulta a drenagem de secreções. Logo quando emerge do brônquio principal direito, o brônquio do lobo médio é cercado por um grupo de linfonodos que drenam quase todo o pulmão direito e alguns segmentos do esquerdo. O aumento de volume desses linfonodos pode estenosar o brônquio do lobo médio em vários graus e, consequentemente, ser o lobo médio vitimado por pneumonias, atelectasia e bronquiectasia. Chama-se *síndrome do lobo médio* a atelectasia aguda ou crônica do lobo médio, com inflamação e acúmulo de secreções. Essa síndrome é mais comumente causada por infecções inespecíficas de repetição e também por compressão extrínseca por adenomegalias de etiologia variada, carcinoma, sarcoidose, linfoma e doenças granulomatosas. Os portadores dessa síndrome podem permanecer assintomáticos durante meses ou anos ou apresentar (ou vir a apresentar) tosse seca, às vezes produtiva, pneumonias de repetição, dor pleurítica na topografia desse lobo, escarros com estrias de sangue ou hemoptise moderada. O exame físico pode vir a demonstrar síndrome de consolidação. A radiografia convencional pode mostrar imagem de opacificação irregular que borra a silhueta cardíaca direita na incidência PA e imagem de opacificação triangular, em perfil. Uma imagem triangular é observada mais nitidamente na incidência apicolordótica (método de Lindblom ou Fleischner).

Quando a obstrução de um brônquio é completa, ocorrerá atelectasia, pois o ar alveolar é totalmente absorvido, visto que a soma de todas as pressões parciais dos gases do sangue venoso misto é menor do que a dos gases alveolares. Um lobo colapsado reduz o volume do pulmão, eleva a cúpula diafragmática e desvia o mediastino para o mesmo lado, além de forçar a hiperinsuflação compensatória do pulmão contralateral. Na área atelectasiada, o fluxo sanguíneo se reduz, pela vasoconstrição consequente à hipóxia alveolar. No entanto, um fluxo sanguíneo residual pode ser a causa de hipoxemia, notadamente nas grandes atelectasias. A área de parênquima atelectasiado pode sofrer infecções e/ou absceder. Brônquios segmentares e menores são menos propensos a atelectasias em razão da ventilação colateral.

DOENÇAS INFECCIOSAS

Pneumonia adquirida na comunidade

Pneumonia é uma inflamação com consolidação dos pulmões. Outras doenças pulmonares que não infecciosas recebem a designação de pneumonias (pneumonia intersticial usual, pneumonia intersticial descamativa, pneumonia intersticial linfocítica). As pneumonias aqui referidas apresentam etiologia infecciosa. Do ponto de vista clínico, com implicações etiológicas, terapêuticas e prognósticas, as pneumonias são primariamente classificadas naquelas adquiridas na comunidade e nas adquiridas em ambiente hospitalar. A pneumonia adquirida na comunidade (PAC) é a que acomete o indivíduo fora do ambiente hospitalar ou se manifesta nas primeiras 48 horas após a admissão. A importância do estudo dessa condição decorre de sua incidência elevada e de ser ela a doença infecciosa que causa mais mortes, notadamente em crianças pequenas (< 4 anos) e idosos (> 60 anos). No Brasil, constitui a quarta causa mais comum de morte entre todas as causas. A despeito dos muitos avanços em Medicina, a taxa de mortalidade por PAC mudou pouco nas últimas décadas. As bactérias são as causas mais comuns de pneumonia e esses agentes infecciosos podem chegar ao parênquima pulmonar pelas seguintes vias:

- Aspiração de secreções da orofaringe.
- Inalação de aerossóis.
- Disseminação hematogênica.
- Disseminação a partir de um foco contíguo.
- Reativação local.

A forma mais comum de aquisição de pneumonia bacteriana é a aspiração de microrganismos colonizados nas vias aéreas superiores. Essa é, também, a forma mais comum de aquisição de PAC. Todas as pessoas aspiram bactérias colonizadas na orofaringe, principalmente durante o sono profundo. Pessoas da comunidade são habitualmente colonizadas por *S. pneumoniae*, anaeróbios e, mais raramente, gram-negativos. Debilitados, hospitalizados e imunodeprimidos são colonizados comumente por gram-negativos. A aspiração está limitada pelo reflexo de fechamento da glote. No entanto, a eficácia desse mecanismo diminui em caso de disfagia, redução do nível de consciência, disfunção mecânica do esfíncter inferior do esôfago (p. ex., pela presença de sonda nasogástrica) ou disfunção da laringe (p. ex., por entubação traqueal, broncoscopia ou traqueostomia).

As vias aéreas infraglóticas não apresentam flora nem se contaminam facilmente em condições normais, mesmo que a aspiração e a inalação de microrganismos sejam eventos comuns. Os mecanismos de defesa que se opõem à contaminação, operando em conjunto, e as alterações que afetam esses mecanismos são as seguintes:

- Fechamento da glote (disfagia, alteração do nível de consciência, disfunção mecânica do esfíncter inferior do esôfago, por exemplo, pela presença de sonda nasogástrica, ou disfunção da laringe, por exemplo, por entubação traqueal, broncoscopia ou traqueostomia).
- Reflexo da tosse diminuído ou abolido (estado de coma, anestesia, doenças neuromusculares, medicamentos, dor torácica).
- Excesso de muco brônquico (bronquiectasias, fibrose cística).
- Diminuição da atividade ciliar do epitélio respiratório (tabagismo, inalação de gases e fumaças, viroses e defeitos genéticos).
- Macrófagos e imunoglobulinas alveolares (interferência com a função fagocítica dos macrófagos alveolares por álcool, tabaco, fumaças, anoxia).

A deficiência imunológica humoral e os defeitos imunitários que afetam a função de neutrófilos e complemento causam maior incidência de infecções por bactérias piogênicas. A deficiência imunológica celular, inata ou adquirida (imunossupressores, doenças imunologicamente debilitantes, neoplasias etc.) aumenta a incidência de infecções virais, por micobactérias (notadamente por *M. tuberculosis*) e por organismos ditos oportunistas (de virulência muito baixa), como o *Pneumocystis jiroveci*.

Apesar das possibilidades antes mencionadas, o agente etiológico mais comum de PAC no mundo inteiro é o *Streptococcus pneumoniae*, também conhecido como pneumococo, em todas as idades. As bactérias atípicas, incluindo *Mycoplasma pneumoniae, Chlamydophila pneumoniae* e *Legionella* spp., têm sido responsabilizadas, notadamente os dois primeiros, por cerca de um terço das PAC, em todos os níveis de gravidade. As pneumonias por outros organismos incidem em grupos selecionados de pacientes, como nos portadores de doenças pulmonares, pneumonia pós-gripal, pacientes que usaram antibióticos, diabéticos. Não raramente, a PAC pode ser devida a mais de um agente etiológico e as associações mais comuns incluem o pneumococo, atípicos e vírus. Deve ser salientado que a causa de morte mais comum em uma epidemia de influenza é a pneumonia bacteriana superposta. Nas viroses respiratórias pode haver pneumonia viral primária ou pneumonia bacteriana secundária, em razão dos efeitos dos vírus sobre as defesas pulmonares do hospedeiro.

As manifestações clínicas de pneumonia não são patognomônicas e o diagnóstico carece de confirmação radiológica. No entanto, o diagnóstico, onde esse exame não é tão fácil de obter, deve ser feito com base na anamnese e exame físico. Deve ser salientado que, se não há febre, aumento da frequência cardíaca ou da frequência respiratória, o diagnóstico de pneumonia é improvável. Nos idosos é comum o aumento da frequência respiratória e das alterações do estado de consciência e/ou agravamento de doenças subjacentes, embora a febre possa estar ausente. O conjunto de manifestações clínicas que mais lembra um caso típico de pneumonia inclui início súbito, precedido por infecção viral, febre alta com calafrios, tosse com ou sem expectoração, dor pleurítica e sinais de consolidação pulmonar (submacicez, redução do MV, aumento do FTV, estertores crepitantes, sopro tubário e pectorilóquia fônica). No entanto, poucos são os pacientes que apresentam todas essas manifestações.

Os pontos mais relevantes para o diagnóstico é que a presença de certa conjunção de manifestações faça suspeitar de pneumonia e que uma radiografia de tórax mostre infiltrado pulmonar não presente previamente. As manifestações mais relevantes são a tosse com ou sem expectoração e a febre (> 37,8ºC). Outras manifestações incluem dor torácica, dispneia, ruídos adventícios, alteração do estado mental e leucocitose. Na presença de radiografia de tórax com alteração e de uma das duas manifestações mais relevantes e duas das outras manifestações, o diagnóstico de pneumonia deve ser cogitado e o paciente tratado como tal. Um paciente com idade superior a 65 anos e que apresente qualquer um dos seguintes achados: confusão mental, frequência respiratória ≥ 30rpm, hipotensão arterial (PAS ≤ 90mmHg e/ou PAD ≤ 60mmHg) ou ureia > 50mg/dL deve ser tratado em ambiente hospitalar. O paciente que apresentar mais de três dessas manifestações deve ser internado como doente grave. Mesmo pacientes que não apresentem indicação para internação com base nos dados antes mencionados devem ser considerados presença de comorbidades, hipoxemia e SaO_2 < 90% recente ou radiografia com consolidações ou infiltrados multilobares ou bilaterais, e eles devem receber tratamento hospitalar. Outros fatores que indicam tratamento hospitalar, mesmo na ausência das indicações descritas acima, são os de ordem psicossociais, limitações financeiras e pacientes impossibilitados de fazer uso de medicamentos pela via oral.

Tuberculose pulmonar

A tuberculose pulmonar é uma doença infecciosa, de transmissão inter-humana, causada pelo *Mycobacterium tuberculosis* (ou bacilo de Koch). Embora possa acometer os mais diversos órgãos do corpo, atinge principalmente os pulmões e ainda constitui grave problema de saúde pública no Brasil e em muitos países do mundo.

Calcula-se que cerca de um terço da população mundial esteja infectada. No Brasil são diagnosticados cerca de 70.000 casos novos por ano ou 43 casos por 100.000 habitantes. A prevalência de tuberculose no Brasil está vinculada a fatores socioeconômicos, desorganização dos serviços de saúde pública e a advento de maior número de imunossuprimidos (quimioterapia antineoplásica, transplantes, uso de substâncias imunossupressoras, AIDS, diabetes). A situação mundial da tuberculose (TB) pode ser dividida em 3 grupos (Caminero Luna): 1. TB que ocorre em países com escassos recursos e extrema situação de pobreza, com 65% dos casos; 2. TB que ocorre em países com recursos médios, com 30% dos casos (Brasil incluso); 3. TB que ocorre em países com recursos amplos e desenvolvidos, com 5% dos casos. Até o momento, a tuberculose constitui um problema de diagnóstico. Não são poucos os casos de pacientes com imagens radiológicas muito sugestivas de sequelas de TP e que nunca foram diagnosticados ou mesmo procuraram assistência médica para tratar problemas respiratórios. Além de outras razões, muitos casos não diagnosticados se devem à falta de especificidade dos sintomas, negligenciados pelos pacientes e, não raro, insuficientemente analisados pelo médico.

A tuberculose nasceu com os primeiros hominídeos, família de primatas que compreende o homem e seus ancestrais fósseis, como os australopitecos. As primeiras epidemias ocorreram provavelmente com os primeiros aglomerados humanos em comunidades urbanas, como na bacia do Tigre e Eufrates, na Babilônia, Nilo, Rio Amarelo (China), Ganges (Índia), e outras, certamente devido a fatores econômicos, hábitos, dificuldades nutricionais.

Uma múmia peruana com 1.100 anos com um nódulo pulmonar, no qual foi identificada a sequência IS-6110, específica do complexo *Mycobacterium tuberculosis*, constitui evidência de que a tuberculose já existia na América pré-colombiana. Isso não significa que os indígenas brasileiros fossem vitimados pela doença, visto que era muito raro o contato entre as populações indígenas do continente. Na Europa, a TB tornou-se endêmica durante a Idade Média, notadamente nos centros comerciais. Com a Revolução Industrial, a migração de camponeses para as cidades e a formação de grandes aglomerados em bairros com precárias condições de moradia, além de miseráveis, deram ensejo ao surgimento da grande "peste branca" que durou cerca de três séculos.

De acordo com alguns autores, a tuberculose foi trazida ao Brasil pelos colonizadores europeus, visto que todos os relatos demonstram inequivocamente que os indígenas gozavam de perfeita saúde. As referências de Caminha e outros escritores acerca do clima do Brasil, corroborada pela carta dos primeiros jesuítas, como Anchieta, atraíram uma leva de tuberculosos. Muitos membros da Companhia de Jesus que vieram para o Brasil sofriam de tuberculose e incitaram muitos dos seus irmãos jesuítas "enfraquecidos" a vir recuperar a saúde nesta terra de clima privilegiado. Nóbrega era portador de tuberculose e, juntamente com outros, cuidavam de meninos, como Francisco Pires. Certamente, esses padres disseminaram abundantemente a tuberculose entre os índios. Evidentemente, os colonizadores que chegaram em pouco tempo, juntamente com comerciantes inescrupulosos, piratas e aventureiros, trouxeram também doenças e, entre elas, a tuberculose[6].

Nenhuma medida de ação concreta foi tomada no Brasil colonial, nem mesmo com a chegada da família de portugueses no Brasil em 1808. Mesmo tendo os jesuítas ajudado a disseminar a tuberculose entre os indígenas, seus serviços na criação nas Santas Casas de Misericórdia foram magníficos e essas instituições eram os únicos refúgios dos pobres doentes no final do século XIX.

Antes da descoberta do bacilo da tuberculose, o médico francês Jean Antoine Viellemin (1827-1892) demonstrou, experimentalmente, que a tuberculose era uma infecção específica, devido a um agente invisível, inoculável e transmissível de animal a animal, do animal ao homem e vice-versa (1865-1869). Consta que o governo britânico estabeleceu uma comissão para investigar os achados de Viellemin. Evidentemente, essas evidências de Viellemin foram corroboradas com a descoberta do agente etiológico da tuberculose por Robert Koch (1843-1908), médico alemão.

Na Europa e nos Estados Unidos da América partiam notícias de resultados satisfatórios do tratamento da tuberculose em sanatórios e dispensários. O dispensário era uma instituição beneficente destinada a atender pacientes pobres com consultas médicas e outros recursos e, entre eles, os tuberculosos, aos quais se ofereciam roupas, escarradeiras de bolso, antissépticos e exames. Já o sanatório era um estabelecimento destinado ao internamento de pacientes para oferecer a eles repouso, boa alimentação, condições ambientais agradáveis, constituindo uma terapia higienodietética. Essa terapia foi preconizada pela celebrada enfermeira Florence Nightingale (1820-1910) que, aos 30 anos de idade, foi acometida por tuberculose pulmonar. Desprezando o tratamento da época, foi morar no campo e alimentar-se bem. Obtendo cura, ajudou a disseminar a concepção de cura sanatorial exatamente melhorando as condições de internação. O primeiro sanatório foi criado em Gobersdorf (Silésia), em 1854, por iniciativa do médico alemão Herman Brehmer (1826-1889), também tuberculoso, que usava os métodos helioterapêuticos[7] já preconizados (*Brehmer Sanatorium*). Prevalecia a ideia de que o tratamento higienodietético (banhos de sol, repouso e alimentação) era ainda mais melhorado pelo clima frio das montanhas. Já havia antecedentes antigos desse tratamento e, quem sabe, remontavam aos princípios de higiene de Galeno (129-199). Ao tratamento higienodietético se refere também o médico francês Charles Victor Daremberg (1817-1872) que, acometido por tuberculose, foi curado em local de clima aprazível, tendo sido tratado

---

6 Um parêntese para lembrar que na colonização do Brasil vieram jesuítas e colonos, na maioria tuberculosos, para cá atraídos e destacados pelos "benefícios do clima ameno". Eles contaminaram os índios, tuberculisando-os em massa, na primeira fase da colonização. Em cartas de Inácio de Loyola (1555) e de Anchieta (1583) dirigidas ao Reino, está descrito que "os índios, ao serem catequisados, adoecem na maior parte com escarro, tosse e febre, muitos cuspindo sangue, a maioria morrendo com deserção das aldeias" (Rosemberg J.,1999).

7 Tratamento de certas doenças utilizando a luz solar sobre a pele.

com banhos de sol, óleo de fígado de bacalhau[8] e boa alimentação. Somente no início do século XX foi demonstrado que o clima tinha importância relativa e os sanatórios foram construídos nas proximidades das grandes cidades para os indigentes[9].

Entre 1886 e 1887, a tuberculose declinou na Europa e nos Estados Unidos. Isso ocorreu, evidentemente, antes do advento de tratamento medicamentoso e se deve a três razões: 1. melhora das condições de vida das populações (redução da carga de trabalho, melhor alimentação, melhores condições de habitação etc.) e educação sanitária; 2. mais importante foi o isolamento dos bacilíferos nos sanatórios, pois quebrava o elo de transmissão da doença; e 3. esgotamento dos mais sensíveis e seleção dos mais resistentes à TB (seleção natural darwiniana).

Os primeiros tuberculostáticos surgiram entre 1944 e 1952 e o primeiro deles foi a estreptomicina (1944), descoberta por Selman Waskman (1888-1973). Logo foram verificados casos de resistência bacteriana. Os doentes melhoravam, porém o escarro voltava a positivar. Em 1946, surgiu o ácido para-aminossalicílico PAS (PAS), que passou a ser usado em associação com a estreptomicina, reduzindo, mas não evitando, o aparecimento de resistência. Desde então nunca mais se usou monoterapia. A partir de 1952, embora tenha sido sintetizada em 1912, passou a estar disponível a isoniazida, descoberta por Hans Meyer e Josef Malley. Com a associação da isoniazida (H) à estreptomicina (S) e ao PAS – a chamada quimioterapia tripla –, viria a ser possível conseguir curas completas em 90 a 95% das várias formas de tuberculose. No entanto, começaram a surgir doentes crônicos, em face da resistência à H e à S. Em 2015, segundo informações da OMS, 480.000 pessoas desenvolveram tuberculose resistente a múltiplos medicamentos e um adicional de 100.000 eram resistentes à rifampicina, necessitando de novo tratamento.

A TB é causada por bactérias do complexo *Mycobacterium tuberculosis* e caracterizada pela formação de tubérculos e necrose caseosa nos tecidos. Além disso, é mais comum no gênero masculino e no grupo etário de 20-49 anos, apresentando maior declínio na faixa de 0 a 4 anos (BCG, diagnóstico e tratamento). O menor declínio ocorre entre maiores de 60 anos (reativação endógena), a comorbidade TB/HIV ocorreu em 6,2% dos casos; o percentual de cura para casos novos: 73%; o percentual de cura para HIV: 57%; o abandono de casos novos: 9%; o abandono HIV positivos: 14%; e a maior mortalidade ocorre no Nordeste e Sudeste, nessa ordem. Os fatores agravantes da doen-

8 No Brasil, o óleo de fígado de bacalhau, em apresentação comercial, ganhou prodigiosa aceitação entre as famílias e o repúdio das crianças em razão do gosto terrível. A apresentação comercial mais conhecida do óleo de fígado de bacalhau era a Emulsão de Scott. Provavelmente começou a ser produzida no Brasil em 1908, embora seu uso seja bem mais antigo, como visto. Atualmente foi cogitado um papel da vitamina D na imunidade, do qual o óleo mencionado era particularmente rico. No entanto, esta ação não foi confirmada por metanálise recente relativamente a qualquer benefício no tratamento da tuberculose (Xia et al., 2014).

9 Termo até bem pouco tempo muito usado para denotar pessoas sem condições de suprir suas próprias necessidades, pobres, miseráveis.

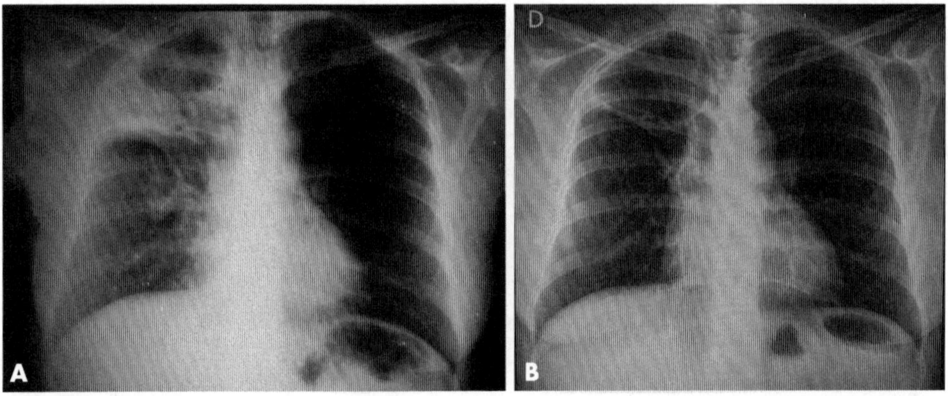

Figura 3.5 **A**) Grande lesão escavada com paredes lisas e sem conteúdo líquido no LSD, com consolidação pericavitária. Tuberculose pulmonar. **B**) Após tratamento correto com tuberculostáticos. Cavitação no LSD residual (Ambulatório de Pneumologia do Hospital Universitário Onofre Lopes).

ça incluem longevidade, coinfecção pelo HIV, imunodeprimidos não HIV e terapias que reduzem a imunidade celular.

No modelo epidemiológico da história natural da tuberculose, considerada uma população qualquer, pessoas nascidas vidas e em qualquer época, na dependência da prevalência da tuberculose, podem ser infectadas com o *M. tuberculosis*, fenômeno denominado primoinfecção. Cerca de 5% delas, em um prazo de até 5 anos, desenvolvem tuberculose e são chamadas de doentes primários. A expressiva maioria (cerca de 95%) susta a infecção e torna-se portadora de tuberculose latente, ou seja, portadores do bacilo em estado de latência que restaram da disseminação ocorrida na primoinfecção, mas não doentes. No entanto, anos após (mais de 5 anos), enfrentando diversos fatores que debilitam sua imunidade celular, tornam-se portadores de tuberculose-doença (reativação e proliferação dos bacilos que estavam em latência, condição chamada de *reativação endógena*, ou se receberem de contatos íntimos uma nova carga bacilar virulenta, condição dita *reativação exógena*), sendo chamados, então, de doentes não primários. Tratados adequadamente, quaisquer doentes podem ser curados (ex-doentes) ou apresentar dificuldades de cura pela emergência de bacilos resistentes aos tuberculostáticos mais efetivos, condição agravada pelas lesões fibrocavitárias sequelares que dificultam ainda mais a exposição dos bacilos aos antimicrobianos. Outros pacientes falecem, seja em face da doença em atividade (não tratamento, abandono, alcoolismo ou outra condição agravante), seja em razão de complicações de sequelas graves (Fig. 3.6)[10].

10 Brasil. Ministério da Saúde. Secretaria Nacional de Programas Especiais de Saúde. Divisão de Pneumologia Sanitária. Campanha Nacional Contra a Tuberculose. Controle da Tuberculose: uma proposta de integração ensino-serviço/CNCT/NUTES. 3ª ed. Rio de Janeiro, 1992. (Com acréscimos das informações fora dos círculos: percentuais e intervalos de tempo.)

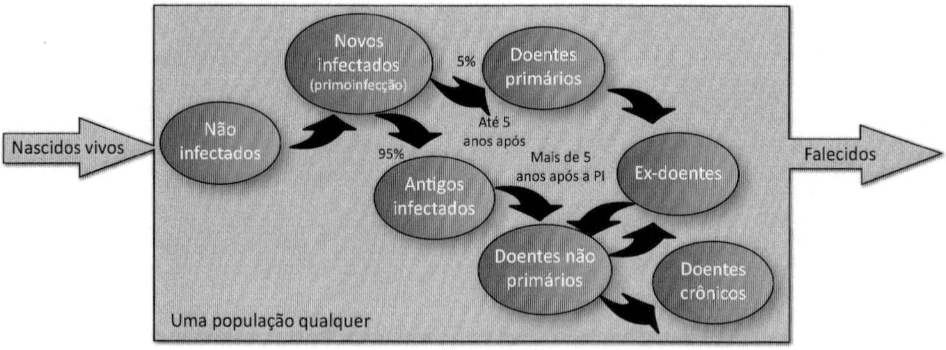

Figura 3.6 Modelo epidemiológico da história natural da tuberculose. PI = primoinfecção.

Tuberculose foi termo cunhado por John Lucas Schönlein (1793-1864), derivado de tubérculo, para significar tumor, excrescência, pequena saliência em formação. Como já salientado, a tuberculose é uma doença infecciosa causada por bactérias do complexo *Mycobacterium tuberculosis* e caracterizada pela formação de tubérculos e necrose caseosa nos tecidos. São as seguintes as micobactérias do complexo *Mycobacterium tuberculosis*, todas apresentando fragmento de ADN denominado IS6110:

- *M. tuberculosis* tipo *hominis* (patogênica para o homem).
- *M. bovis* (patogênica para o homem).
- *M. bovis* BCG (cepa vacinal) (patogênica para o homem).
- *M. africanum* (África equatorial).
- *M. microti* (roedor, porco, lhama → homem; foi usada como vacina).
- *M. canettii* (apenas na Somália).
- *M. caprae* (cabras e outros animais. Pode infectar humanos).
- *M. pinnipedii* (leões marinhos; no Brasil isolado da anta → homem).

Acerca da origem do *Mycobacterium tuberculosis*, uma hipótese afirmava sua origem a partir da domesticação do *Mycobacterium bovis*, que nos séculos XVIII e XIX era responsável por 6% das mortes por tuberculose na Europa. Na forma atenuada, essa espécie constitui a BCG. No entanto, essa suposição passou a ser contestada pelo achado de lesões tuberculosas (vertebral) em múmias egípcias. O ADN da tuberculose foi encontrado em 21 a 29% dos fragmentos ósseos testados, inclusive em ossos sem lesão, indicando que essa era uma doença comum entre os egípcios, onde grassava epidemicamente. Os pesquisadores, sabendo da sequência do ADN que diferenciava o *M. bovis* do *M. tuberculosis*, tentaram estabelecer nas múmias de Tebas qual o agente etiológico da tuberculose entre os egípcios. Eles encontraram apenas sequências para o *M. tuberculosis*. Esse achado não corroborou a hipótese da domesticação, visto que o *M. bovis* deveria anteceder o *M.*

tuberculosis e algum ADN do *M. bovis* deveria ter sido encontrado. O sequenciamento comparativo dos diversos genomas de micobactérias tuberculosas (mutações cumulativas) indicou que um ancestral bacteriano originou primeiro o *M. tuberculosis*. O *M. bovis* foi o último a surgir na escala evolutiva! Na década de 1960, Georges Canetti isolou uma forma diferente de bactéria causadora de tuberculose: crescimento muito mais rápido do que as outras em meio de cultura e formação de colônias lisas em vez de rugosas do *M. tuberculosis*. Essas singularidades permitiram considerá-la uma espécie diferente de *Mycobacterium (Mycobacterium canettii)*. Casos de tuberculose pelo *M. canettii* surgiram na década de 1900 na região do Chifre (Nordeste) da África. Tudo indicava que essa região fosse a fornecedora dessa espécie de micobactéria. Em 1998 a 2003 foram obtidas algumas dezenas de *M. canettii* entre habitantes doentes do Djibouti. Apresentavam grande variabilidade genética, indicando sua antiguidade. As bactérias que causavam tuberculose no mundo não apresentavam diferenças genéticas tão intensas quanto as de Djibouti e, portanto, evoluíram em período mais recente da história.

O agente etiológico principal da tuberculose, o *Mycobacterium tuberculosis* tipo *hominis* ou bacilo de Koch (Robert Koch, 1882), é acidorresistente e gram-positivo fraco, sem mobilidade, aeróbio estrito, não forma esporos, apresenta tempo de duplicação em laboratório de 3 a 20 horas e de 18 a 48 horas na população; cresce lentamente em cultura (3 a 6 semanas). Apresenta parede caracteristicamente rica em ácidos micólicos e contém cerca de 60% de lipídios do peso seco. A camada lipídica (ácidos micólicos) apresenta extrema hidrofobicidade, resistência aos antibióticos, além de suas propriedades imunológicas. Os membros com complexo *M. tuberculosis* são dependentes de hospedeiros e não se multiplicam no meio ambiente. No entanto, multiplicam-se *in vitro*. Não secreta nenhuma toxina. As cepas virulentas de *Mycobacterium tuberculosis* dispõem-se em cordões, que formam cadeias paralelas ou feixes trançados. A virulência está associada à formação de cordões (aglomerados), tendo-se inclusive isolado de bacilos virulentos um fator "formador de cordões" (trealose 6,6'-dimicolato ou dimicolato de trealose). Está envolvida com a virulência, proteção contra o hospedeiro e toxicidade, mas não com a multiplicação.

A transmissão da tuberculose se dá principalmente por via aerógena, de um indivíduo com tuberculose pulmonar, brônquica ou da área orolaríngea, para outro indene, pela inalação de núcleos de Wells, com diâmetro de 0,5μ que são emitidos pelos pacientes contaminantes ao falar, tossir, espirrar. Raramente, ocorre transmissão pela via digestiva ou por inoculação direta. Os condicionantes do contágio são o foco infeccioso, constituídos por pacientes bacilíferos, infectividade e viabilidade do BK, vigor da tosse (aerossolização), proximidade, continuidade, ambiente. O outro condicionante é, obviamente, o contato, cujas variáveis são imunidade baixa, infecção anterior, vacinação com BCG e hipersensibilidade. As estratégias de busca ativa de casos preconizam que devem ser procurados e investigados contatos definidos por um tempo de exposição de 200 horas com bacilífero ou 400 horas com pacientes apenas com cultura positiva. Sabe-se, no entanto, que a frequência de infecção aumenta com mais de 12 horas consecutivas de contato, embora não exista um período mínimo durante o qual não ocorre a transmissão. Um contato único pode ser suficiente no caso de manobras médicas. A boa ventilação dos ambientes reduz a transmissão da doença. Os outros modos de contaminação (digestiva e cutaneomucosa) são excepcionais.

A intensidade do contato é maior entre a população de baixa renda, com famílias numerosas e em habitações pequenas, pouco ventiladas, úmidas. As crianças, em face do menor vigor da tosse e escassa produção de catarro, não são geralmente contagiosas. A presença de hipersensibilidade protege o indivíduo de reinfecção exógena quando exposto a pequenas cargas bacilares. Deve ser salientado que no tratamento adequado dos pacientes a transmissão é reduzida geralmente de maneira acentuada. Já no segundo dia de tratamento a carga bacilífera do paciente cai para 5% e no 12º é apenas 0,5% do período inicial.

Entre os doentes de tuberculose pulmonar, a expressiva maioria (95%) é constituída por pessoas maiores de 15 anos de idade e 85% apresenta formas pulmonares. Pouco mais da metade apresenta baciloscopia positiva e 32% não tem confirmação bacteriológica. Somente 15% apresenta formas extrapulmonares.

A manifestação histopatológica típica da tuberculose é o tubérculo, cujo esquema simplificado é mostrado na figura 3.7.

Em relação à patogenia da tuberculose, tudo se inicia com o contato da pessoa bacilífera com o paciente não infectado. Nessas ocasiões, ao tossir, falar, espirrar, o paciente portador de tuberculose elimina gotículas contendo bacilos que são aspiradas pelo seu contato. Esses bacilos alcançam o ácino pulmonar e, em cerca de 50% dos casos, provo-

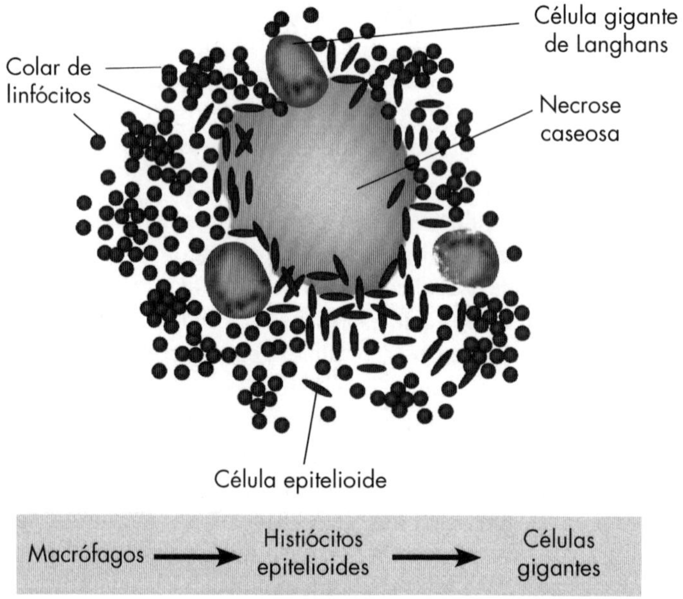

Figura 3.7 Esquema de um tubérculo.

cam uma reação local, que consta de uma broncopneumonia inespecífica, onde ocorre a multiplicação dos bacilos e sua disseminação linfematogênica. Cerca de 2 a 12 semanas após, o organismo passa, então, a esboçar uma resposta imunológica específica e começam a se formar as lesões típicas da tuberculose (tubérculos). De 12 meses a 5 anos alguns pacientes evoluem para a tuberculose-doença, chamada nesse caso de tuberculose primária. Felizmente, a infecção é detida em 95% dos casos e somente 5 a 10% desses pacientes se tornarão tuberculosos ao longo de suas vidas (Fig. 3.8).

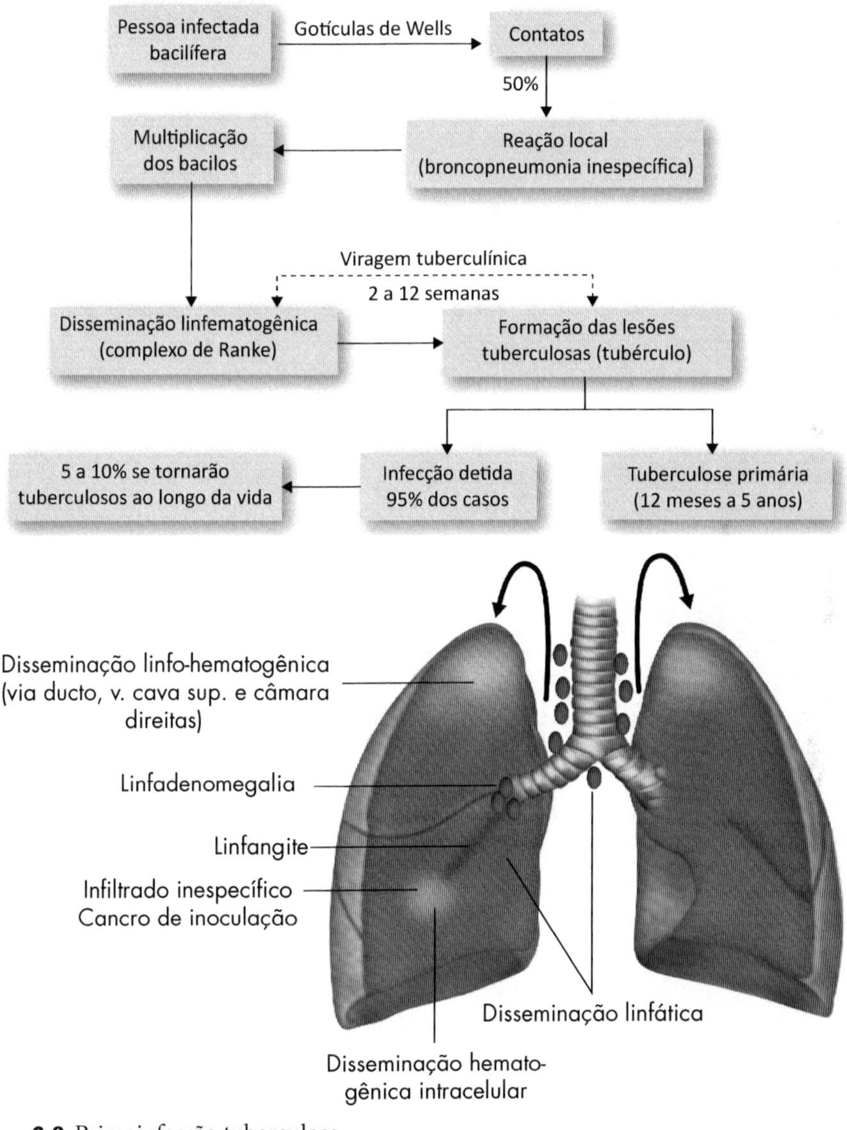

Figura 3.8 Primoinfecção tuberculosa.

Os bacilos de Koch apresentam glicolipídios com resíduos de manose, e os macrófagos alveolares, receptores em sua membrana celular que interagem com esses resíduos, iniciando o processo de fagocitose. No entanto, a infecção faz com que o complexo endossômico tenha sua maturação interrompida e torna os fagolisossomos formados inefetivos, além da ausência de pH ácido em seu interior.

A NRAMP (*natural resistance-associated macrophage protein* ou proteína macrofágica associada à resistência natural) é membro de uma família de proteínas integrais de membrana cujas funções biológicas ainda estão sendo esclarecidas. Um tipo de RAMP (RAMP 1) parece estar envolvido na suscetibilidade à tuberculose em seres humanos. Existem variações genéticas de NRAMP 1 (polimorfismos) que têm sido implicadas em maior ou menor suscetibilidade à tuberculose. A NRAMP ativa a resposta microbicida no macrófago infectado, e por isso é importante na resposta inicial inata à infecção por micobactérias. Variedades genéticas da NRAMP poderiam explicar a suscetibilidade à tuberculose. Em cerca de 3 ou mais semanas, o macrófago alveolar apresenta atígenos do bacilo da tuberculose no âmbito do complexo maior de histocompatibilidade às células T. A interação leva os macrófagos a secretar interleucina-12 que estimula a diferenciação do linfócito T em tipos Th1. Nessa altura, desenvolve-se a hipersensibilidade tuberculínica e o teste tuberculínico com PPD torna-se positivo. Isso nada tem a ver com a imunidade, que virá a ocorrer quando esses linfócitos estimularem os macrófagos com interferon gama. O macrófago ativado experimenta um aumento da expressão de iNOS (sintetase do óxido nítrico induzível) e a produzir óxido nítrico (NO) e espécies reativas de oxigênio, aumentando muito sua capacidade bactericida. Esse fenômeno explica a imunidade na tuberculose pulmonar.

Como foi salientado anteriormente, em 5% dos casos a infecção não é contida, tanto por deficiência da imunidade celular, como da carga infectante e virulência da cepa aspirada. A evolução para a doença, a partir da primoinfecção, é denominada *tuberculose primária*. A doença é considerada primária quando ocorre nos primeiros 5 anos após a primoinfecção. Nos locais de elevada prevalência tende a ocorrer precocemente, sendo, por isso, chamada tuberculose da infância. As formas de TB primária são: apenas ganglionar, ganglionar e pulmonar (formas pneumônicas, broncopneumônicas, cavitárias, atelectásicas) e miliar (pulmão e outros órgãos). No Brasil e em países em desenvolvimento, a tuberculose primária ocorre na criança. Pode ser aguda ou insidiosa. Clinicamente, a criança apresenta irritabilidade, febre baixa, sudorese noturna, inapetência, exame físico inexpressivo. Às vezes, eritema nodoso, conjuntivite flictenular, artralgia.

A tuberculose pós-primária ocorre tardiamente, anos após a primoinfecção. Dos infectados, 5 a 10% desenvolverão tuberculose ao longo da vida e a evolução é mais detida, mais arrastada, em face de já existir memória imunológica. Quanto à origem, a tuberculose pós-primária pode ser por: **reinfecção endógena** – por reativação de um foco quiescente; ou por **reinfecção exógena** – a partir de uma nova contaminação. Estudo na África indica que ocorre 40% de reinfecção exógena em pessoas de alto risco e HIV. Condições sociais, já mencionadas, e condições médicas explicam a evolução desses casos para a doença pós-primária. As condições médicas incluem: *diabetes mellitus*, silicose ("silicotuberculose"), uso prolongado de corticosteroides, uso de imunossupressores, neoplasias, uso de drogas (por exemplo, alcoolismo), infecção pelo HIV, idosos, gastrectomia (em uma proporção de 6:1), doença renal crônica, paracoccidioidomicose, predisposição hereditária (suscetibilidade), transplantes.

Cerca de 30 a 50% dos indivíduos intensamente expostos ao *M. tuberculosis* não se infectam, conforme demonstrado pela ausência de evidência imunodiagnóstica de infecção ou de ativação de células T pela infecção. Essas evidências fazem supor a existência de uma imunidade natural que pode variar entre os indivíduos (Fig. 3.9).

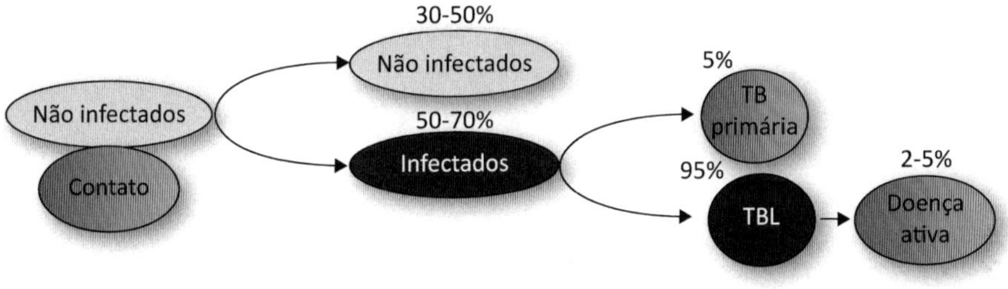

Figura 3.9 História natural da tuberculose.

A forma mais comum de TB pós-primária é a pulmonar. A tuberculose pulmonar é uma forma grave de doença. Após 5 anos sem tratamento, o desfecho de pacientes tuberculosos bacilíferos é o seguinte: 50-60% morrem, 20-25% curam espontaneamente e 20-25% desenvolvem TB crônica bacilífera. Para outras formas de TB (extrapulmonar, não bacilífera), a mortalidade de pacientes não tratados é de 40-50%. Com tratamento adequado, a mortalidade cai para menos de 5%.

Os pulmões são os órgãos mais comumente afetados pela TB pós-primária e os lobos superiores são os preferidos, notadamente os segmentos apicais e os superiores dos lobos inferiores. Isso tem sido atribuído a uma mais alta concentração de O_2 nos ápices. A doença pode afetar outros órgãos: linfonodos, pleura, sistema nervoso central, rins e ossos. Em face da imunidade já existente, as lesões reativadas caseificam, drenam e escavam. Grande população bacilar habita as cavidades. Uma pequena caverna de 2cm de diâmetro pode conter 10^8 bacilos. Nos pulmões, o fluxo sanguíneo e a ventilação alveolar variam nos diferentes níveis. Essas diferenças de V/Q interferem com a composição gasosa, de tal forma que, nos ápices pulmonares, a relação entre a ventilação e a perfusão (relação V/Q), sendo mais alta do que nas zonas intermediárias e nas bases, têm PaO_2 também mais alta (Quadro 3.1).

Quadro 3.1 Composição gasosa nas zonas pulmonares.

	V/Q	PaO_2 (mmHg)
Ápice	3	130
Ponto médio	0,8-1	95-100
Base	0,6	90

A modificação de fatores epidemiológicos faz declinar os casos de tuberculose e, consequentemente, a mortalidade por essa doença. O principal deles é o desenvolvimento socioeconômico. Desde 1850, a incidência e a mortalidade por tuberculose declinaram mesmo em época em que não havia vacinação nem tratamento específico e coincidiu com o desenvolvimento socioeconômico (melhora das condições de vida, estado nutricional das populações etc.). A tuberculose é reconhecidamente uma doença dos pobres. Cerca de 95% dos casos em países em desenvolvimento incidem nas comunidades pobres. Nos países industrializados, a TB geralmente afeta os grupos sociais menos favorecidos. Outro modificador é a vacinação BCG. Diante de resultados altamente contraditórios (eficácia de 0 a 80%), é reconhecido que a BCG, se administrada antes da primoinfecção (na prática, ao nascer), confere proteção de 40 a 70% por um período de 10 a 15 anos. A proteção para formas graves de TB em crianças (TB miliar e meningite) é estimada em 80%. Embora a vacinação BCG seja justificada pelo seu efeito direto (proteção contra formas graves em crianças, em particular), não é uma boa ferramenta para reduzir a transmissão.

A imunodeficiência induzida pela infecção pelo HIV é o principal fator de risco de progressão da TB infecção para o estado de TB doença. Pessoas infectadas pelo HIV e pelo *M. tuberculosis* apresentam probabilidade de 5 a 10% de desenvolver TB ativa a cada ano, comparado com 0,2% para aqueles infectados apenas pelo *M. tuberculosis*. A incidência de TB aumenta com a disseminação do HIV.

Relativamente às manifestações clínicas da tuberculose, deve ser lembrado que nas formas pulmonares o início é mais comumente insidioso, algumas vezes com queixas mínimas ou inespecíficas na fase inicial. No entanto, com o desenvolvimento da doença, passam a existir manifestações gerais, como anorexia, perda de peso, febre baixa vespertina, suores noturnos e astenia. Entre as manifestações respiratórias, a mais comum é a tosse, que ocorre em qualquer hora do dia. No início, a tosse é seca, mas depois se torna produtiva. Os escarros sanguíneos ocorrem em apenas um quarto dos pacientes. Dependendo da extensão da doença e dos variados tipos de lesões que pode provocar, podem ser audíveis estertores crepitantes, roncos, sons tubulares (tubário, cavitário).

O retardo no diagnóstico tem várias causas e entre elas o fato clínico de que, na maioria dos casos, o paciente pode estar assintomático durante 1 a 3 meses antes do diagnóstico, o que leva à baixa suspeita diagnóstica. O paciente pode não se sentir enfermo ou mesmo não procurar os serviços médicos por carecer de condições financeiras ou culturais. Outro fator importante é a falta de acesso aos serviços de saúde. No entanto, o diagnóstico precoce é importantíssimo para evitar a transmissão na comunidade, especialmente em instituições (hospitais, prisões, abrigos).

Em súmula, o quadro clínico pode demonstrar:

- Tosse seca (27%) ou produtiva (72%).
- Escarros sanguinolentos ou hemoptise (~25%).
- Febre (52%).
- Sudorese noturna (52%).

- Adinamia, anorexia, fraqueza.
- Perda de peso (69%).
- Ruídos adventícios nas áreas comprometidas.
- Sopros tubulares.
- Rouquidão (indica comprometimento laríngeo).

O paciente bacilífero é o elo principal da cadeia epidemiológica da tuberculose. Cerca de 50% dos pacientes com a forma pulmonar são positivos à baciloscopia. A forma mais constante de apresentação clínica desses pacientes é a *tosse com ou sem expectoração com duração igual ou maior que 2 semanas*. É por isso que essa apresentação se presta para a busca ativa de casos na comunidade.

Assim, em condições de programa, todas as pessoas que apresentem esse quadro devem fazer baciloscopia do escarro. Em atenção primária: se a baciloscopia nesses pacientes foi negativa, então se solicita radiografia de tórax. Sempre que possível, a baciloscopia e a radiografia devem ser solicitadas, pois há casos (32%) que não eliminam bacilos (formas infiltrativas, não cavitárias) ou são paucibacilares, e os achados radiológicos ajudam sobremaneira a decisão para um teste terapêutico com tuberculostáticos. A busca ativa deve ser implementada em pacientes HIV com CD4 < 200 células/mL ou linfócitos <100/mL.

É importante salientar que as formas cavitárias de tuberculose são a expressão de atraso no diagnóstico, pelas causas antes mencionadas.

NEOPLASIAS

Câncer de pulmão

O câncer de pulmão (carcinoma broncogênico ou câncer brônquico) tem origem em células epiteliais do trato respiratório inferior. Representa cerca de 90% das neoplasias nessa localização e constitui a mais letal das neoplasias que ocorrem em seres humanos[11]. A sobrevida em 5 anos de pacientes com câncer de pulmão nos Estados Unidos está em torno de apenas 16%. A incidência estimada no Brasil é de 34.000 casos anuais. Os indivíduos mais comumente acometidos têm cerca de 60 anos de idade, sendo de ocorrência rara antes dos 30 anos e infrequente antes dos 40 anos. A tabela 3.1 apresenta dados acerca da incidência e mortalidade por câncer de pulmão no mundo e no Brasil (OMS, 2012).

O tabagismo, notadamente sob a forma de cigarros, constitui o fator de risco mais importante. O primeiro relato científico que associou o tabagismo com o aumento do risco de morte prematura foi feito em 1938. Três anos após, em um artigo de revisão sobre câncer de pulmão, Ochsner e DeBakey afirmaram sua convicção definitiva de

11 Carcinomas são tumores malignos de origem epitelial. Neoplasia significa crescimento anormal, descontrolado e progressivo de tecido, devido à proliferação celular.

Tabela 3.1 Incidência e mortalidade comparativas (considerados todos os cânceres) por câncer de pulmão em 2012 no Brasil e no mundo (OMS, 2012).

	No mundo	
	Incidência	Mortalidade
Homens	1.241.601 (16,8%)	1.098.702 (23,6%)
	Incidência	Mortalidade
Mulheres	583.100 (8,8%)	491.223 (13,8%)
	No Brasil	
	Incidência	Mortalidade
Homens	20.235 (9,1%)	17.198 (14,2%)
	Incidência	Mortalidade
Mulheres	14.045 (6,5%)	11.087 (10,7%)

que o aumento na incidência de carcinoma pulmonar era em grande parte devido ao aumento do tabagismo. Dois grandes estudos epidemiológicos foram publicados em 1950 estabelecendo o papel do tabagismo na etiologia do carcinoma broncogênico. Diversos estudos com os resultados similares foram realizados até que o *Surgeon General of the United States* publicou as conclusões de seu relatório em 1964 afirmando que o tabagismo era a principal causa de câncer de pulmão. Sabe-se atualmente que cerca de 90% dos casos de câncer de pulmão ocorrem em fumantes atuais ou ex-fumantes. A probabilidade de aparecimento de câncer de pulmão em fumantes aumenta com o tempo e a quantidade de fumo. No entanto, somente 10 a 15% de todos os fumantes desenvolvem câncer de pulmão e 10 a 15% de todos os cânceres de pulmão ocorrem em não fumantes. Existem mais de 4.000 componentes químicos na fumaça que emerge da parte bucal de um cigarro e a quase totalidade (95%) é composta por cerca de 400 a 500 compostos gasosos. Os 5% restantes constitui a parte particulada, com cerca de 3.500 combinações, a maioria cancerígena. São mencionadas, com base em evidências suficientes, 55 substâncias carcinogênicas na fumaça do cigarro pela *International Agency for Research on Cancer* (IARC) em animais ou em humanos. Entre os principais carcinógenos são relacionados 10 compostos hidrocarbonetos aromáticos policíclicos (HAPs), 3 aza-arenos, 7 *N*-nitrosaminas, 3 aminas aromáticas e 8 aminas aromáticas heterocíclicas, 2 aldeídos, 15 compostos orgânicos diversos e 7 compostos inorgânicos. Os hidrocarbonetos aromáticos policíclicos (por exemplo, benzopireno) e as *N*-nitrosaminas (*N*-nitrosodietilamina, metilnitrosaminabutanona) são considerados os de maior poder carcinogênico.

Tem sido amplamente admitido que pelo menos 20 carcinógenos presentes na fumaça do cigarro causam convincentemente neoplasias pulmonares em animais de laboratório e em seres humanos, corroborando com a hipótese de que estão envolvidos na indução de câncer de pulmão em fumantes. Deve ser salientado que a drogação de nicotina é o motivo pelo qual as pessoas continuam a fumar. A nicotina, por si só, não é considerada carcinogênica, mas é, como mencionado, a causa da dependência e, portanto, da exposição do organismo humano à ação dos carcinógenos também presentes na fumaça do cigarro.

Os carcinógenos, como os hidrocarbonetos aromáticos policíclicos e a 4-(metilnitrosamina)-1(3-piridil)-1-butanona (NNK), carecem de ativação metabólica para que exerçam seus efeitos carcinogênicos. Eles se tornam eletrofílicos, sendo atraídos por substâncias de alta densidade eletrônica, como as bases nitrogenadas. Essa atração leva à formação de adutos (do latim *adductus*, "atraído") de ADN. Esses adutos são formados por metabólitos eletrofílicos dos carcinógenos, ligados covalentemente ao ADN, mais comumente aos resíduos de guanina ou adenina. Esses danos podem ser reparados ou escapar da reparação. Quando escapam, podem produzir erros de leitura, de codificação, o que resulta em uma mutação permanente. Muitas células assim danificadas entram em apoptose e o organismo se livra delas. No entanto, a mutação pode vir a ocorrer em uma região crítica de um proto-oncogene ou de um gene supressor de tumor, ativando o oncogene ou desativando o gene supressor. A ocorrência de um número significativo desses eventos forma células aberrantes com controle de crescimento alterado. A figura 3.10 sumaria todo esse processo.

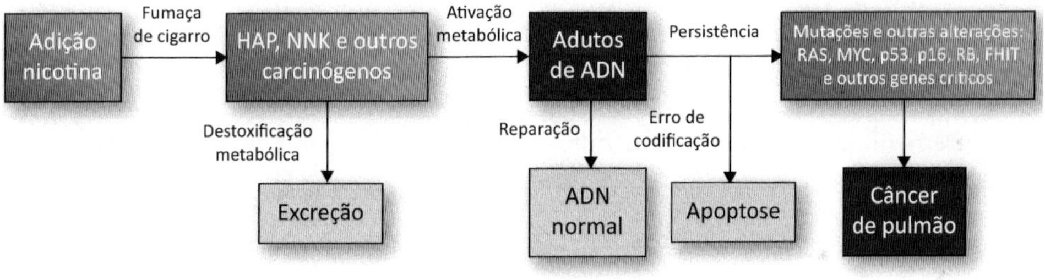

Figura 3.10 Patogenia do câncer de pulmão induzida por carcinógenos do tabaco.

Fumar cigarros é a causa mais evitável de morte prematura nos Estados Unidos. A cada ano, mais de 400.000 americanos morrem em decorrência de fumar cigarros. Na realidade, uma em cada cinco mortes nos Estados Unidos está relacionada ao tabagismo. Todos os anos, o cigarro mata mais de 276.000 homens e 142.000 mulheres.

[Centers for Disease Control and Prevention. Smoking-attributable mortality and years of potential life lost — United States, 1990. Morbidity and Mortality Weekly Report. 1993;42(33):645-8.

Causas ambientais, ocupacionais e genéticas, independentemente do tabagismo, estão também envolvidas na gênese do câncer de pulmão. A Agência Internacional para Pesquisa sobre Câncer (IARC) relaciona diversas categorias de radiação ionizante, produtos químicos e misturas, exposições ocupacionais, metais, poeira e fibras, hábitos pessoais e outros riscos. Essas causas secundárias têm sido ofuscadas pelo tabagismo, principal fator de risco para o câncer de pulmão, embora não devam ser negligenciadas. De fato, o câncer de pulmão em pacientes que nunca fumaram constitui a sétima causa de morte por câncer, o que implica a existência de outros cancerígenos. A isso se adiciona o fato de que outras substâncias cancerígenas podem atuar aditivamente ou sinergisticamente em tabagistas. O grupo 1 da IARC de carcinógenos pulmonares e agentes carcinógenos inclui os agentes reconhecidamente carcinógenos para seres humanos, por exemplo, os emissores de partículas alfa (radônio 222 e seus produtos de decaimento, plutônio 239), radiação X e radiação gama; produtos químicos (clorometileter, alcatrão da hulha, fuligem, mostarda sulfurada, escapamentos de diesel). Entre as ocupações, são citadas a produção de alumínio, gaseificação do carvão, produção de coque, mineração de hematita, fundição de ferro e aço, pintura e indústria de produção de borracha. São carcinógenos metais como o arsênio e compostos arsenicais, berílio e compostos do berílio, cádmio e compostos do cádmio, compostos do cromo, compostos do níquel. Poeiras de sílica livre, cristalina e todas as formas de asbesto são incluídas. Emissões provenientes da queima de carvão, tabagismo e tabagismo passivo. Associação de medicamentos usados no tratamento de neoplasias como o MOPP (vincristina, prednisona, mostarda nitrogenada e procarbazina). Os outros grupos mencionados pela IARC incluem os agentes provavelmente carcinógenos e os agentes possivelmente carcinógenos.

Como já mencionado anteriormente, cerca de 90% da incidência de câncer de pulmão pode ser atribuída ao tabagismo. No entanto, apenas 10 a 15% de todos os fumantes desenvolvem câncer de pulmão e 10 a 15% de todos os cânceres ocorrem em não fumantes. Tais constatações fazem supor que existem diferenças individuais na suscetibilidade ao câncer de pulmão e que isso pode ser devido à predisposição genética. Evidentemente, nenhuma justificativa atenua a participação do tabagismo na gênese do câncer de pulmão e nenhuma medida é mais importante do que o abandono do tabagismo. Na verdade, o câncer é uma doença incomum em não fumantes. No entanto, não é admissível abandonar o fato consumado que a maioria dos fumantes não desenvolve câncer de pulmão e há evidências fortes que sugerem uma participação genética para o câncer de pulmão. A identificação de populações de risco seria de grande interesse preventivo. Estudos de agregação familiar mostram o mesmo risco familiar que é observado nos cânceres de mama e cólon. No entanto, o padrão de herança e os genes envolvidos não foram ainda identificados.

Os principais tipos histológicos de câncer de pulmão, responsáveis por cerca de 95% dos casos, são: carcinoma de células escamosas (carcinoma epidermoide), adenocarcinoma, carcinoma de grandes células e carcinoma de pequenas células. Os carcinomas de não pequenas células são os mais comuns (cerca de 80% dos casos).

- **Carcinoma de células escamosas (epidermoide)** – é o tipo histológico antes considerado de maior incidência, contemporaneamente superado pelo adenocarcinoma, e aquele que possui vinculação mais estreita com o tabagismo. Esse tumor tem origem a partir do epitélio brônquico, constituindo o estágio final de um processo de transformação que se inicia como hiperplasia de células basais, e evolui para metaplasia de células escamosas e carcinoma *in situ*. A maioria desses cânceres se localiza em brônquios centrais e, assim, produz comumente fenômenos obstrutivos. O quadro radiológico mais comum nos portadores de câncer pulmonar escamoso é uma massa peri-hilar ou a associação de uma sombra hilar densa com atelectasia-pneumonia. Cerca de 10% desses tumores cavitam. Quando aparecem no ápice pulmonar e cavitam, podem simular tuberculose. Na verdade, as lesões tumorais apicais apresentam tendência à cavitação. Cerca de 20% dos tumores desse tipo podem ser periféricos e tendem a ser maiores do que o adenocarcinoma. A síndrome de Pancoast pode ser produzida por um tumor com esse tipo histológico, de localização apical periférica. Apresenta tendência metastática tardia em um estágio mais avançado de sua evolução.

- **Adenocarcinoma** – com configuração glandular e produção de mucina, a ele tem sido atribuída atualmente incidência mais elevada do que a variedade epidermoide, determinada, em parte, por aprimoramento dos critérios de classificação histopatológicos. Apresenta propensão a aparecer nas zonas periféricas dos pulmões e, em face dessa localização, longe de vias aéreas, não provoca sintomas obstrutivos e pode crescer silenciosamente. Por isso, não raramente é detectado em exame de imagem de rotina sob a forma de massa. No entanto, sua apresentação radiológica mais comum é a de um nódulo solitário periférico, próximo à pleura, medindo menos de 4cm de diâmetro. Deve ser lembrado que diagnosticar tipos histológicos pela localização é uma tarefa imprópria, eivada de erros. De fato, embora a apresentação descrita seja a mais comum, cerca de um terço dos casos de adenocarcinoma tem origem em brônquio central, podendo produzir os mesmos sintomas observados em outros tipos histológicos.
- **Carcinoma bronquioloalveolar** – é considerado um subtipo do adenocarcinoma, no qual a massa de células neoplásicas se encontra nos alvéolos e não nos brônquios. As células são cilíndricas, altas, invade os alvéolos, espessando suas paredes. Uma nova classificação dos adenocarcinomas chama os carcinomas bronquioloalveolares de "predominantemente lipídicos", ou seja, adenocarcinomas que forram as paredes alveolares, que crescem em direção distal nos alvéolos e não dos brônquios. O consumo de cigarros não parece importante na gênese desses tumores. A tendência metastática é tardia. Eles crescem a partir de um ponto de origem unifocal e se disseminam distalmente. Por isso, esse subtipo lepídico pode apresentar-se como nódulo sólido ou com componente sólido > 5mm; menos comumente se apresenta como nódulo em vidro fosco puro. No entanto, em face da disseminação, pode apresentar-se radiologicamente como uma consolidação de todo um lobo, parecendo uma pneumonia. Outras vezes são multinodulares, semelhantes a metástases hematogênicas, embora não sejam circunscritas, com forma de rosetas com aspecto de infiltração alveolar. Esta última apresentação pode ser confundida com tuberculose miliar, diferindo dela por apresentar nódulos pouco maiores.

- **Carcinoma de grandes células** – deriva de células do epitélio brônquico, mas que perderam todos os vestígios de diferenciação (anaplásicos), com células grandes e multinucleadas produtoras de mucina. Os carcinomas desse tipo não apresentam nenhuma preferência de localização, podendo ser centrais ou periféricos. Os periféricos são geralmente maiores do que os adenocarcinomas em exames de imagem. Quase metade desses tumores apresenta localização central. As lesões periféricas são clinicamente silenciosas e as centrais podem produzir sintomas compressivos. Apresentam crescimento rápido e tendência metastática precoce.
- **Carcinoma de pequenas células** – constitui o tipo mais agressivamente maligno e aquele mais comumente vinculado à produção de síndromes paraneoplásicas. As células são pequenas, com quase inexistência de citoplasma visível, comprimidas umas contra as outras, parecidas com leucócitos. Como visto, esses tumores são anaplásicos. Apresentam tendência à localização hilar e possuem tendência metastática muito precoce. As metástases estão presentes quando do diagnóstico do tumor. Apresentam índice de crescimento muito alto. Como são centrais, produzem fenômenos obstrutivos comumente associados, muitas vezes, a pneumonias obstrutivas. É comum o achado precoce de alargamento mediastínico em razão das metástases por via linfática. Em cerca de 30% dos casos a localização é periférica, porém, mesmo assim, a disseminação linfática parao mediastino é comum.

As manifestações clínicas do câncer de pulmão decorrem do crescimento local do tumor, da disseminação locorregional do tumor, de metástases à distância e da produção de síndromes paraneoplásicas.

Relativamente à localização, os carcinomas podem ser centrais ou periféricos. O carcinoma brônquico central tem origem em brônquios de grosso calibre, pré-segmentares, e é, portanto, propenso a produzir fenômenos obstrutivos. Por isso ele se manifesta comumente como uma massa junto ao hilo pulmonar associado à imagem de atelectasia ou pneumonia obstrutiva. Isso ocorre geralmente pela estenose ou obstrução completa de brônquios pelo crescimento do tumor dentro do brônquio ou mesmo por compressão ou invasão de brônquios pela massa tumoral. Os portadores de câncer de pulmão são, em sua expressiva maioria, fumantes de longa data e, assim, a tosse é ocorrência comum, bem como a dispneia. Por isso, deve chamar à atenção as mudanças no caráter da tosse e do agravamento da dispneia. Essas neoplasias centralmente localizadas costumam cursar com tosse mais intensa e escarros sanguinolentos. Deve sempre ser lembrado que a pneumonia em fumantes pode decorrer de fenômeno obstrutivo tumoral. Essas pneumonias melhoram com o tratamento, mas recidivam no mesmo local, derivando daí a designação de "pneumonia sentinela".

Em súmula, as lesões endobrônquicas costumam produzir tosse, hemoptise, dispneia e sibilo.

- **Tosse** – o sintoma mais comum em pacientes com câncer de pulmão, 75%.

- **Hemoptise** – presente em um terço dos casos. Em pessoas com > 40 anos de idade (radiografia de tórax e broncoscopia), pois 20% são causados por câncer de pulmão.
- **Dispneia** – usualmente causada pela obstrução pelo tumor de um brônquio principal ou da traqueia.
- **Sibilo** – é causado pelo estreitamento de um grande brônquio, pela obstrução tumoral ou pela compressão extrínseca, e tem significado quando é unilateral, localizado e de origem recente.

Febre e calafrios podem estar presentes nos pacientes com neoplasia pulmonar como manifestações secundárias à pneumonia obstrutiva ou à atelectasia. O abscesso do pulmão resultante da necrose tumoral também pode ser responsável pela febre. Nesse caso, a cavitação é excêntrica, com mamilos intracavitários ou paredes internas anfractuosas.

Os carcinomas brônquicos periféricos, em razão de sua origem em brônquios de pequeno calibre, apresentam escassas manifestações respiratórias, a menos que cresçam em direção à pleura e a invadam causando dor pleurítica e derrame pleural. Podem também produzir sintomas quando invadem a parede torácica ou o mediastino. Um tumor periférico que se localize no ápice pulmonar pode crescer e invadir estruturas contíguas, produzindo a conhecida "síndrome de Pancoast" (detalhada mais adiante).

A disseminação intratorácica do câncer do pulmão pode ocorrer por:

- Extensão direta do tumor com invasão ou compressão de estruturas vizinhas.
- Acometimento de gânglios hilares ou mediastinais.
- Linfangite carcinomatosa.

Uma complicação dos tumores centrais ou dos tumores que se estendem ao mediastino é a paralisia diafragmática por compressão do nervo frênico. Pode ser assintomática ou cursar com dispneia. A suspeita é feita pela radiografia de tórax com elevação unilateral do diafragma. Do lado direito pode ser confundida com derrame infradiafragmático. Nesse caso, a diferenciação pode ser feita por radiografia de tórax em decúbito lateral (em caso de derrame pleural, este se deslocará em função da gravidade) ou ultrassonografia.

Outra alteração significativa decorrente da invasão do mediastino é a compressão do nervo laringeorrecorrente esquerdo, em razão do seu mais longo trajeto dentro do tórax, passando por baixo do arco aórtico e dirigindo-se de volta à laringe. Apresenta-se com rouquidão e é mais comum nos tumores de lobo superior esquerdo. Outra hipótese diagnóstica sempre aventada em pacientes tabagistas com rouquidão é a neoplasia da laringe.

A síndrome de Pancoast, mencionada anteriormente, deve-se à lesão do plexo braquial, produzindo dor na face medial e impotência funcional do braço homolateral e dor no ombro; compressão do tronco simpático cervical e do gânglio estrelado, causando a síndrome de Horner: miose, ptose, enoftalmia, anidrose.

Na síndrome da veia cava superior, geralmente causada por compressão externa ou invasão direta da veia cava, o paciente apresenta dispneia progressiva, ortopneia e tosse que se agravam em posição prona. Em pouco tempo, é capaz de respirar apenas em posição ereta e fica impossibilitado de deitar-se. Ocorre edema progressivo da face, pescoço e membros superiores e nota-se coloração cianótica característica da pele que se torna mais evidente no decúbito. Conforme o aumento da pressão venosa intracraniana, observa-se o aparecimento de cefaleia, vertigem, confusão mental, estupor e até perda da consciência. A menos que uma medida descompressiva eficiente seja instaurada, sobrevém o óbito por anoxia cerebral e/ou insuficiência respiratória. A veia cava é uma estrutura do lado direito, portanto a maioria dos casos tem origem a partir de tumores do pulmão direito. Essa síndrome é mais comumente produzida por carcinomas broncogênicos (70 a 80%), mas pode ser causada por linfomas (5 a 15%), neoplasias de células germinativas (2%), timoma (2%), metástases de qualquer origem (4%), mediastinite fibrosante, trombose de cava associada a dispositivos intravenosos, como cateteres e marca-passos.

A disseminação dentro dos pulmões pode ocorrer por via linfática. No entanto, a origem do crescimento tumoral linfangítico ocorre após o depósito, por via hematogênica, de células malignas no parênquima pulmonar. A partir desses focos, o crescimento segue através do interstício com ruptura e invasão dos linfáticos. Posteriormente, as células formam cordões até o hilo estimulando a hiperplasia do tecido fibroso ao longo do trajeto. De fato, ocorre marcado espessamento nodular dos septos interlobulares, em geral assimetricamente, envolvendo os lobos inferiores e geralmente associados a adenopatia e derrames. A imagem radiológica mais comum é a de "sol radiante", com opacidades finas que se irradiam a partir do hilo. A linfangite carcinomatosa raramente imita os achados característicos da sarcoidose.

A cavitação dentro dos tumores do pulmão pode aparecer nos tumores broncogênicos primários e nos metastáticos. Entre os tumores broncogênicos primários, o tipo que mais escava é o escamoso. Menos frequentemente, ocorre nos adenocarcinomas, raramente no tipo grandes células, e quase nunca no de pequenas células. As metástases de carcinoma do cólon e vários sarcomas, além da doença de Hodgkin, podem escavar. Deve ser lembrado que os tumores localizados nos ápices pulmonares são mais propensos a escavar. Essas escavações mostram paredes espessas, com bordas internas irregulares.

Outras manifestações são:

- **Dor torácica** – pode ser retroesternal, por adenomegalias mediastinais, ou localizada na região correspondente à invasão de estruturas da parede pelo tumor.
- **Compressão do esôfago** – disfagia.
- **Invasão da pleura** – derrame pleural, mais comum nos tumores periféricos.
- **Invasão do pericárdio** – derrame pericárdico.
- **Invasão do miocárdio** – arritmias.
- **Invasão do ducto torácico** – quilotórax.
- **Linfadenomegalia palpável** – os locais mais comuns de linfonodos visíveis ou palpáveis são as fossas supraclaviculares. Elas estão envolvidas em, aproximadamente, 15 a 20% dos pacientes com câncer do pulmão, desde o início ou durante

o curso da doença. Os linfonodos escalenos estão envolvidos menos comumente, mas, com frequência, estão comprometidos nos tumores dos lobos superiores. Na maioria dos casos, esses achados contraindicam o tratamento cirúrgico do paciente.

- **Comprometimento pleural** – ocorre em 8 a 15% dos pacientes com câncer do pulmão e é assintomático em 25% deles.

As matástases do câncer de pulmão afetam, principalmente, sistema nervoso central, ossos, fígado e adrenais. As metástases são comumente produzidas pelo carcinoma de pequenas células, seguido de adenocarcinoma, indiferenciado de grandes células e, por último, o carcinoma escamoso. Assim, os tumores que mais metastatizam são os carcinomas de pequenas células e o adenocarcinoma. Os compartimentos anatômicos do cérebro mais comumente envolvidos pelas metástases são a calota craniana, as leptomeninges e o parênquima cerebral. A cefaleia é o sintoma mais comum, está presente em 50% dos casos e, em geral, associada a sinais e sintomas de hipertensão intracraniana: letargia, confusão mental e papiledema. Os pacientes com câncer do pulmão desenvolvem metástases ósseas em 25% dos casos e 80% delas se localizam no esqueleto axial. Os locais mais acometidos são: a coluna, a bacia, as costelas e o fêmur. As glândulas suprarrenais são locais comuns de metástases do câncer do pulmão. Sua incidência varia de 1,9 a 21,4% e, na maioria das vezes, são assintomáticas.

As síndromes ou manifestações paraneoplásicas mais comuns no câncer de pulmão são:

- **Osteoartropatia hipertrófica** – baqueteamento digital, proliferação periostal dos ossos longos e artrite. É uma das síndromes paraneoplásicas mais comuns associadas ao câncer do pulmão. Embora sua presença esteja associada à neoplasia pulmonar em mais de 80% dos casos, principalmente ao carcinoma escamoso e ao adenocarcinoma, ela pode ser encontrada também em doenças não neoplásicas, como processos pulmonares supurativos, fibrose pulmonar idiopática, tuberculose, proteinose alveolar, pneumoconioses e fibrose cística.
- **Hipercalcemia não metastática** – pela secreção de proteínas relacionadas ao PTH, calcitriol ou outras citocinas. Geralmente ocorre em pacientes com doença avançada e manifesta-se com anorexia, náuseas, vômitos, constipação, letargia, poliúria, polidipsia, desidratação e, em fases mais avançadas, confusão mental e coma.
- **Síndrome de secreção inapropriada de hormônio antidiurético** – manifesta-se como hiponatremia, com sintomas que incluem anorexia, náuseas, vômitos e aqueles relacionados com edema cerebral, tais como irritabilidade, alteração de personalidade, confusão mental, rebaixamento de consciência, coma, convulsão e parada respiratória.
- **Síndromes neurológicas** – síndrome miastênica de Eaton-Lambert, ataxia cerebelar, neuropatias sensitivas, encefalomielites, neuropatias autonômicas, retinopatias.

- **Estados de hipercoagulabilidade** – tromboflebites superficiais migratórias (síndrome de Trousseau), trombose venosa profunda e embolia pulmonar, coagulação intravascular disseminada, microangiopatia trombótica.
- **Alterações hematológicas** – anemia, leucocitose, trombocitose, eosinofilia.
- *Acantose nigricans.*
- **Cushing** – ocorre pela produção ectópica de ACTH e determina fraqueza muscular, hipertensão, hirsutismo, osteoporose, hiperglicemia e hipocalemia.
- **Dermatomiosite e polimiosite** – manifestam-se com fraqueza muscular.

DOENÇAS RESTRITIVAS

Doenças restritivas são aquelas que impedem a expansão pulmonar, causadas por condições que afetam o parênquima pulmonar, as pleuras, a parede do tórax ou o aparelho neuromuscular. Funcionalmente, característica principal compartilhada por essas doenças, apesar de suas patogenias diferentes, é a redução da capacidade vital e, geralmente, volumes pulmonares diminuídos. Algumas doenças podem produzir padrões mistos, restritivos e obstrutivos. As doenças descritas a seguir, de maneira sumariada, são as mais representativas desse grupo. O propósito deste capítulo é concitar o leitor a discernir a relevância da semiologia respiratória no diagnóstico e na evolução de cada uma dessas condições, em que medida indica exames complementares de forma racional, precisa, sequenciada, sem exageros e sem que o paciente se submeta a riscos e gastos desnecessários ou, ao contrário, omitir-se de solicitar exames fundamentais em nome de uma conduta fundada em arcaismos fora de contexto.

Doenças restritivas que acometem o parênquima pulmonar

Fibrose pulmonar idiopática

A fibrose pulmonar idiopática (FPI) é uma doença fibroproliferativa crônica, irreversível. Tem evolução progressiva, embora variável, afetando adultos idosos (geralmente com idade superior a 60 anos), associada a padrão histopatológico e/ou radiológico denominado pneumonia intersticial usual (PIU). Por ser incomum, quando a FPI ocorre antes dos 50 anos de idade, é mandatória a busca por causas conhecidas (sistêmicas ou ambientais) de fibrose pulmonar. O diagnóstico dessa doença pode ser inferido a partir das manifestações clínicas e tomográficas, desde que se excluam outras doenças.

Os achados mais característicos da pneumonia intersticial usual incluem evidência de fibrose acentuada/distorção arquitetural com ou sem faveolamento (quando ocorre é achado da maior relevância), em uma distribuição subpleural/parasseptal; presença de envolvimento irregular do parênquima pulmonar por fibrose, presença de focos de fibroblastos; ausência de características contra o diagnóstico de PIU sugerindo outro diagnóstico, como membranas hialinas, pneumonia em organização, infiltrado acentuado de células inflamatórias fora do faveolamento, alterações predominantes nas vias aéreas centrais, outras características sugestivas de um diagnóstico alternativo (Fig. 3.11).

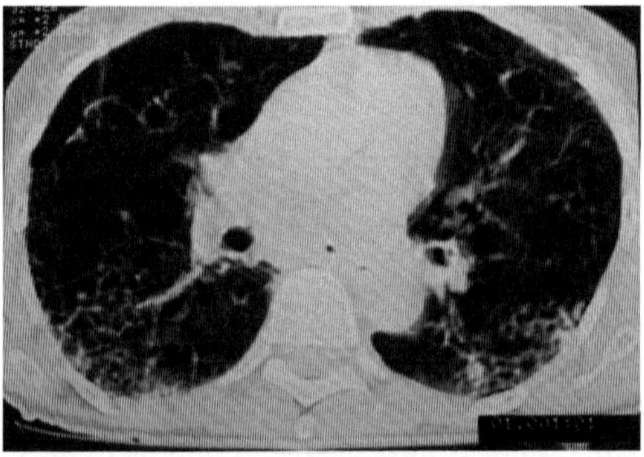

Figura 3.11 Paciente do sexo feminino, ex-tabagista, 74 anos, com imagens à TC sugestivas de PIU (padrão predominantemente reticular, difuso, irregular, mais acentuado nas bases, ausência de nódulos, escassas imagens em vidro fosco, presença de faveolamento pulmonar bibasal). Ambulatório de Pneumologia do HUOL/UFRN.

O diagnóstico de PIU, evidentemente, carece de biópsia pulmonar, embora o diagnóstico correlato de fibrose pulmonar idiopática (FPI) possa ser inferido a partir das manifestações clínicas e tomográficas e apurado diagnóstico diferencial.

Os achados clínicos comuns da FPI são tosse seca e dispneia de esforço progressiva. Na maioria dos casos, as pessoas acometidas, pela idade avançada, são sedentárias e, assim, a dispneia de esforço é tardiamente percebida. A suspeita de FPI principia meses após o início dos sintomas e, inicialmente, é atribuída ao tabagismo ou à idade. O grau de dispneia correlaciona-se bem com a gravidade da doença e com a sobrevida. Ao exame físico, é relevante a presença de estertores crepitantes em velcro nas bases pulmonares na expressiva maioria dos casos. Casos mais graves apresentam cianose, taquipneia e dispneia de repouso. Menos da metade dos casos cursa com baqueteamento digital. Pode haver exacerbações agudas muito graves e que geralmente deterioram a função pulmonar e podem agravar o prognóstico.

A espirometria revela um padrão restritivo típico. A CVF (capacidade vital forçada) é reduzida e o VEF_1 (volume expiratório forçado no primeiro segundo) também é baixo, mas a relação VEF_1/CVF é normal ou mesmo aumentada. O $FEF_{25-75\%}$ é normal ou alto. Todos os volumes estão reduzidos, notadamente CPT (capacidade pulmonar total), CRF (capacidade residual funcional) e VR (volume residual). A gasometria pode revelar hipoxemia, hipocapnia e pH normal. A hipoxemia pode ser normal em repouso, até que a doença se agrave com o tempo. Em súmula, os achados mais relevantes da função pulmonar na FPI são:

- Dispneia e taquipneia.
- Redução de todos os volumes pulmonares.
- VEF_1/CVF normal ou aumentada.
- Complacência pulmonar reduzida.
- Hipoxemia arterial, principalmente causada por desequilíbrio V/Q.

- Defeito difusional contribuindo para a hipoxemia pelo exercício.
- $PaCO_2$ normal ou baixa (hiperventilação).
- Redução da capacidade de difusão.
- Aumento da resistência vascular pulmonar.

Diante dos achados acima elencados e que podem levar à suspeita de FPI, é uma tarefa das mais relevantes tentar excluir as causas conhecidas de fibrose pulmonar, notadamente pneumonite de hipersensibilidade crônica e doença do tecido conjuntivo. Assim, devem ser pesquisados os antecedentes pessoais e familiares, exposições a poeiras e emanações diversas, medicamentos, radioterapia que incidiu sobre o tórax, além de um exame clínico o mais completo possível em busca de sinais de doenças sistêmicas que podem cursar com fibrose pulmonar (artralgias, síndrome seca, síndrome de Raynaud, sinais cutâneos, mialgias, alterações articulares, por exemplo).

Em súmula, o diagnóstico clinicotomográfico de FPI requer os seguintes critérios:

1. Exclusão de outras causas de doença pulmonar difusa (exposição doméstica ou ocupacional, doença do tecido conjuntivo e toxicidade a medicamentos).
2. Presença de um padrão PIU à TCAR (tomografia computadorizada de alta resolução) em pacientes não submetidos à biópsia pulmonar cirúrgica.

Um padrão de PIU à TCAR (Fig. 3.11) inclui todos os seguintes achados:

- Predominância basal, subpleural.
- Anormalidade reticular.
- Faveolamento com bronquiectasias de tração.
- Ausência das características abaixo, inconsistentes com padrão de PIU:
  - Predominância nas zonas superiores ou médias dos pulmões.
  - Predominância peribroncovascular.
  - Extensas imagens em vidro despolido (extensão > que as anormalidades reticulares).
  - Micronódulos profusos (bilateralmente e mais nos lobos superiores).
  - Cistos discretos (múltiplos, bilaterais, longes de áreas de faveolamento).
  - Atenuação difusa em mosaico/aprisionamento de ar (bilateral em três ou mais lobos).
  - Consolidação em segmentos ou lobos.

Pneumonite de hipersensibilidade

Pneumonite de hipersensibilidade (PH) é uma síndrome causada por uma resposta imune exagerada à inalação de uma variedade de partículas antigênicas encontradas no ambiente, com acometimento de bronquíolos e alvéolos. O desenvolvimento da doença e suas manifestações clínicas são influenciados pela natureza e quantidade do antígeno inalado, a intensidade e a frequência da exposição, além da resposta imunológica do paciente que é provavelmente determinada por fatores genéticos. Assim, é admitida suscetibilidade genética, visto que somente alguns indivíduos expostos desenvolvem a doença (5 a 15%), enquanto outros são sensibilizados mas permanecem saudáveis e, ainda, outros sequer se tornam sensibilizados.

Inúmeros são os antígenos envolvidos na PH e diversas são as síndromes clínicas compatíveis com PH. Os antígenos podem ser bactérias, fungos, protozoários, proteínas de origem animal e agentes químicos diversos, entre os quais o quadro 3.2 reúne apenas algunsexemplos.

Materiais particulados menores que 5μm de diâmetro podem alcançar a periferia do pulmão e tornar-se capaz de induzir PH. A maioria dos antígenos está relacionada à residência ou ao local de trabalho. Várias reações imunológicas podem estar envolvidas. Existem evidências de que uma reação de hipersensibilidade retardada (mediada por células) ou do tipo IV da classificação de Gell e Coombs seja operante na patogenia da PH. Entretanto, embora a PH seja tipicamente definida como uma doença Th1, quando ela evolui para a fibrose crônica ocorre mudança para uma resposta Th2. Para explicar a suscetibilidade à doença, foi sugerido que ela seja desencadeada por um fator indutor (antígeno inalado) e de um fator promotor. O fator promotor intrínseco pode ser uma predisposição genética vinculada ao complexo de histocompatibilidade. De fato, foram encontrados polimorfismos para alguns genes em criadores de pombos. Fatores promotores extrínsecos podem ser inseticidas, herbicidas ou infecções virais. No entanto, nada se sabe acerca de alguns casos que evoluem para a resolução da doença, enquanto outros evoluem para a fibrose, mesmo sem que tenha tido maior exposição ao antígeno.

A apresentação clínica da PH é muito variada, pois depende da frequência e intensidade de exposição ao antígeno. Essas manifestações decorrem de quadros agudos, subagudos e crônicos. O período que decorre desde o contato com o antígeno até o aparecimento das manifestações clínicas da doença é desconhecido, mas parece ser extremamente variável e de meses a anos.

A apresentação clínica da forma aguda é a mais característica e específica e está vinculada ao alto nível de exposição antigênica, como, por exemplo, naqueles que trabalham com feno e criadores de pombos durante a limpeza do pombal. Cerca de 4 a 12 horas após a exposição, os sintomas principiam abruptamente, semelhantes a uma gripe, com febre, calafrios, mal-estar, mialgias, cefaleia, associados a manifestações respiratórias como tosse seca, dispneia, taquipneia, constrição torácica. Os sintomas, pelo visto, ocorrem mais à noite, após um dia de exposição. O exame físico revela estertores crepitantes basais, unilateralmente, e cianose ocasional. Esses sintomas duram cerca de 6 a 24 horas e, geralmente, desaparecem espontaneamente.

Quadro 3.2 Exposição ocupacional e antígenos em algumas síndromes de PH.

Síndrome	Fonte	Antígeno
Pulmão do fazendeiro	Feno, bagaço de cana, grãos mofados	*Saccharospora rectivirgula*, *Aspergillus* spp., *Thermoactinomyces vulgaris*
Pulmão do umificador de ar, pulmão do condicionador de ar	Umidificadores de ar condicionado e condicionadores de ar	Amebas, nematódeos, leveduras, bactérias
Bagaçose	Bagaço de cana mofado	*Thermoactinomyces sacchari*, *T. vulgaris*
PH por ferro a vapor	Ferro (de passar roupas) a vapor	*Sphingobacterium spiritivorum*
Suberose	Cortiça mofada	*Penicillium* spp.
Pulmão do marceneiro	Pó ou polpa de madeira contaminada	*Alternaria* spp.
Pulmão do telhado de palha	Palha e folhas secas	*Saccharomonospora viridis*, *T. vulgaris*, *Aspergillus* spp.
Pulmão do tomador de sauna	Água de sauna contaminada	*Aureobasidium* spp.
Pulmão de porão	Porão contaminado	*Cephalosporium* spp., *Penicillium* spp.
Pulmão do fabricante de vinho	Uvas mofadas	*Botrytis cinerea*
Pulmão do trabalhador com produtos químicos	Espuma de poliuretano, *spray* de tintas, elastômeros, colas	Di-isocianatos, anidrido trimetílico
Pulmão de plumas	Colchões, travesseiros, edredons de pena	Proteínas aviárias
Pulmão do criador de aves	Periquitos, pombos, papagaios, galinhas, perus, gansos, patos e pássaros diversos	Proteínas aviárias (excrementos, soro, penas)
Pulmão do trabalhador de laboratório	Ratos de laboratório	Urina de ratos machos

Em pacientes com doença tendendo à cronicidade e à progressão, podem ocorrer episódios agudos menos intensos. A doença é mais insidiosa. Essa forma é chamada de subaguda e pode tornar-se crônica e evoluir para a fibrose após episódios agudos repetidos.

Um nível mais baixo de exposição, porém contínuo, leva à forma crônica de PH. Isso ocorre mais comumente com criadores domésticos de aves (papagaios, periquitos). O aparecimento da doença é insidioso, com evolução lenta da dispneia de esforço, tosse seca, fadiga e perda de peso. Os doentes não relacionam seus sintomas à exposição aos pássaros. A evolução lenta da doença, na ausência de episódios agudos, leva a dificuldades diagnósticas, notadamente com outras doenças intersticiais, inclusive com a FPI. O exame clínico revela estertores crepitantes bibasais, podendo ocorrer (20-50% dos casos) baqueteamento digital e *cor pulmonale*. Uma característica clínica interessante na forma crônica da PH é a presença de ruído inspiratório semelhante a guincho ou grasnido, provavelmente causado pela bronquiolite que coexiste em alguns pacientes.

A função pulmonar mostra um padrão restritivo típico, com redução de todos os volumes pulmonares, complacência baixa e capacidade de difusão reduzida. Nos estágios iniciais, podem ser observados graus variáveis de obstrução das vias aéreas.

Silicose

A silicose é uma das doenças ocupacionais mais frequentes e a mais prevalente entre as pneumoconioses, ocasionada pela inalação de sílica cristalina que desencadeia uma resposta fibrótica no parênquima pulmonar e que se manifesta como doença intersticial difusa e manifestações clínicas variáveis. É altamente relevante atentar para sua prevenção, visto que não tem tratamento efetivo e sua evolução clínica, embora variável, pode levar à insuficiência respiratória.

O vocábulo sílica refere-se aos compostos de dióxido de silício, o SiO_2, incluindo as formas cristalinas, vítreas e amorfas. A sílica é o elemento mais abundante da crosta terrestre, constituindo cerca de 60% do seu peso. As areias são compostas por cerca de 90% de sílica, sob a forma de quartzo. O valor comercial da sílica é grande, sendo a fonte do silício constituinte de matérias de construção, cristais pizoelétricos, dessecante, absorvente, carga e componente catalisador, fabricação do vidro, cerâmicas, refratários, fabricação de silicatos solúveis, carbeto de silício e siliconas.

Os sinônimos de sílica cristalina incluem coesista, cristobalita, jasper, sílica microcristalina, quartzo, quartizito, entre outros. Da sílica amorfa, sílica coloidal, terra diatomácia, diatomita, sílica "fumed", sílica fused, opala, sílica gel, sílica vítrea, entre outros.

Inúmeros são os ramos de atividade ou ambientes ocupacionais onde pode ocorrer exposição à sílica livre cristalina. De acordo com a *Internacional Agency for Research on Cancer* (IARC), essas atividades incluem a agricultura, com exposição a partir da aragem, colheita e uso de máquinas; nos trabalhos de mineração, a maioria deles embaixo da terra e em minas, a partir de minérios e rochas associados e qualquer atividade com esses produtos, como moagem, polimento, trituração de pedras, corte de pedras etc.; utilização como abrasivos, como jateamento de areia, construção de autoestrada e de túneis, escavação e movimentação de terras, alvenaria, trabalho com concreto, demolição; vidro e fibra de vidro; processamento da matéria-prima para fabricação de cimento; fabricação de produtos abrasivos; cerâmicas (misturas, moldagens, cobertura vitrificada); fabricação de ferro e aço (reparos de fornos, material refratário); fundições; abrasivo para jateamento em produtos de metal; abrasivos para a construção civil; manuseio de matéria-prima para a fabricação de borracha e de tintas; fabricação de sabões abrasivos; asfalto e papelão (aplicação com enchimento e granulado com areia e agregado); trituração e manuseio de matérias-primas na agricultura; corte, polimento e esmerilhamento em joalharia; areia abrasiva e polimentos em materiais dentários; escamação de *boiler* e reparo de automóveis (abrasivo para jateamento). Entre essas, as formas de risco ocupacional mais comuns são a mineração e o beneficiamento de rocas e de metais e pedras preciosas; perfuração de poços; jateamento de areia; indústria de cerâmica e de vidro; e fundição de ferro.

A exposição ocupacional a que se refere a relação acima se verifica por meio da inalação de poeira contendo sílica livre cristalizada. As poeiras geradas recentemente (jateamento de areia, perfuração de rochas, escavação de túneis, moagem) parecem ser mais tóxicas, provavelmente porque apresentam radicais livres de oxigênio na superfície das partículas (O_2^-, OH^-) altamente reativos na presença de ferro (Fe^{2+}) e traços de outros metais.

O risco de aparecimento de silicose está diretamente vinculado à exposição acumulada de poeira de sílica cristalina ao longo da vida. *Poeira* é toda partícula sólida de qualquer tamanho, natureza ou origem, formada por trituração ou outro tipo de ruptura mecânica de um material original sólido, suspensa ou capaz de se manter suspensa no ar. Assim, a dose acumulada de sílica é dependente da fração de poeira respirável, da porcentagem de sílica livre (mg/mm^3) e do tempo de exposição, relacionados na seguinte equação: dose acumulada de sílica = fração de poeira respirável × porcentagem de sílica livre (mg/mm^3) × tempo de exposição (anos). Para ser respirável, a poeira de sílica deve ter dimensões diminutas. Assim, somente 30% das partículas de 5μ alcançam os alvéolos, enquanto 100% das partículas de 1μ alcançam os alvéolos. A concentração de sílica não deve ultrapassar o valor de $0{,}1mg/m^3$, mas se for cristobalita ou tridimita esse valor não deve ultrapassar $3mg/m^3$.

Tem sido admitida a existência de suscetibilidade para o desenvolvimento de silicose, visto que nem todos os indivíduos são expostos. É comum a existência de trabalhadores nos quais a relação dose-resposta não se confirma, outros sensíveis mesmo em doses baixas e outros que apresentam elevada tolerância a grandes exposições. Mecanismos de defesa e depuração de partículas podem ser influenciados por fatores genéticos, tabagismo e de doenças respiratórias coexistentes, como DPOC.

As partículas que ultrapassam o bronquíolo terminal (última parte exclusivamente condutora do aparelho respiratório) são fagocitadas pelos macrófagos alveolares pulmonares, depositam-se no tapete mucociliar e são depuradas. Outras morrem, liberando substâncias ativas e restos celulares que são ingeridos por outros macrófagos, em um processo repetido indefinidamente. A toxicidade da sílica depende de suas propriedades de superfície. Além disso, o depósito de partículas parece estimular o recrutamento de macrófagos. Esses fenômenos levam à liberação de substâncias relacionadas à inflamação e há evidências de aumento de mediadores inflamatórios em pulmões de silicóticos. A inflamação prolongada acompanha-se da formação de colágeno e de cicatrizes. As lesões induzidas pelo processo são repostas rapidamente e tal nível de regeneração aumenta a vulnerabilidade às alterações genéticas que podem levar ao câncer. Assim, a poeira de sílica pode induzir pequena ou nenhuma reação; e recrutamento de macrófagos, proliferação crônica e reação inflamatória, fibrose e câncer. Deve ser adicionalmente lembrado que pessoas expostas à sílica apresentam risco elevado (cerca de 3 a 38 vezes mais) de adquirir tuberculose e micobacteriose atípica. A associação de silicose e tuberculose é tão comum que o termo silicotuberculose passou a ser utilizado (Fig. 3.12).

Com base em dados clínicos, radiológicos e funcionais, a silicose pode ser classificada nas formas clínicas citadas no quadro 3.3.

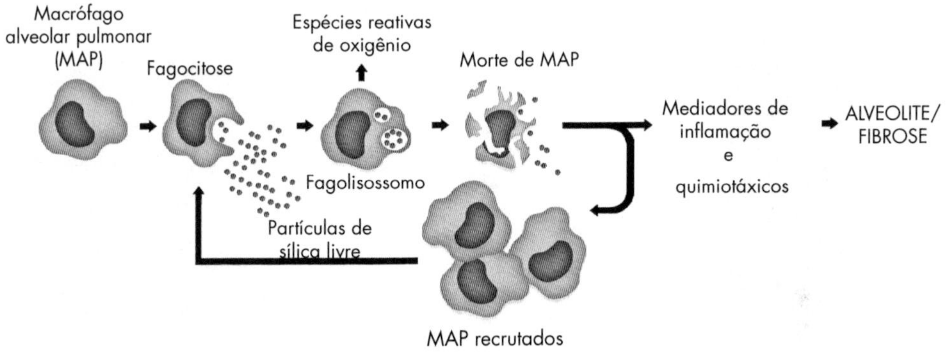

Figura 3.12 Elementos de patogenia da silicose.

Clinicamente, a silicose em sua fase inicial é assintomática, enquanto nas fases mais avançadas se manifesta por dispneia de esforço e até mesmo em repouso, tosse seca ou produtiva, notadamente se o paciente é fumante. Esses sintomas podem evoluir para a insuficiência respiratória e *cor pulmonale*. Sintomas gerais como astenia e perda de peso são comuns na forma aguda, que apresenta evolução rápida para a insuficiência respiratória. Pode haver associação com tuberculose pulmonar, ocasião onde poderá existir febre, perda de peso, escarros sanguinolentos, sudorese noturna, agravamento da dispneia. O exame do tórax pode, assim, ser muito rico e variado, na dependência da predominância de um dos tipos de lesões (nódulos múltiplos, massas, fibrose difusa).

Os estertores crepitantes talvez sejam os ruídos adventícios mais comuns. No entanto, a silicose pode estar associada à DPOC e à tuberculose pulmonar, que acrescentam lesões às já existentes.

A silicose tem sido associada ao desenvolvimento de outras doenças, como câncer de pulmão e tuberculose, como já mencionado. A associação com doenças do tecido conjuntivo parece ocorrer geralmente após cerca de 15 anos de exposição. Tem sido descritos na literatura médica casos de associação entre silicose e esclerose sistêmica, que não parece constituir mera coincidência. Essa associação foi primeiramente descrita em 1957 e passou a ser reconhecida por síndrome de Erasmus ou silicoesclerodermia, embora ainda não reconhecida como uma entidade nosológica específica.

Quadro 3.3 Classificação da silicose.

Formas clínicas de silicose	Aguda	Também chamada de silicoproteinose, pode ser induzida por exposições maciças. O quadro radiológico assemelha-se à proteinose alveolar primária, com consolidações alveolares peri-hilares bilaterais. TC mostra espessamento dos septos interlobulares contra um fundo de opacidades em vidro fosco, dando um aspecto de pavimentação em mosaico (*crazy paving*). Dispneia, tosse, perda de peso, podendo evoluir para insuficiência respiratória. Tempo de exposição < 5 anos. Padrão restritivo	
	Acelerada	Corresponde a uma forma clínica intermediária entre a forma aguda e a crônica que aparece após um tempo de exposição de 5 a 10 anos e que progride para formas complicadas com maior frequência e velocidade	
	Crônica	Simples	Assintomática. Detectada em uma exploração radiológica de rotina. Aparece após 10 a 15 anos de exposição. O padrão radiológico é nodular difuso (nódulos com cerca 1cm de diâmetro, com bordas mal definidas), bilateral, mas com preferência pelos lobos superiores e zonas posteriores dos pulmões
		Complicada	Surge após mais de 10 anos de exposição, como progressão da forma simples, sendo definida pela presença de opacidades com diâmetro maior que 1cm, em processo de formação de conglomerados, retração parenquimatosa e enfisema cicatricial. Nos casos mais graves, ocorre grande desestruturação com formação de massas de fibrose, insuficiência respiratória e *cor pulmonale* crônico
		Fibrose pulmonar intersticial	Tosse e dispneia de esforço são os principais sintomas. Radiologicamente é semelhante à fibrose pulmonar idiopática. Os achados da TC são interpretados como FPI

Asbestose

O asbesto ou amianto é um silicato hidratado, fibroso, inalterado pelo fogo e, por isso, usado comumente como isolante térmico e roupas antifogo, em cimento-amianto, isolante acústico, tintas, lonas de freio de automóveis etc. Inclui seis variedades, anfibólicas e serpentinas, das quais a mais usada é a crisotila [$Mg_3Si_2O_5(OH)_4$], uma serpentina (fibras encaracoladas, flexíveis, sob a forma de serpentina), embora sejam as fibras anfibólicas (retas, rígidas, quebradiças) as mais tóxicas. Os perigos do asbesto para a saúde humana passaram a ser documentados em 1899 e desde a década de 1930 os relatos de acometimentos relacionados à inalação de amianto se ampliaram muito. Trata-se de uma doença típica do grupo I da classificação de Schilling. Mesmo assim, continua a ser utilizado em muitas nações em desenvolvimento. O quadro 3.4 relaciona as doenças associadas à exposição de amianto, das quais apenas a asbestose será descrita.

Quadro 3.4 Doenças associadas à exposição de amianto.

Doenças pleurais	Derrame pleural
	Placas pleurais
	Espessamento pleural difuso
	Mesotelioma pleural
Doenças pulmonares	Atelectasias redondas
	Bandas fibróticas
	Asbestose
	Carcinoma broncogênico

A asbestose é uma típica pneumoconiose causada pela inalação de fibras de asbesto. O acometimento pulmonar é de natureza fibrótica, que é tanto mais intensa quanto maior a duração e a intensidade da exposição, embora exposições curtas possam ser causas da doença que se manifestará tardiamente. A duração média de exposição é de 10 a 20 anos, com um período de latência entre o início da exposição e o desenvolvimento da doença de 20 a 30 anos.

A biopersistência das fibras de crisotila é relativamente mais curta e isso reduz sua patogenicidade, comparativamente aos asbestos anfibólios, bem mais persistentes. A resposta fibrogênica aos asbestos anfibólios é, pois, resultado de sua elevada persistência nos pulmões (Fig. 3.13). Uma resposta fibrogênica à crisotila, em estudos experimentais, carece da inalação de uma carga de fibras milhares de vezes maior que o LT (limite de tolerância de 2 fibras/cm^3). No Brasil, o uso de fibras de anfibólios (crocidolita, amosita, tremolita e antofilita) está proibido desde 1991.

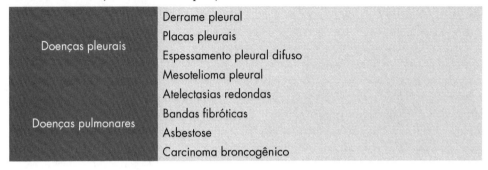

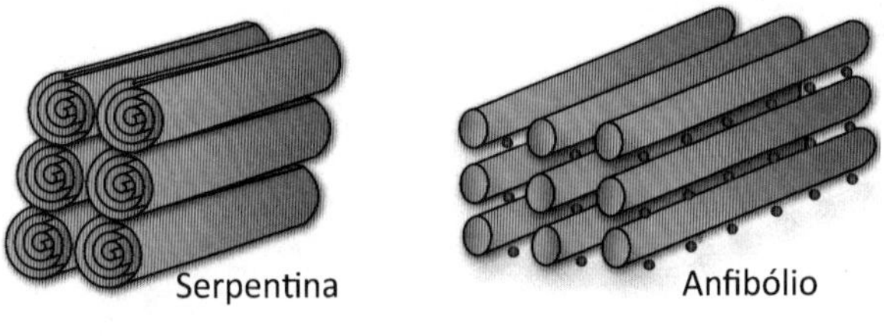

Figura 3.13 Variedades de asbestos.

A asbestose é uma doença que acomete difusamente o interstício pulmonar (doença intersticial difusa fibrosante). Em modelos experimentais, a doença inicia-se nos bronquíolos respiratórios e ductos alveolares, onde são depositadas e ficam impactadas nas bifurcações dessas estruturas as fibras de asbestos para, em seguida, serem fagocitadas por macrófagos alveolares. A interação com a superfície das fibras induz os macrófagos a secretar espécies reativas de oxigênio e mediadores quimiotáxicos e fibrogênicos, que levam, em última análise, à inflamação e à fibrose. Gradativamente, esse processo se estende aos alvéolos. Nos casos avançados, quando a fibrose desfaz a arquitetura normal do pulmão, formam-se pequenos cistos cercados por fibrose, notadamente, nas bases pulmonares – um processo terminal chamado de faveolamento pulmonar (pulmão em "favo de mel").

À semelhança das outras fibroses pulmonares, como a fibrose pulmonar idiopática, por exemplo, a evolução é indolente e as manifestações mais comuns são tosse seca e dispneia de esforço. Outro achado semiológico são os estertores crepitantes finos nas bases pulmonares. Nos casos avançados pode haver hipocratismo digital. Há casos em que a doença permanece estática e outros em que evolui para a insuficiência respiratória e *cor pulmonale*. O diagnóstico espirométrico é de distúrbio ventilatório restritivo. No entanto, nos tabagistas, quando se adiciona um componente obstrutivo ao quadro, a interpretação da espirometria pode ser dificultada. O padrão radiológico é predominantemente reticular e mais proeminente nas bases pulmonares, onde pode ser demonstrado faveolamento pulmonar nos casos avançados. Essas alterações podem vir acompanhadas de placas pleurais calcificadas, que são as lesões mais comuns associadas ao asbesto.

Doenças restritivas que acometem as pleuras e a parede torácica

Doenças pleurais

Pneumotórax – é definido como a presença de ar livre na cavidade pleural levando à redução da pressão intrapleural subatmosférica negativa e colapso pulmonar parcial ou total e classificado etiologicamente como espontâneo e adquirido (Fig. 3.14). O pneumotórax espontâneo, por sua vez, pode ser primário ou secundário. O *pneumotórax espontâneo primário* resulta da ruptura de bolhas subpleurais, sem evidência de doença pulmonar. Praticamente todos os casos de pneumotórax espontâneo são oriundos de ruptura de bolhas subpleurais, notadamente de localização apical. Essas formações bolhosas parecem ser determinadas geneticamente. O *pneumotórax espontâneo secundário* resulta de complicação de doenças preexistentes (DPOC, infecções, neoplasias, ruptura de esôfago etc.). O *pneumotórax adquirido* tem origem em barotrauma, trauma torácico ou iatrogenia. Procedimentos invasivos como biópsias pulmonares, drenagem torácica inadequada, toracocentese, cirurgia laparoscópica podem complicar com pneumotórax.

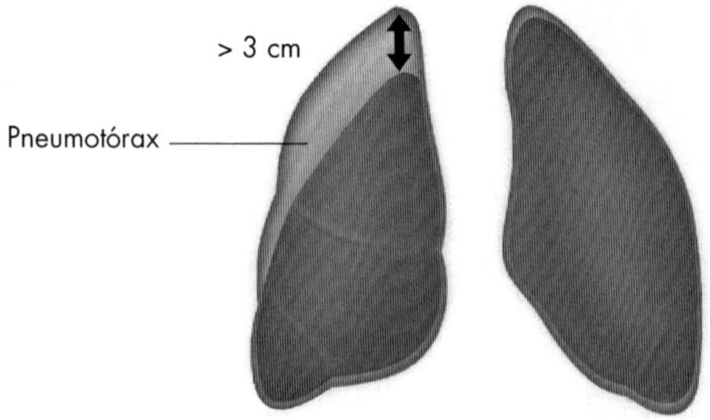

Figura 3.14 Pneumotórax.

Quanto aos traumatismos, eles podem ser penetrantes ou fechados. Quando o ar penetra na cavidade pleural, comprime o parênquima pulmonar e, dependendo de sua magnitude, pode levar à insuficiência respiratória.

O pneumotórax espontâneo ocorre geralmente no paciente do sexo masculino entre os 20 e 30 anos de idade, em repouso (80 a 90% dos casos), quase nunca durante o exercício e mais comumente magro ou de tipo constitucional leptossomático ou astênico. Dor torácica e dispneia são os sintomas mais comuns. A dor torácica é aguda, em pontada, ventilatório-dependente, e a dispneia é proporcional à velocidade de acúmulo de ar no espaço pleural. Cerca de 10% dos pacientes são assintomáticos. No pneumotórax pequeno, a dor pode ser passageira, desaparecendo em 24 horas. O exame físico pode ser normal, embora a taquicardia esteja quase sempre presente, mesmo se o pneumotórax for pequeno. O lado afetado tem mobilidade diminuída, tanto quanto o FTV, e a percussão pode revelar timpanismo quando a quantidade de ar é significativa. O MV pode estar reduzido ou mesmo ausente. A ressonância vocal está diminuída e não há ruídos adventícios. Pode haver enfisema subcutâneo concomitante que, à palpação, da parede do tórax crepita caracteristicamente. Em muitas situações, os achados clínicos não refletem de forma fidedigna o tamanho do pneumotórax. O pneumotórax espontâneo afeta mais o lado direito e em 10 a 15% dos casos é bilateral. No pneumotórax secundário, os achados clínicos podem indicar maior gravidade em razão das doenças coexistentes, podendo chegar à insuficiência respiratória. Em 10 a 20% dos casos o pneumotórax é acompanhado de derrame pleural de variável volume.

Um cálculo prático para avaliar a magnitude do pneumotórax é medir a distância entre o ápice do pulmão e a extremidade apical da cavidade pleural. Distâncias menores ou maiores que 3cm indicam, respectivamente, pneumotórax de pequena e grande magnitude (Fig. 3.16). No entanto, mais relevante que esse dado é a estabilidade clínica do paciente. Diz-se que o pneumotórax é clinicamente estável quando a frequência respiratória do paciente é menor que 24rpm, a frequência cardíaca entre 60 e 120bpm, a saturação de oxigênio está cima de 90% e o paciente pode falar sentenças inteiras entre as respirações. A Sociedade Britânica de Tórax acrescenta a ausência de dispneia como outro marcador de estabilidade clínica.

Uma situação gravíssima, necessitando de intervenção imediata (punção pleural descompressiva), decorre do pneumotórax hipertensivo. Por mecanismo valvular, o ar de uma lesão pulmonar penetra na cavidade a cada inspiração, até formar um volume tal que desvia o mediastino e acotovela as veias cavas, dificultando o retorno venoso e, consequentemente, o débito cardíaco. O paciente torna-se hipotenso, com jugulares túrgidas. Uma agulha de grosso calibre ou um cateter de teflon deve ser imediatamente introduzido no segundo espaço intercostal na linha hemiclavicular. Após a estabilização do paciente com o alívio do pneumotórax, deve-se realizar drenagem pleural em selo d'água.

Derrame pleural – é o acúmulo de líquido no espaço pleural. Não é uma doença, mas acompanha diversas doenças pulmonares, pleurais e sistêmicas, constituindo um distúrbio comum. Pode ser causado por diversos mecanismos, incluindo aumento da permeabilidade pleural, aumento da pressão capilar pulmonar, diminuição da pressão negativa intrapleural, redução da pressão oncótica, obstrução do fluxo linfático. Como o diagnóstico diferencial é amplo, é necessária uma investigação diagnóstica sistemática. O objetivo primordial é estabelecer um diagnóstico rapidamente, minimizando procedimentos invasivos.

Os derrames pleurais podem ser classificados em exsudatos e transudatos, que podem ser diferenciados de acordo com os critérios bem estabelecidos, embora algum grau de incerteza permaneça em cerca de 25% dos casos. Essa classificação é um grande divisor de águas, facilitando o diagnóstico. Evidentemente, para saber se o derrame é transudato ou exsudato, deve-se realizar um procedimento denominado toracocentese, no qual uma amostra de líquido é retirada e examinada com essa finalidade. No entanto, a avaliação clínica por si só é frequentemente capaz de identificar derrames transudativos. Para a maioria das causas comuns de transudatos, a história clínica e o exame físico fornecem dados que os diferenciam, como, por exemplo, na ICC, dentro de um contexto clínico apropriado e uma radiografia de tórax sugestiva. A cirrose hepática, a hipoalbuminemia e a diálise peritoneal seriam outras causas comuns de derrames transudativos. Ademais, a toracocentese não deve ser realizada para derrames pleurais bilaterais em um contexto clínico fortemente sugestivo de transudato pleural, a menos que existam características atípicas ou eles não respondam a uma terapia específica. A história medicamentosa do paciente nunca deve ser esquecida, pois diversos medicamentos estão vinculados à ocorrência de derrame pleural, notadamente amiodarona, fenitoína e metotrexato.

Os critérios até hoje ainda muito utilizados para diferenciar transudatos de exsudatos são os de Light, estabelecidos há mais de 40 anos (Quadro 3.5).

Quadro 3.5 Critérios de Light.

Critérios de Light	Sensibilidade para exsudato	Especificidade para exsudato
Um ou mais dos seguintes	98	83
Relação proteína líquido/soro > 0,5	86	84
Relação LDH líquido/soro > 0,6	90	82
Nível de LDH > 2/3 limite superior do normal soro	82	89

As causas mais comuns de transudatos incluem insuficiência cardíaca esquerda, cirrose hepática, hipoalbuminemia e diálise peritoneal. As causas mais comuns de exsudatos são infecções e neoplasias malignas.

As manifestações exclusivas do derrame pleural variam com a magnitude do derrame. A história clínica pode diferenciar apenas os derrames transudativos (ICC, cirrose hepática, hipoalbuminemia, síndrome nefrótica, embolia pulmonar, estenose mitral etc.). Nos derrames pleurais, a mobilidade do lado afetado está diminuída, o FTV está diminuído ou abolido, há macicez à percussão, redução ou abolição do MV, ausência de ruídos adventícios e pectorilóquia afônica. Na figura 3.15 é apresentada a expressão

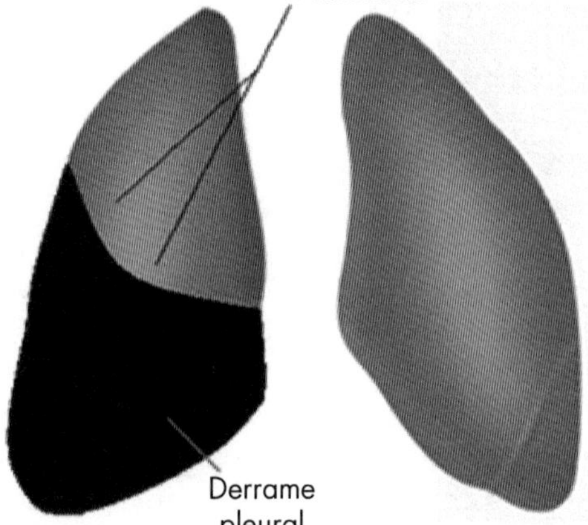

Figura 3.15 Derrame pleural. Aparência radiológica (esquemática) dos derrames pleurais livres. A margem superior do derrame forma uma curva de convexidade para baixo (oposta ao seio costofrênico), chamada de parábola ou curva de Damoiseau ou sinal do menisco.

radiográfica mais comum de derrame pleural com a parábola de Damoiseau ou linha de Damoiseau-Ellis (Fig. 3.15)[12].

Doenças da parede do tórax

Cifoscoliose – do grego *kuphós*, ê, ón "curvo" + (e)scoliose, grego *skolíósis, eós* "ação de tornar oblíquo ou encurvado"; do grego *skoliós*, á, ón "oblíquo, tortuoso, curvo", corresponde a uma curvatura posterior e lateral da coluna vertebral.

A cifoscoliose pode ser adquirida na infância, como no mal de Pott ou na poliomielite; ou pode ser congênita, associada a uma ampla variedade de deformidades ósseas envolvendo fusão e ausência de vértebras. A cifoscoliose "idiopática" ocorre no início ou durante a puberdade e primariamente no sexo feminino.

A deformidade da caixa torácica torna-se mais rígida, reduzindo sua expansibilidade (complacência diminuída). Quando a deformidade é acentuada, os transtornos respiratórios são mais comuns e pronunciados e culminam com o desenvolvimento de insuficiência respiratória crônica. A disfunção respiratória em pacientes com cifosco-

---

12 Louis Hyacinthe Celeste Damoiseau (1815-1890), médico francês. Embora o esquema apresentado se refira ao aspecto radiológico da parábola de Damoiseau, ele a delimitou originalmente pela percussão, descrita em sua obra Damoiseau LHC. *Recherches cliniques sur plusieurs points du diagnostic des épanchements.* Extrait des Archives générales de médecine, Paris, 1844. *Du diagnostic et du traitement de la plérésie.* Paris, 1845. É também conhecida como linha de Damoiseau-Ellis Ellis C. *The line of dulness in pleurite effusion.* Boston Medical and Surgical Journal. 1874;90:13-4. *The curved line of pleuritic effusion.* Boston Medical and Surgical Journal, 1876;95:689-97.

liose tem como evento crucial o aumento do trabalho respiratório, resultado da rigidez aumentada (complacência diminuída). Com isso, para tentar manter um padrão ventilatório adequado, os músculos respiratórios trabalham muito mais. Adicionalmente, entretanto, os pacientes diminuem seu volume corrente e aumentam a frequência respiratória por causa da dificuldade de expandir a caixa torácica anormalmente rígida. Consequentemente, a proporção de ventilação desperdiçada aumenta (ventilação do espaço morto) e a ventilação alveolar declina, a menos que a ventilação total sofra um aumento compensatório. A distorção da parede do tórax causa hipoventilação de algumas regiões do pulmão, microatelectasias, distúrbio da relação V/Q e hipoxemia. Dessa forma, existem duas causas para a hipoxemia na cifoscoliose: hipoventilação e distúrbio da relação V/Q. No início, o paciente pode referir apenas dispneia de esforço, mas com o tempo desenvolve hipoxemia, hipercapnia e *cor pulmonale*. Nesses pacientes, a função dos músculos respiratórios não está afetada e, assim, eles podem manter uma tosse efetiva, de tal forma que não apresentam problemas de acúmulo de secreções nem de infecções respiratórias recidivantes.

Em resumo, as características da cifoscoliose grave são:

- Aumento do trabalho respiratório.
- Padrão respiratório alterado (aumento da frequência, redução do volume corrente).
- Dispneia de esforço.
- Distúrbio da relação V/Q e hipoventilação alveolar.
- Hipercapnia e hipoxemia.
- Hipertensão pulmonar, *cor pulmonale*.
- Padrão restritivo à espirometria.

Transtornos da bomba ventilatória

A parede torácica, o diafragma e o aparelho neuromuscular agem harmonicamente, transduzindo sinais oriundos de estruturas que controlam a ventilação para expandir o tórax. Essas estruturas constituem o que se denomina "bomba ventilatória". Condições diversas podem afetar quaisquer desses componentes, como as doenças neuromusculares, a fadiga diafragmática e as alterações da parede torácica, como obesidade e cifoscoliose (já descritas anteriormente).

Doenças neuromusculares

Várias doenças neuromusculares afetam os músculos respiratórios de maneira transitória ou permanente. As características compartilhadas dessas condições em relação ao aparelho respiratório são as manifestações clínicas, como dispneia e insuficiência respiratória, e a impossibilidade dos pacientes para fazer uma inspiração profunda. As alterações funcionais refletem-se na redução da CVF, CPT e no VEF_1. Nos casos mais graves, a efetividade da tosse está reduzida.

As doenças neuromusculares incluem a síndrome de Guillain-Barré, *miastenia gravis*, poliomielite, esclerose lateral amiotrófica, quadriplegia, polimiosite e distrofia muscular. A fraqueza dos músculos respiratórios é o elemento mais relevante na patogenia do envolvimento respiratório nessas doenças. Dependendo da doença, qualquer componente da bomba ventilatória pode ser afetado em variados graus (músculos intercostais, diafragma, músculos abdominais). Em razão da força muscular diminuída, a ventilação-minuto torna-se insuficiente para manter um nível de CO_2 normal. Para compensar, não podendo respirar mais profundamente, esses pacientes tornam a respiração mais superficial e aumentam a frequência respiratória. Esse padrão, mais fácil e mais cômodo, no entanto, é menos eficiente porque aumenta muito a ventilação do espaço morto anatômico (do trato respiratório superior aos bronquíolos terminais). Assim, mesmo que a ventilação-minuto seja mantida, a ventilação alveolar diminui, reduzindo a eliminação adequada de CO_2. Consequentemente, a hipoventilação alveolar eleva a $PaCO_2$ e reduz a PaO_2. Ademais, a redução da força muscular torna a tosse inefetiva e permite o acúmulo de secreções que, por sua vez, são responsáveis pelas infecções recidivantes comumente observadas nesses pacientes. Microatelectasias formam-se em decorrência da incapacidade de expansão pulmonar. As dificuldades respiratórias aumentam muito quando adquirem infecções virais do trato respiratório, comumente transmitidas por familiares e amigos e que poderiam ser minimizadas. Não raro, o acúmulo de secreções, além das infecções, pode produzir sufocação. Como já mencionado, os testes de função pulmonar mostram um padrão tipicamente restritivo. As pressões inspiratória e expiratória máximas (PImax e PEmax) estão reduzidas. Em súmula, as características principais do acometimento respiratório nas doenças neuromusculares são as seguintes: 1. padrão respiratório alterado, com aumento da frequência respiratória e redução do volume corrente; 2. tosse inefetiva; 3. padrão restritivo à função pulmonar; 4. redução das pressões inspiratória e expiratória máximas (PImax e PEmax); e 5. hipercapnia e hipoxemia.

Fadiga diafragmática

Os músculos cardíaco e diafragmático são os mais usados no curso da vida e, em circunstâncias normais, não entram em fadiga. No entanto, quando o diafragma é requisitado para uma quantidade excessiva de trabalho ou seu suprimento de energia torna-se escasso, ele entra em fadiga. Assim, nas doenças que aumentam o trabalho respiratório, notadamente DPOC e doenças da parede do tórax (cifoscoliose e espondilite anquilosante, por exemplo), o diafragma trabalha em nível muito próximo ao nível de fadiga. Quando essas doenças se agravam, o trabalho respiratório aumenta ainda mais e, se existir um problema intercorrente (por exemplo, redução do débito cardíaco, hipoxemia), o suprimento de energia se torna reduzido, levando à fadiga diafragmática que contribui para o desenvolvimento de hipoventilação e insuficiência ventilatória. No portador de DPOC, o diafragma está retificado e não invertido, como consequência da hiperventilação. Nesse caso, a fadiga pode ocorrer mais facilmente em razão da contração insuficiente, visto que as fibras estão encurtadas pela deformação mencionada. Para tentar mobilizá-lo adequadamente, é necessário gerar alto grau de estimulação, com aumento do consumo de energia. A fraqueza diafragmática pode ser demonstrada clinicamente na posição supina pelo movimento invertido do abdome durante a inspiração (ver *Respiração paradoxal* ou *sinal da gangorra*).

DOENÇAS VASCULARES

Embolia pulmonar

Embolia pulmonar (EP) é a obstrução da artéria pulmonar ou um de seus ramos que ocorre como consequência de um ou mais trombos, formados no sistema venoso profundo, que se desprendem e atravessam as cavidades direitas do coração. Os êmbolos podem ter natureza diversa, como coágulos sanguíneos, células ou fragmentos tumorais, gordura, líquido amniótico e muitos tipos de materiais que podem ser introduzidos na circulação. Esse texto não considera esses êmbolos diversos, não trombóticos, mas apenas os êmbolos de coágulos sanguíneos ou trombóticos. Nesse cenário, a expressão tromboembolismo venoso (TEV) é preferida por alguns autores, pois inclui tanto a trombose venosa profunda (TVP), origem dos trombos de coágulos sanguíneos, quanto a embolia pulmonar.

A embolia pulmonar é considerada a principal causa prevenível de morte em pacientes hospitalizados. Os êmbolos pulmonares de coágulos sanguíneos podem ter origem nas veias profundas das extremidades, nas câmaras cardíacas direitas e pelve. São as veias das extremidades inferiores a origem da maioria dos trombos que embolizam para os pulmões, sendo raro que tenham origem em outras localizações (< 10%). Mesmo assim, nem todos os trombos são clinicamente manifestos, chegando mesmo a ser clinicamente aparentes apenas metade das tromboses. Geralmente esses trombos têm origem nas veias profundas do membro inferior, ou seja, nas veias poplítea, femoral ou ilíaca. Os fatores que favorecem a formação de trombos são aqueles referidos pelo celebrado patologista alemão Rudolf Virchow (1821-1902) e denominados "tríade de Virchow": 1. estase venosa; 2. transtornos da coagulação; e 3. lesões da parede vascular.

A estase venosa é promovida pela imobilização prolongada de diversas causas, desde a permanência prolongada no leito, até a imobilização por fraturas, cirurgias, pressão localizada ou mesmo obstrução venosa. Os transtornos de coagulação incluem deficiência de antitrombina, deficiência de proteínas C e S, resistência à proteína C (fator V Leiden), desfibrinogenemia, anticorpo antifosfolipídio/antiocardiolipina, mutação do gene da protrombina e transtornos do plasminogênio. Por fim, as paredes vasculares podem ser lesadas por traumatismos localizados e inflamações. Em diversas situações prevalecem um ou mais dos fatores da tríade de Virchow e são tidos, então, como fatores de risco para a trombose venosa profunda e, consequentemente, para a embolia pulmonar (Quadro 3.6).

É muito comum que só se suspeite de TVP quando ocorre embolia pulmonar. Às vezes, há edema do membro afetado ou dor localizada. A dorsoflexão aguda do tornozelo pode causar dor na panturrilha (sinal de Homans). Quando há suspeita, exames complementares devem ser solicitados (ultrassonografia com Doppler venoso em membros inferiores, venografia, cintilografia com captação local de fibrinogênio radiativo ou pletismografia por impedância).

Quadro 3.6 Fatores da tríade de Virchow.

Cirurgias (notadamente se o tempo esperado de anestesia e cirurgia > 90 minutos)	Terapia oncológica (hormonal, quimioterapia, inibidores da angiogênese, radioterapia)
Traumatismos graves ou lesões de membros inferiores	Contraceptivo oral contendo estrógeno ou terapia de reposição hormonal
Imobilidade	Moduladores seletivos do receptor de estrógenos
Câncer	Agentes estimulantes da eritropoiese
Insuficiência cardíaca ou respiratória	Doença clínica aguda
Compressão venosa	Doença intestinal inflamatória
Trombose venosa profunda prévia	Síndrome nefrótica
Idade > 60 anos	Transtornos mieloproliferativos
Desidratação	Hemoglobinúria noturna paroxística
Admissão à UTI	Obesidade (índice de massa corporal > 30kg/m^2)
Período de gestação e pós-parto	Cateterização venosa central
Veias varicosas com flebite associada	Trombofilia hereditária ou adquirida

A apresentação clínica da embolia depende da magnitude da obstrução do leito vascular pulmonar. Pode ser apenas um trombo obstruindo artérias maiores, ou ele pode se dividir ocluindo artérias menores. Os lobos inferiores são mais comumente envolvidos. A sintomatologia é sempre aguda ou súbita. Os sintomas que podem estar presentes, em ordem decrescente, são: dispneia, dor torácica, dor torácica pleurítica, tosse, edema das pernas, hemoptise, palpitações, sibilância, dor torácica anginosa e síncope. A região irrigada pela artéria ocluída pode sofrer necrose, embora isso não seja frequente. O mais comum é que ocorram hemorragias e atelectasias distais à obstrução, sem necrose da estrutura alveolar. No entanto, se existir doença cardiopulmonar preexistente, aumenta a possibilidade de infarto pulmonar. Quando há infarto, o exame de imagem mostra área de consolidação. A região sem sangue, se continua a ventilar, funciona como espaço morto. Quando a área com oclusão arterial é grande, isso aumenta a ventilação do espaço morto, reduzindo a ventilação alveolar e a eliminação de CO_2. Isso é geralmente compensado pelo aumento da ventilação-minuto, hiperventilando e baixando a $PaCO_2$ aquém da normalidade (hipocapnia). A oclusão de vasos não causa aumento da resistência vascular pulmonar. No entanto, essa resistência aumenta em razão da liberação de mediadores e a consequente vasoconstrição. Isso resulta em débito cardíaco diminuído, queda da pressão sanguínea e choque, tudo na dependência da magnitude do evento embólico.

A apresentação clínica depende do tamanho dos êmbolos e das condições dos aparelhos cardiovascular e respiratório preexistentes. Quando os êmbolos são pequenos, eles passam geralmente despercebidos, exceto se forem repetidos, situação que pode levar à hipertensão pulmonar. Nos êmbolos de tamanho médio, podem ocorrer dor pleurítica e dispneia, expectoração com raios de sangue e atrito pleural. Na embolia maciça, há hipotensão ou choque, palidez, dor torácica, taquicardia, turgência venosa jugular e, às vezes, morte.

Hipertensão pulmonar

Hipertensão arterial pulmonar (HAP) é o aumento da pressão média na artéria pulmonar, cujo valor normal é cerca de 15mmHg. Três são os mecanismos passíveis de causar HAP: 1. aumento da pressão no átrio esquerdo; 2. aumento do fluxo sanguíneo pulmonar; e 3. aumento da resistência vascular pulmonar. No primeiro caso, dois são os exemplos clássicos, a estenose mitral e a insuficiência cardíaca congestiva. O aumento da pressão pós-capilar pulmonar pode levar ao edema pulmonar, com seu cortejo sintomático exuberante (dispneia, escarros de sangue, cianose). Em linguagem simples, o sangue que flui pelo sistema pulmonar não escoa livremente para o átrio esquerdo e, consequentemente, a pressão em sua rede vascular aumenta. No segundo caso, a circulação pulmonar é sobrecarregada por *shunts* esquerdo-direito oriundos de comunicações septais interatriais ou interventriculares, ou através de um ducto arterial patente. No terceiro caso, o aumento da resistência vascular pulmonar pode ocorrer por vasoconstrição hipóxica. Nessas circunstâncias, doenças pulmonares que cursam com hipoxemia provocam vasoconstrição pulmonar (reflexo de Euler-Liljestrand)[13] e consequente aumento da resistência vascular pulmonar. Na embolia pulmonar, a serotonina liberada pelas plaquetas na superfície do trombo produz intensa vasoconstrição, podendo levar a aumento acentuado da pressão pulmonar que pode causar *cor pulmonale* agudo. As doenças pulmonares que cursam com destruição parenquimatosa, como a DPOC, podem contribuir para a hipertensão por aumento da resistência vascular. Em todas essas situações, com exceção do TEP agudo, os vasos pulmonares sofrem remodelamento e, mesmo que a causa da hipertensão seja removida ou aliviada, a HAP permanece. Muitas são as causas de hipertensão arterial pulmonar, mas existe uma forma, dita HAP primária, que afeta mais as mulheres jovens e cuja etiologia é desconhecida.

13 Ulf Svante von Euler (1905-1983), fisiologista sueco. Göran Liljestrand (1886-1968), médico sueco. Publicação: Ulf von Euler, Göran Liljestrand: Observations on the Pulmonary Arterial Blood Pressure in the Cat. In: *Acta Physiologica Scandinavica*. Nr. 12, 1946, S. 301–320. (Obra não consultada pelos autores do livro).

DOENÇAS SUPURATIVAS

Bronquiectasia

Bronquiectasia é definida patologicamente como dilatação e distorção brônquica persistente, em decorrência da destruição dos componentes elástico e muscular de sua parede e associada geralmente à inflamação na via aérea e no parênquima pulmonar. Esses brônquios, irreversivelmente dilatados, refletem a via final comum de uma variedade de doenças de base e lesões pulmonares não relacionadas. Foi descrita pela primeira vez em 1800 pelo celebrado médico francês René Hyacinthe Theophile Laënnec (17811826) e depois detalhada por Sir William Osler (1849-1919). Deve ser diferenciada das dilatações brônquicas que surgem em decorrência de processos inflamatórios agudos. Essas "pseudobronquiectasias" são geralmente cilíndricas e desaparecem em cerca de três meses a um ano. O conhecimento dessa situação é importante, pois evita a realização de investigações diagnósticas precoces ou mesmo procedimentos cirúrgicos desnecessários (Fig. 3.16).

As dilatações e as alterações histopatológicas das bronquiectasias decorrem sempre de episódios infecciosos repetidos e, com o agravamento da condição, de uma grande deficiência na depuração de secreções brônquicas. Fatores predisponentes estão envolvidos na gênese das bronquiectasias e que, em última análise, predispõem, de alguma maneira, à ocorrência de infecções. Assim, tudo principia com infecções repetidas ocasionadas por algum fator de suscetibilidade, geneticamente herdado na maioria das vezes. Essas condições afetam algum mecanismo fundamental de depuração mucociliar ou da imunidade. O acúmulo de secreções ou a deficiência imunológica comprometeriam os mecanismos de defesa, predispondo a infecções repetidas que, por sua vez, seriam a causa derradeira das lesões definitivas. O processo, portanto, é perpetuado, na medida em que a destruição agrava o defeito da depuração facilitando as infecções recorrentes.

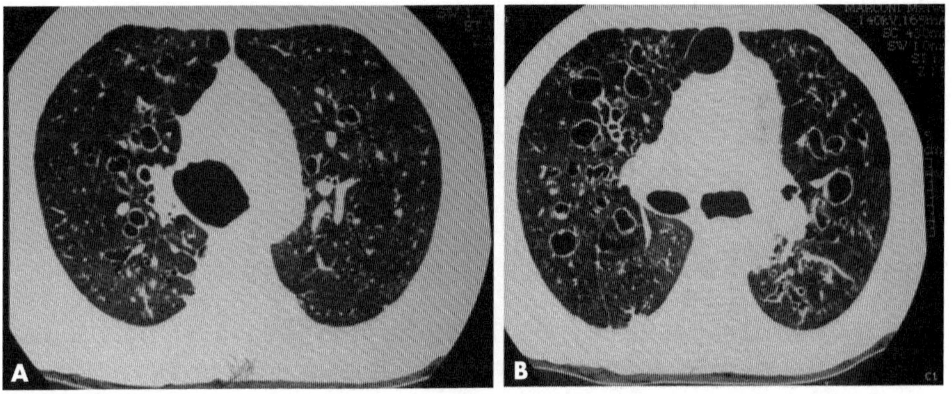

Figura 3.16 A) Bronquiectasias difusas císticas em paciente com traqueobroncomegalia. Observar o grande diâmetro da traqueia. B) Brônquios muito dilatados e formações císticas parenquimatosas. Paciente apresentava baqueteamento digital, cianose e *cor pulmonale*. (Ambulatório de Pneumologia do Hospital Universitário Onofre Lopes).

Entre os fatores predisponentes e geneticamente determinados contam-se discinesia ciliar primária, pan-hipogamaglobulinemia, deficiência de alfa-1-antiprotease, síndrome de Mounier-Kuhn, síndrome das unhas amarelas, síndrome de Williams-Campbell, síndrome de Young, fibrose cística. Entre as condições adquiridas, mencionam-se infecções precoces como coqueluche e sarampo, aspergilose broncopulmonar alérgica, obstruções brônquicas, doenças autoimunes etc.

Tipicamente, o portador de bronquiectasia é aquele que apresenta persistentemente tosse e expectoração copiosa, mucopurulenta, principalmente pela manhã. A doença tem evolução crônica e quando possui fator predisponente acomete ambos os pulmões difusamente, com maior acometimento das bases (inferioridade gravitacional e maior dificuldade de eliminar secreções nessa localização). De acordo com a extensão da doença, pode haver dispneia, hipoxemia, baqueteamento digital. As hemoptises são comuns nesses pacientes. Ao exame físico, são comuns os estertores crepitantes, grossos (bolhosos) e, não raramente, roncos e sibilos.

Fibrose cística

A fibrose cística é uma panexocrinopatia causada por uma alteração genética que interfere no transporte das transmembranas de cloro e sódio. Trata-se, na verdade, de uma alteração condicionada por genes autossômicos recessivos, resultante de mutação no gene regulador da condutância transmembrana (em inglês CFTR), que resulta, como já mencionado, em transporte iônico transepitelial anormal em diversos órgãos. Os principais órgãos afetados são o pâncreas e os pulmões. Nos pulmões causa infecção endobrônquica, em virtude do acúmulo de secreções brônquicas com propriedades reológicas alteradas e, consequentemente, difíceis de eliminar. A atividade ciliar, em virtude das secreções alteradas e excessivas, torna-se inefetiva e formam-se tampões mucosos nas pequenas vias aéreas e infecção crônica. A desnutrição, decorrente da insuficiência pancreática, pode vir a reduzir a resistência às infecções. Muitos pacientes morrem logo após o nascimento de íleo meconial e outros apresentam sinais de desnutrição e atraso do crescimento. Os sintomas são tosse produtiva, infecções respiratórias de repetição, diminuição da tolerância aos esforços físicos, baqueteamento digital, roncos e sibilos difusos. No entanto, essa evolução dramática vem sendo alterada, notadamente com a melhora do tratamento das infecções, diagnóstico precoce, cuidados nutricionais etc., chegando essas pessoas à idade adulta, quando eram fadadas a morrer antes disso.

DOENÇAS PULMONARES RELACIONADAS AO TABAGISMO

Na maioria dos países desenvolvidos, a prevalência de tabagismo foi reduzida, mas nos países em desenvolvimento ainda permanece elevada. Atualmente, calcula-se que cerca de 60% dos homens adultos da China e na Indonésia sejam fumantes e que cerca de 20% da população mundial fuma tabaco ou usa outros produtos relacionados ao tabaco (Jemal et al.).

- A exposição ao tabaco é um conhecido fator de risco para o desenvolvimento de várias doenças pulmonares:
  - câncer de pulmão;
  - doença pulmonar obstrutiva crônica (DPOC);
  - histiocitose pulmonar de células de Langerhans (HPCL);
  - doença pulmonar intersticial-bronquiolite respiratória (DPI-BR);
  - pneumonia intersticial descamativa (PID);
  - fibrose pulmonar (FP).
- Os sintomas clínicos de pacientes com doenças pulmonares relacionadas ao fumo são geralmente inespecíficos e não ajudam na diferenciação entre etiologias distintas.
- Abordagem diagnóstica multidisciplinar:
  - história clínica;
  - achados do exame físico;
  - testes de função pulmonar;
  - achados radiológicos.

Histiocitose (granulomatose) pulmonar de células de Langerhans (HPCl)

A célula de Langerhans[14] é uma célula dendrítica, derivada de precursores na medula óssea, com inclusão citoplasmática característica (grânulos de Birbeck), encontrada nos epitélios estratificados (pulmões, timo, baço, epiderme, linfonodos). São células apresentadoras de antígenos. Os granulomas são peribronquiolares e contêm células de Langerhans e eosinófilos (histiócitos = macrófagos).

Conhecida anteriormente como histiocitose X, a histiocitose de células de Langerhans (HCL) é hoje classificada pela *Histiocyte Society* como histiocitose de classe I, que é um grupo de doenças clínicas caracterizadas por serem histiocitoses reativas nas quais o histiócito predominante é a célula de Langerhans.

A HPCL é uma doença pulmonar relacionada ao tabagismo, que é mais prevalente entre 20 e 40 anos de idade e tem ligeira predominância do sexo masculino e branco. Clinicamente, os pacientes com HPCL podem ser assintomáticos, apresentando cistos pulmonares, quase sempre encontrados em exames de tomografia computadorizada (TC) de tórax de rotina realizados por outras razões. Quando há sintomas, são inespecíficos, sendo os mais frequentes dispneia e tosse seca. A sintomatologia pode tornar-se mais exuberante na presença de pneumotórax. Exame físico muito pobre em achados. O pneumotórax é a manifestação de apresentação em 20% dos casos. A espirometria é variável no curso da doença, mas a redução da capacidade de difusão para o monóxido

14 Paul Langerhans (1847-1888), patologista alemão.

de carbono (DLCO) é observada em 60 a 90% dos casos. Em cerca de um quinto dos casos a doença pode progredir para insuficiência respiratória e apresentar pneumotárax de repetição. A TC revela associação de cistos e micronódulos centrolobulares que poupa as bases. Essa combinação de achados em fumantes é muito sugestiva de HPCL. O diagnóstico diferencial se faz principalmente com enfisema pulmonar, bronquiectasias e linfangioleiomiomatose.

Bronquiolite respiratória com doença pulmonar intersticial (BR-DPI)

A bronquiolite respiratória (BR) é uma alteração histopatológica encontrada nos pulmões de praticamente todos os fumantes de cigarro e majoritariamente assintomáticos. No entanto, alguns pacientes fumantes pesados podem, ocasionalmente, desenvolver doença pulmonar intersticial associada a BR, conhecida como BR-DPI. Os sintomas são inespecíficos e incluem tosse crônica e dispneia de esforço. O exame físico revela estertores finos inspiratórios e raramente hipocratismo digital. A espirometria pode ser normal ou demonstrar um padrão misto, o que sugere a presença de doença intersticial pulmonar. A radiografia do tórax de pacientes com BR-DPI é tipicamente normal, mas, ocasionalmente, mostra achados inespecíficos, como espessamento da parede brônquica e opacidades reticulonodulares de distribuição difusa ou predominando nos lobos superiores. A TC de tórax demonstra nódulos centrolobulares em vidro fosco (NCLVF), bem como opacidades maiores mal definidas em vidro fosco. A presença de enfisema pulmonar concomitante é achado radiológico comum, dado que a maioria dos pacientes com BR-DPI tem um histórico de tabagismo. A cessação do tabagismo pode melhorar as imagens em vidro fosco e os nódulos centrolobulares, mas não o enfisema.

Pneumonia intersticial descamativa (PID)

A PID é uma doença intersticial idiopática, que ocorre geralmente em fumantes (mais de 90% dos casos). Histologicamente, caracteriza-se por espessamento difuso do septo alveolar com intenso acúmulo de macrófagos espumosos nos espaços alveolares (aparentando descamação). A sintomatologia é inespecífica e limita-se a tosse seca e dispneia, a menos que progrida para insuficiência respiratória, como acontece em alguns casos. Os estertores crepitantes e o baqueteamento digital estão presentes em cerca de metade dos casos. A espirometria pode demonstrar distúrbio ventilatório restritivo, mas pode ser normal ou misto. Existe redução acentuada da capacidade de difusão. O principal achado visto em radiografias de tórax de pacientes com DIP é a opacidade em vidro fosco, que é difusa em 15% dos pacientes e predomina nas bases pulmonares em aproximadamente 25 a 33% dos casos. O enfisema pulmonar é comum. O diagnóstico definitivo é feito por biópsia pulmonarcirúrgica.

Fibrose pulmonar (FP)

É a designação clínica do padrão histopatológico denominado pneumonia intersticial usual (PIU). Quando não está associada ao tabagismo ou a outras condições clínicas (asbestose, colagenoses, toxicidade a medicamentos e pneumonite de hipersensibilidade), costuma ser denominada fibrose pulmonar idiopática (FPI). No entanto, a maioria dos pacientes com FPI (PIU) são ou foram fumantes de cigarros, sendo possível que substâncias presentes na fumaça atuem em conjunto com algum fator ambiental ou estímulos endógenos pró-fibróticos em pessoas suscetíveis. É bem mais comum após os 50 anos de idade e apresenta curso clínico altamente variável, mas a média de sobrevida é de 5 anos após o diagnóstico. O diagnóstico de FPI pode ser dado, em bases probabilísticas, sem que seja necessário avaliação histopatológica. Nesse caso, algumas condições fundadas em achados da tomografia computadorizada devem ser satisfeitas. Os achados que satisfazem um diagnóstico definitivo de PIU pelos achados da TC incluem (Raghu et al., 2011) padrão predominante reticular, escassas imagens em vidro fosco (sempre menos extensas do que a reticulação), predominância basal esubpleural, faveolamento com ou sem bronquiectasias de tração e ausência de achados como predominância em outras localizações, muitas imagens em vidro fosco, nódulos, cistos múltiplos, consolidações e aprisionamento de ar. O quadro clínico é indolente e caracterizado por tosse seca e dispneia de esforço. O exame físico revela estertores finos (ditos "em velcro") notadamente nas bases pulmonares. Pode haver hipocratismo digital. A evolução é sempre progressiva, mas variável. Pode permanecer estável por longos períodos, apresentar agudizações que podem levar ao óbito ou agravar o quadro ou evoluir mais rapidamente para a insuficiência respiratória. A espirometria mostra distúrbio ventilatório restritivo. A gasometria revela hipoxemia sem hipercapnia e alcalose respiratória.

capítulo 4

Introdução à radiologia torácica

RESUMO

As radiografias convencionais de tórax, que devem ser solicitadas em não menos que duas incidências, salvo exceções muito específicas, estão entre as explorações radiológicas mais comuns. Sua interpretação não é das mais fáceis e exige boa qualidade técnica do exame e cuidadosa e competente apreciação. Inúmeras são as publicações sobre esse tema e aqui ele será tratado de maneira sumariada e introdutória. O contato, mesmo inicial com esse exame complementar, deve ser metódico, sequenciado e orientado por docente. Outras fontes especializadas devem ser consultadas à medida que o aprendizado for se acumulando e novas exigências se impondo. Todos os médicos, sem exceção, serão concitados, mesmo ocasionalmente, a solicitar radiografias de tórax e, independentemente do laudo do radiologista, interpretá-las por si mesmos. Haverá situações nas quais, por algum motivo, só restará ao médico assistente interpretar o exame. Mesmo com o advento da tomografia de tórax, as radiografias convencionais continuam a ser exame de extrema utilidade em medicina, até mesmo enquanto a TC não chega. Na atualidade, as radiografias do tórax são realizadas por um sistema rápido de obtenção de imagens de muito boa qualidade e redução da dose de radiação. Essas radiografias são ditas *digitais* (processamento digital de imagens) e devem preterir as telerradiografias antigas.

O exame radiológico simples do tórax pode indicar exploração mais detalhada por outros exames, como, por exemplo, cintilografia pulmonar (embolia pulmonar, avaliação de perfusão e ventilação), tomografia computadorizada, inclusive angioTC (massa mediastínica, processos subpleurais, doenças pulmonares intersticiais, alargamento hilar e mediastínico, nódulos pulmonares, cavidades, infiltrados duvidosos, embolia pulmonar), ultrassonografia (derrame pleural ou pericárdico, massa pleural, lesão da parede do tórax), ressonância magnética (massas mediastínicas, dimensões das câmaras cardíacas, síndrome de Pancoast) etc.

OBSERVAÇÕES INICIAIS

- Confira o nome do paciente.
- Atente para a data da radiografia para comparações posteriores.
- Verifique se a radiografia PA é tecnicamente aceitável.
- Verifique se a radiografia lateral é tecnicamente aceitável.
- Faça anotações e observações sobre o laudo radiológico.

Radiografias tecnicamente inadequadas podem prejudicar o médico e o paciente, por motivos óbvios. Portanto, devem ser consideradas algumas características que definem a adequação desse exame complementar de tão grande relevância. Nas radiografias na incidência PA, por exemplo, deve-se verificar primeiramente se estão bem centradas, ou seja, se houve rotação no momento em que foi feita. Para tanto, verificar se a apófise espinhosa de T3 (centro da coluna) está equidistante das articulações esternoclaviculares; se estiver, então não houve rotação e, portanto, as imagens das estruturas torácicas não estão alteradas. Como salientado anteriormente, as escápulas devem estar fora dos campos pulmonares e todo o tórax, inclusive os seios costofrênicos, deve ser radiografado. A radiografia de tórax é realizada com o paciente em apneia inspiratória máxima e para verificar se o grau de inspiração foi adequado, observar se a cúpula diafragmática está no nível posterior da 9ª à 11ª costela. Evidentemente, os vasos maiores e o coração devem ser identificados com nitidez e as sombras vasculares devem ser observadas na

Quadro 4.1 Incidências utilizadas na radiografia do tórax e indicações.

Posteroanterior (PA)	A incidência PA é a radiografia simples do tórax mais utilizada. O paciente fica em pé, com a face anterior do seu tórax contra o chassi do filme. As partes dorsais das mãos são colocadas nos quadris e os ombros forçados para diante, para que a sombra das escápulas não se projete sobre os pulmões. O feixe de raios X entra pelas costas do paciente. A radiografia é feita com o paciente em inspiração completa Uma radiografia de tórax em PA deve ser realizada em expiração forçada para melhor visualizar (contrastar) pneumotórax periférico, realçar bolhas enfisematosas e enfisema pós-estenótico e diagnosticar paralisia diafragmática
Anteroposterior (AP)	Pacientes acamados ou crianças pequenas são radiografados na posição supina, com os ombros em rotação interna e, portanto, na incidência anteroposterior (AP). Nesse caso, o coração, mais distante do filme, ficará maior, dificultando a análise de seu real tamanho. A avaliação do lobo médio e língula fica também prejudicada
Lateral	A incidência lateral ou em perfil deve ser sempre solicitada e realizada, juntamente com a PA. O paciente fica em pé, ao lado do chassi, com os membros superiores levantados e em inspiração profunda. Se os pacientes são debilitados, o exame é feito na posição sentada ou em decúbito lateral e os membros superiores estendidos para diante. Auxilia bastante na localização e caracterização de lesões. Rotineiramente se realiza o perfil esquerdo, ou seja, com o lado esquerdo em contato com o filme e com a entrada do feixe pela direita, para não ampliar a sombra cardíaca. O perfil direito é realizado em casos excepcionais, para avaliação de lesões à direita
Apicolordótica	O feixe de raios X entra anteriormente, estando o paciente em pé, a cerca de 4cm do apoio, com a parte superior do corpo arqueada (hiperlordose) para trás e com os ombros em contato com o filme e retirando as clavículas dos campos. Essa incidência tem grande valor para a avaliação dos ápices pulmonares, lobo médio e língula
Decúbito lateral com raios horizontais	Essa incidência se presta basicamente para a diferenciação entre derrame e espessamento pleurais. O paciente é colocado em decúbito lateral, deitado sobre o hemitórax a ser examinado, e o feixe entra em sentido horizontal
Oblíquas	As incidências oblíquas podem ser realizadas para melhor localização ou caracterização de lesões que podem ser obscurecidas por outras estruturas e nas anomalias cardíacas

periferia dos pulmões. Claro está que em certas condições patológicas essas imagens não são identificadas. Uma radiografia na incidência lateral de boa qualificação técnica também requer que todo o tórax seja radiografado. Adicionalmente, as imagens posteriores das costelas devem estar superpostas, os grandes vasos pulmonares podem ser observados atrás da sombra cardíaca e os braços estão fora das estruturas torácicas. Com sistema digital é possível a visualização de toda a coluna e das linhas mediastinais, não significando isso penetração excessiva. Imagens borradas significam que o paciente foi radiografado em movimento e não devem ser aceitas. Se tais condições forem satisfeitas, o médico terá diante de si um exame de qualidade técnica aceitável e adequado para interpretação.

RADIOGRAFIA TORÁCICA NORMAL

Na figura 4.1 é apresentada radiografia de tórax normal.

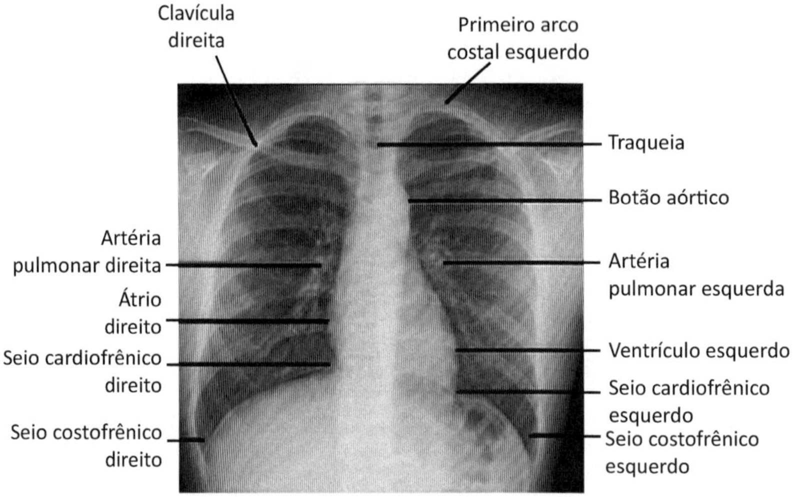

Figura 4.1 Radiografia PA do tórax.

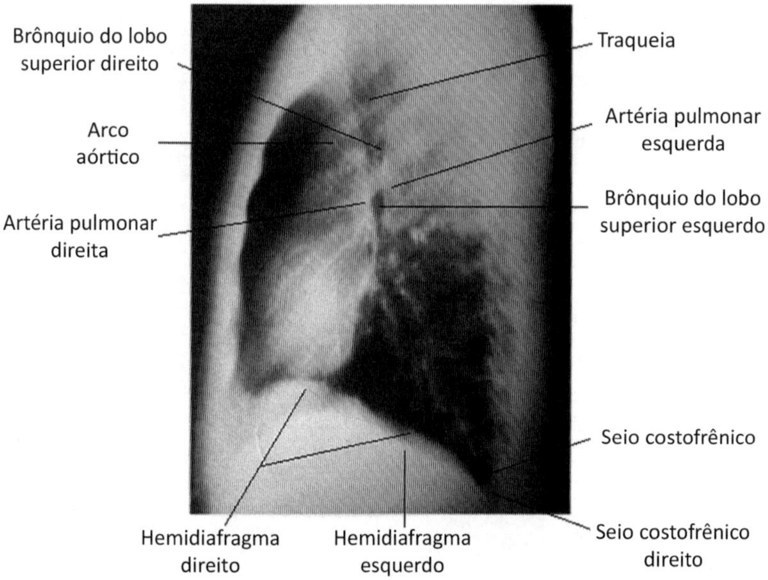

Figura 4.2 Radiografia lateral do tórax.

DIVISÃO RADIOLÓGICA

A divisão radiológica está apresentada nas figuras 4.3 a 4.5.

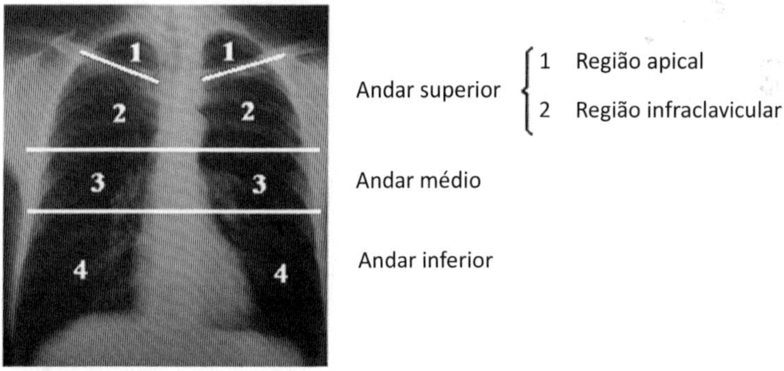

Figura 4.3 Divisão radiológica do tórax.

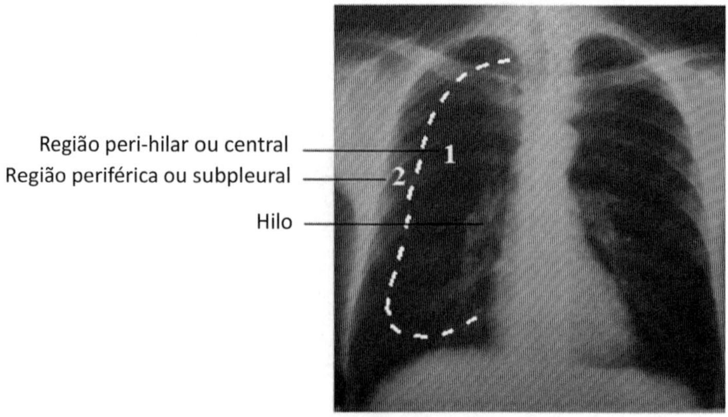

Figura 4.4 A região periférica ou subdural corresponde a 2cm de parênquima pulmonar sem vasos visíveis.

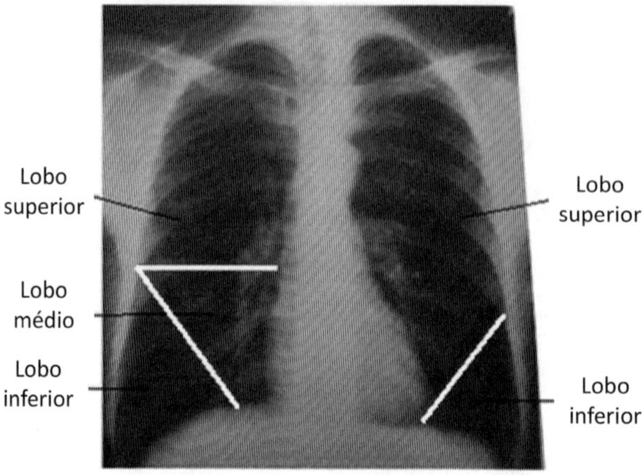

Figura 4.5 Localização radiológica dos lobos pulmonares.

AVALIAÇÃO DE RADIOGRAFIAS SIMPLES DO TÓRAX

A avaliação das radiografias de tórax deve ser feita de maneira sistematizada. Uma sugestão é dada a seguir, na sequência em que deve ser realizada. Inicialmente, recomenda-se avaliar as partes moles, tentando reconhecer as mamas. Caso haja próteses mamárias, elas serão bem visíveis. Deve-se atentar para mulheres mastectomizadas (o que atualmente é mais raro), pois o lado com a mama pode simular consolidação e para a visualização dos mamilos. Às vezes, apenas um mamilo é visível, que pode ser interpretado como nódulo solitário, notadamente em certos homens que possuem mamilos grandes que podem ser visíveis e algumas vezes só um deles (Fig. 4.6). Avaliar o tecido celular subcutâneo e a parte superior do abdome (bolha gasosa, haustrações do cólon, área hepática, *situs inversus*, enfisema subcutâneo, espessura do tecido). Atenção especial

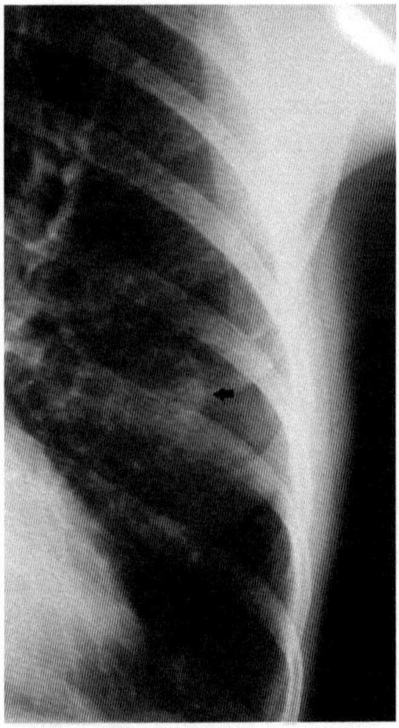

Figura 4.6 Imagem nodular correspondente ao mamilo esquerdo em paciente do sexo masculino. (Ambulatório de Pneumologia do HUOL/UFRN.)

deve ser dada para a interpretação correta das imagens de partes moles que podem projetar-se nos campos pulmonares, como a fossa jugular, as dobras axilares, o músculo esternocleidomastóideo e o tecido mole acima da clavícula. Passar para as estruturas ósseas, observando as clavículas, costelas, ombros e esterno, em busca de fraturas e defeitos. Às vezes, escápulas, cabeça do úmero, pregas axilares projetam-se de fora para dentro dos campos pulmonares e não devem ser confundidas com doenças. Verificar a morfologia e as dimensões do coração, a aorta e as artérias pulmonares. Uma silhueta cardíaca normal ocupa menos da metade da largura do tórax. A artéria pulmonar direita é mais visível e seu diâmetro pode ser avaliado e indicar, quando excede 2,5cm, que pode haver hipertensão pulmonar. A avaliação do mediastino é de grande relevância. Não raro, seus alargamentos são muito visíveis, mas podem ser discretos. O exame dos hilos deve ser comparativo relativamente à forma e às dimensões. O parênquima pulmonar deve ser observado em sua globalidade e depois minuciosamente, em busca de nódulos, massas, consolidações, infiltrados etc. As pleuras são visíveis quando há espessamento e a cavidade pleural se pronuncia quando em casos de pneumotórax e derrame. Deve-se verificar a altura das cúpulas diafragmáticas, lembrando-se que a cúpula diafragmática esquerda pode ser até 4cm mais baixa que a direita e que a excursão diafragmática respiratória varia de 3 a 7cm. Verificar a existência de eventrações, hérnias e diferenças de altura maiores do que as mencionadas. O derrame pleural infrapulmonar direito pode simular elevação diafragmática. Verificar, por fim, se os seios costofrênicos estão livres. Se houver dúvidas, realizar radiografia em decúbito lateral.

PADRÕES RADIOLÓGICOS ESPECÍFICOS

Estão citados no quadro 4.2.

Quadro 4.2 Padrões radiológicos específicos.

Nódulo pulmonar solitário circunscrito	Nódulo pulmonar solitário (NPS) é definido como uma opacidade radiográfica $\leq$ 3cm de diâmetro com, pelo menos, dois terços de sua margem rodeada por parênquima pulmonar. Estão excluídos os linfonodos (difícil diferenciá-los quando são intraparenquimatosos), atelectasias e pneumonia pós-obstrutiva. Os NPS são notados em 0,09 a 7% de todas as radiografias de tórax. A prevalência de malignidade é de 1,1 a 12%

(Continua)

Quadro 4.2 Padrões radiológicos específicos. (*Continuação*)

Massa circunscrita	Massa é definida como uma grande opacificação intratorácica circunscrita, com um ou mais de seus diâmetros tendo 3cm ou mais. Difere do nódulo solitário fundamentalmente nas dimensões, embora as lesões em massa sejam muitas vezes mais irregulares e menos nitidamente delimitadas que o nódulo solitário. As lesões em massa são malignas em 80% dos casos
Lesões nodulares e massas múltiplas	As principais causas de nódulos e massas pulmonares múltiplos são as metástases hematogênicas e os granulomas. Mas podem ter outras etiologias, incluindo vasculites, infecções, sarcoidose, silicose e neoplasias pulmonares primárias (linfoma e carcinoma bronquioloalveolar). Como regra geral, as disseminações hematogênicas de neoplasias produzem geralmente lesões de tamanho diferente e as bordas são bem visualizadas, enquanto nas lesões granulomatosas difusas os nódulos são aproximadamente do mesmo tamanho e as margens de cada um são bastante irregulares
Consolidação segmentar e lobar	Esse padrão tem sido também chamado de acinar (o ácino compreende as estruturas distais ao bronquíolo terminal), no qual ocorre consolidação do espaço aéreo. A consolidação do tecido pulmonar significa que o parênquima pulmonar ficou solidificado por algum material que substitui o ar nos ácinos. Ao contrário da atelectasia, a perda de volume inexiste ou ocorre até aumento. As consolidações que atingem lobos ou segmentos mostram margens mal definidas, comumente coalescem, apresentam broncograma aéreo e mudam de aspecto com certa rapidez. Quando são agudas se devem mais comumente a pneumonias bacterianas, tuberculose, infarto pulmonar, aspiração. Quando crônicas, as causas mais frequentes incluem infecções (principalmente tuberculose e micoses), sarcoidose, neoplasias (principalmente bronquioloalveolar e linfoma), colagenoses, linfoma
Enchimento difuso do espaço aéreo	Compreende também um padrão acinar, mas ocorre difusamente. A causa mais comum é o edema pulmonar de qualquer etiologia (hidrostático, inflamatório, tóxico etc.). Outras causas incluem proteinose alveolar, hemorragia alveolar difusa, pneumonia intersticial descamativa, bronquioloalveolar, pneumonia bacteriana (bactérias comuns, *Pneumocystis jiroveci*) e viral (influenza, varicela), pneumonia aspirativa e pneumonia eosinofílica
Padrões intersticiais	Várias doenças causam alterações intersticiais, que podem manifestar-se como micronódulos, opacidades reticulares ou alterações reticulonodulares (forma mais comum de apresentação). O padrão micronodular é decorrente de múltiplos nódulos, medindo de 1 a 5mm, que podem tornar-se coalescentes. Quando maiores, geralmente são decorrentes do somatório de alterações intersticial e acinar. As principais causas do padrão micronodular incluem doenças infecciosas (tuberculose miliar, histoplasmose), sarcoidose, pneumoconioses, pneumopatias intersticiais, neoplasias (linfoma, carcinoma bronquioloalveolar), amiloidose, hemossiderose pulmonar, histiocitose de Langerhans. O padrão reticular é composto por espessamentos septais, estrias e opacidades lineares. As principais causas do padrão micronodular são pneumopatias intersticiais, como a pneumonia intersticial usual, asbestose, pneumonia intersticial linfoide e pneumonia intersticial não específica, infecções (especialmente virais), edema pulmonar, neoplasias com linfangite pulmonar carcinomatosa. As principais causas do padrão reticulonodular são pneumoconioses, infecções, pneumopatias intersticiais, neoplasias. Muitas vezes é decorrente de faveolamento, presente nas doenças pulmonares fibrosantes

Quadro 4.2 Padrões radiológicos específicos. (*Continuação*)

Diagnóstico diferencial das doenças pulmonares difusas em imunodeprimidos, portadores de neoplasia recente ou sob corticoterapia	O aparecimento de uma nova doença pulmonar nesses pacientes cai em uma das seguintes categorias: 1. a neoplasia em si mesma; 2. reação a medicamentos; e 3. infecção oportunista. Devem ser também consideradas as reações à transfusão e à radiação. Se houve transfusão recente, excluir reação transfusional. Se foi submetido à radioterapia, excluir reação à radiação. Quadros agudos em pacientes leucopênicos podem ser devidos a pneumonias. Quando o padrão radiológico é nodular, com nódulos de tamanho diferente e bordas nítidas, pensar em metástases hematogênicas e linfoma. Se os nódulos são aproximadamente do mesmo tamanho e com bordas irregulares, pensar em doença granulomatosa infecciosa (tuberculose, fungos). Se o padrão for intersticial, pode ser devido a linfangite carcinomatosa, vírus, pneumocistose ou reação a medicamento. Neste último caso, a reação é aguda e pode ser devida à ação cardiotóxica do medicamento, produzindo ICC e edema pulmonar. Se o padrão for acinar (alveolar), as causas mais comuns são reação a medicamentos, hemorragia alveolar e infecções por fungos e bactérias
Lesão única não circunscrita	A lesão única não circunscrita caracteriza-se por ter margem mal definida e que pode estar contida dentro de um segmento ou lobo, mas a condensação nunca é completa. A lesão pode ser pequena ou grande, homogênea ou não homogênea. Na maioria dos casos, possui padrão acinar. As principais causas de lesões solitárias não circunscritas incluem pneumonia bacteriana, pneumonia viral, bronquiectasias, infecções fúngicas, tuberculose, micobacteriose atípica, doença do colágeno, hematoma, carcinoma broncogênico, carcinoma bronquioloalveolar
Lesões múltiplas não circunscritas	A maioria das doenças que causam esse padrão possui padrão acinar, com margens indistintas, coalescência e broncograma aéreo. A causa principal é a broncopneumonia (pneumonia com focos múltiplos), porém muitas são as doenças que podem cursar com esse padrão, incluindo beriliose, carcinoma de células alveolares (bronquioloalveolar), doenças do colágeno, edema pulmonar, granulomas necrosantes, hemorragia alveolar, infarto pulmonar, infecções oportunistas, linfoma, metástases, micoses, pneumonias, proteinose alveolar pulmonar, SARA, sarcoidose, tuberculose
Lesões cavitárias e císticas	Radiologicamente, cisto pulmonar é um espaço de dimensões variadas e conteúdo gasoso, limitado por paredes finas (< 1mm). As cavidades são também espaços de dimensões variadas contendo gás, porém com paredes mais espessas (> 1mm) e contornos irregulares. Entre as principais causas, destacam-se: infecções micobacterianas, doenças por fungos (*Candida, Aspergillus,* coccidioidomicose), carcinoma pulmonar, carcinoma metastático, linfoma, abscesso pulmonar por aspiração, abscesso pulmonar pós-pneumônico, abscesso por obstrução, abscesso amebiano, abscesso hematogênico, cistos e bolhas, infarto cavitado, pneumoconiose. Extrapulmonares (empiema encapsulado, hérnia de hiato esofágico). Outras causas: poliarterite nodosa, granulomatose de Wegener, nódulo reumatoide, cisto pulmonar pós-traumático, sequestro intralobar

(*Continua*)

Quadro 4.2 Padrões radiológicos específicos. (*Continuação*)

Hipertransparências unilaterais	Corresponde ao aumento da radiotransparência, envolvendo parte ou todo o pulmão. Causas: hiperinsuflação compensatória, hiperinsuflação obstrutiva, enfisema lobar congênito, síndrome de Swyer-James, agenesia da artéria pulmonar, bolhas e cistos, pneumotórax, embolia pulmonar, falsa hipertransparência (agenesia ou atrofia, unilateral dos músculos peitorais, mastectomia, escoliose torácica acentuada)
Hipertransparência bilateral	Hipertransparência bilateral pode ser encontrada em pessoas normais, na incidência PA. Em muitos casos, isso ocorre em astênicos com tecidos moles delgados sobre a parede torácica. Observa-se também em certos atletas profissionais. Nesses casos, as pessoas não apresentam sintomas e têm provas de função pulmonar normais. O padrão vascular está conservado e as incursões respiratórias são normais, quando se realizam radiografias em inspiração e expiração máximas. As doenças que causam esse padrão incluem DPOC, asma, bolhas, embolia maciça, embolia crônica, hipertensão pulmonar primária, cardiopatias congênitas
Alargamento hilar unilateral	Deve-se tomar o cuidado para verificar se há rotação da radiografia, pois ela pode causar a falsa impressão de desigualdade do tamanho dos hilos. O aumento do tamanho do hilo pode vir acompanhado ou não de imagens pulmonares e/ou pleurais e isso auxilia no diagnóstico. Causas principais: carcinoma broncogênico, adenopatia metastática, linfoma e leucemia, tuberculose, doenças fúngicas, sarcoidose, hiperplasia dos linfonodos, artéria pulmonar, massas mediastínicas
Alargamento hilar bilateral	O aumento do tamanho dos hilos pulmonares tem como causas principais sarcoidose, tuberculose, infecção fúngica (histoplasmose e coccidioidomicose); se ocorre eritema nodoso + alargamento hilar bilateral: a presença de eritema nodoso é sinal de que a adenopatia é benigna e pode ocorrer na sarcoidose, tuberculose, histoplasmose e coccidioidomicose. Outras causas comuns são linfoma, leucemia, doença maligna metastática, pneumoconiose, vascular (estenose mitral, cardiopatias congênitas e doenças vasculares pulmonares intrínsecas)
Calcificações intratorácicas	Depósitos de cálcio em tecidos normais e depósitos anormais em tecidos patológicos são identificados em radiografias, a menos que sejam muito pequenos ou estejam no seio de uma massa ou nódulo, caso em que só são detectados por TC. Linfonodos mediastínicos podem apresentar calcificação devido a tuberculose, histoplasmose, coccidioidomicose e silicose (às vezes com calcificação em "casca de ovo"). Tumores do mediastino que podem apresentar calcificação incluem bócio com áreas de calcificação, tumores dermoides, tumor tímico (calcificação periférica que pode ser confundida com aneurisma da aorta torácica). Calcificações cardiovasculares (valvulares, pericárdica, parede aórtica, aneurismas, artérias pulmonares e trombos). Granulomas pulmonares, como foco de Gohn, nódulos múltiplos (histoplasmose, tuberculose, pulmão reumatoide, síndrome de Caplan, doença amiloide, hamartomas múltiplos), pneumoconioses, tumores malignos, calcificações pleurais, osteocondroma, calcinose subcutânea circunscrita

Quadro 4.2 Padrões radiológicos específicos. (*Continuação*)

Sombras lineares, em faixa e tubulares	Causas principais: artefatos (dobras de roupas, curativos no tórax, pregas cutâneas, outros), estruturas esqueléticas, vasos pulmonares, fissuras pleurais, pneumotórax, hérnia pulmonar, bolhas, diafragma, septos interlobulares, atelectasia discoide, embolia pulmonar, sombras em faixa (atelectasia segmentar, vasos pulmonares anômalos), sombras tubulares (brônquios normais, bronquiectasias)
Atelectasia	O termo atelectasia indica colapso segmentar, lobar ou de todo um pulmão, com perda de volume e por diversas causas. A área com atelectasia pode posteriormente ganhar volume pelo acúmulo de secreções e inflamatórios, simulando pneumonia de evolução arrastada. A luz do brônquio está sempre obstruída, seja por estenose acentuada, seja por compressão extrínseca, obstrutiva ou traumática. Atelectasias de brônquios maiores, envolvendo grandes áreas, podem elevar a cúpula diafragmática, desviar estruturas mediastínicas, aproximar costelas, produzir hiperinsuflação compensatória de outras áreas, desviar fissuras etc. Pode ocorrer por entubação seletiva, porém suas causas mais comuns incluem tampões mucosos, corpos estranhos, tumores malignos, tumores benignos, estenose brônquica, broncolitíase, compressão extrínseca
Derrames pleurais	As causas de derrame pleural são muitas, incluindo infecções, neoplasias, ICC, embolia pulmonar, cirrose hepática, hipoalbuminemia, pancreatite, colagenoses e tantas outras. A radiografia de tórax em PA é anormal quando está presente um volume de líquido pleural de 200mL. Afirma-se, no entanto, que a obliteração do seio costofrênico surge a partir de volumes que variam de 175 a 500mL em adultos. O aspecto radiológico mais comumente observado no paciente em pé é a parábola de Damoiseau. Derrames muito volumosos podem opacificar todo o hemitórax. Podem ocorrer também derrames bilaterais. As radiografias nos decúbitos laterais são ocasionalmente úteis quando o líquido livre escorre para a parte mais dependente da parede do tórax, ajudando a diferenciar derrame de espessamento pleural. Na UTI, os pacientes são frequentemente radiografados na posição supina, na qual o líquido pleural livre forma uma camada que se deposita posteriormente. Nessa situação, o líquido pleural é frequentemente aparente como uma opacidade nebulosa de um hemitórax, mas com as sombras vasculares preservadas. O derrame infrapulmonar direito pode simular elevação diafragmática. Derrame pleural encarcerado em fissura interlobar pode, à radiografia de tórax em PA, assemelhar-se a uma tumoração em virtude da forma e densidade. Embora as causas de derrame pleural sejam inúmeras, em nosso meio as mais comuns incluem tuberculose e neoplasias malignas

(*Continua*)

Quadro 4.2 Padrões radiológicos específicos. (*Continuação*)

Lesões mediastínicas	O mediastino é comumente dividido em três compartimentos – *anterior*: estende-se da borda posterior do esterno até a borda anterior do coração; *médio*: borda anterior à borda posterior do coração; e *posterior*: a partir da borda posterior do coração. Essa classificação tem a finalidade de estudar as lesões mediastínicas que ocorrem mais comumente em cada um desses compartimentos. Assim, as principais lesões no mediastino anterior são teratomas, timomas e linfomas. Outras lesões desse compartimento são: tumores de paratireoide, tireoide ectópica, mediastinite fibrosante, aneurismas vasculares, tumores cardíacos, hérnia de Morgagni, cisto pericárdico, lipomas, metástases linfonodais. No mediastino médio incidem mais comumente: tumores de esôfago, megaesôfago, cistos broncogênicos, tumores traqueais, mediastinite fibrosante, aneurismas vasculares, linfoma, hérnia gástrica hiatal, metástases linfonodais. No mediastino posterior são mais frequentes as neoplasias de origem neural e os abscessos paravertebrais
Pneumotórax	A presença de ar no espaço pleural pode ser decorrente de várias causas – pneumotórax espontâneo primário: uma das etiologias mais comuns, geralmente por ruptura de bolhas apicais. Asma, enfisema, traumatismo, doenças císticas pulmonares, fibrose pulmonar, iatrogênico, fístula broncopleural, doença da membrana hialina, neoplasias. É importante saber reconhecer um pneumotórax hipertensivo na radiografia simples, se houver tempo para realizá-la. Os principais sinais são: aumento dos espaços intercostais, colapso pulmonar, desvio contralateral do mediastino, hemitórax comprometido hipertransparente, cúpula diafragmática homolateral deprimida
Opacificação completa de um hemitórax	A opacificação de todo um hemitórax pode ser devida a: Causas principais – grande derrame pleural, consolidação pneumônica maciça, atelectasia, traumatismo torácico, hérnia diafragmática, mesotelioma pleural, agenesia pulmonar, tumor mediastínico, edema pulmonar unilateral, pulmão destruído (tuberculose, pneumonias necrosantes)
Anormalidades diafragmáticas	As cúpulas diafragmáticas podem aparecer radiograficamente rebaixadas ou elevadas, de um ou de ambos os lados. Adicionalmente, pode ser alvo de herniações, eventrações, tumores, cistos e calcificações. As causas são várias e devem ser estudadas oportunamente

Referências bibliográficas

1. Adams F. The genuine works of Hippocrates. London Sydenham Society; 1, 249, 1943.
2. Adde FV, Marostica PJC, Ribeiro M et al. Fibrose cística: diagnóstico e tratamento. Diretrizes Clínicas na Saúde Complementar. São Paulo: Associação Médica Brasileira, Agência Nacional de Saúde Complementar. 2011.
3. Affanni JM, Cervino CO. Fisiologia da vigília e do sono. In: Cingalani HE, Houssay AB et al (eds). Fisiologia Humana de Houssay. Trad. Adriane Belló Klen et al. Porto Alegre: Artmed; 2004.
4. Aldrich TK, Rochester DF. The lungs and neuromuscular diseases. In: Murray JF, Nadel JA. Textbook of respiratory medicine. 2nd ed. Philadelphia: Saunders; 1994. p. 2492-517.
5. Allan PF, Kehoe K, Abouchahine S et al. Pulmonary manifestations of polymyositis/dermatomyositis. Clin Pulm Med. 2006;13(1):37-52.
6. Almeida RR, de Souza LS, Mançano AD et al. High-resolution computed tomographic findings of cocaine-induced pulmonary disease: a state of the art review. Lung. 2014;192(2):225-33.
7. Álvarez F et al. Normativa para el diagnóstico y seguimiento de la silicosis. Arch Bronconeumol. 2015;51(2):86-93.
8. Andrade Filho LO, Campos JRM, Hadad R. Pneumotórax. J Bras Pneumol. 2006;32 Suppl. 4.
9. Andrés JJR, López MFJ, López-Rodó LM et al. Guidelines for the diagnosis and treatment of spontaneous pneumothorax. Arch Bronconeumol. 2008;44(8):437-48.
10. ATS Statement: Guidelines for the Six-Minute Walk Test. Official statement of the American Thoracic Society – March 2002. Am J Respir Crit Care Med. 2002;166:111-7.
11. Attili AK, Kazerooni EA, Gross BH et al. Smoking-related interstitial lung disease: radiologic-clinical-pathologic correlation. Radiographics. 2008;28(5):1383-96.
12. Auer-Grumbach M, Weger M, Fink-Puches R. Fibulin-5 mutations link inherited neuropathies, age-related macular degeneration and hyperelastic skin. Brain. 2011;134(Pt 6):1839-52.
13. Avelãs Nunes, José Carlos DR. O(s) berço(s) da arquitectura branca em Portugal. O surgimento dos primeiros Sanatórios de Tuberculose. Disponível em: www4.fe.uc.pt/aphes31/papers/sessao_3b/jcavelas_ nunes_paper.pdf. Acessado em 09/04/2005.
14. Axelrod FB. Familial dysautonomia: a review of the current pharmacological treatments. Expert Opin Pharmacother. 2005;6(4):561-7.
15. Ayres JG, Pope FM, Reidy JF, Clark TJH. Abnormalities of the lungs and thoracic cage in the Ehlers-Danlos syndrome. Thorax. 1985;40(4):300-5.
16. Bagatin E, Kitamura S. História ocupacional. J Bras Pneumol. 2005;32(Supl 1):S12-6.
17. Balbani APS, Marone SAM, Butugan O, Saldiva PHN. Síndrome de Young: infecções respiratórias de repetição e azoospermia. Rev. Assoc. Med. Bras. 46(1), 2000. Disponível em: http://www.scielo.br/ scielo.php? script=sci_arttext&pid=S0104-42302000000100014. Acessado em 03/12/14.

18. Baran R, Berker D et al. Diseases of the nails and their management. 4th ed. Willey-Blackwell; 2012.

19. Barboza CEG, Winter DH. Tuberculose e silicose: epidemiologia, diagnóstico e quimioprofilaxia. J Bras Pneumol. 2008;34(11):959-66.

20. Barnes PJ. Cellular and molecular mechanisms of chronic obstructive pulmonary disease. Clin Chest Med. 2014;35(1):71-86.

21. Barnet L, Mittaine M, Heitz F. Embolization of pulmonary arteriovenous malformation causing cyanosis in a 7-year-old child. Arch Pediatr. 2015;22(1):75-80.

22. Barreraa EA, Franchb NM, Vera-Sempereb F, Alarcónc JP. Linfangioleiomiomatosis. Arch Bronconeumol. 2011;47(2):85-93.

23. Bernstein D, Dunnigan J, Hesterberg T, Brown R. Health risk of chrysotile revisited. Crit Rev Toxicol. 2013;43(2):154-83.

24. Bilton D. Update on non-cystic fibrosis bronchiectasis. Curr Opin Pulm Med. 2008;14(6):595-9.

25. Birring SS. Controversies in the evaluation and management of chronic cough. Am J Respir Crit Care Med. 2011;183(6):708-15.

26. Blanc PD. Environmental and occupational disorders: general principles and diagnostic approach. In: Murray JF, Nadel JA. Texbook of respiratory medicine. 2nd ed. Philadelphia: Saunders; 1988.

27. Blot WJ, Fraumeni JF Jr. Cancers of the lung and pleura. In: Schottenfeld D, Fraumeni J Jr (eds). Cancer epidemiology and prevention. New York (NY): Oxford University Press; 1996. p. 637-65.

28. Bohadana A, Izbicki G, Kraman SS. Fundamentals of lung auscultation. N Engl J Med. 2014;370(21):744-51.

29. Bon AMT, Santos AS. Sílica. FUNDACENTRO, DQi/CHT. Disponível em Erro! A referência de hiperlink não é válida. Acessado em 19/04/2015.

30. Bouros D, Wells AU, Nicholson AG et al. Histopathologic subsets of fibrosing alveolitis in patients with systemic sclerosis and their relationship to outcome. Am J Respir Crit Care Med. 2002;165(12):1581-6.

31. Brasil. Ministério da Saúde do Brasil. Representação do Brasil na OPA/OMS. Doenças relacionadas ao trabalho: manual de procedimentos para os serviços de saúde do Brasil. Dias EC (Org.). Almeida IM et al. Brasília: Ministério da Saúde do Brasil; 2001.

32. Brasil. Ministério da Saúde. Diagnóstico e Manejo das Doenças Relacionadas com o Trabalho: Manual de procedimentos para os Serviços de Saúde Ministério da Saúde – OPS. Lista de doenças relacionadas com o trabalho do Ministério da Saúde; 2001.

33. Brasil. Ministério da Saúde. Secretaria de Vigilância em Saúde. Departamento de Vigilância Epidemiológica. Doenças infecciosas e parasitárias: guia de bolso. 8a ed. rev. Brasília: Ministério da Saúde; 2010.

34. Brasil. Ministério da Saúde. Secretaria de Vigilância em Saúde. Guia de Vigilância em Saúde. Brasília: Ministério da Saúde; 2014.

35. Bromberg PA, Berkowitz LR. The lungs and hematologic diseases. In: Murray JF, Nadel JA. Textbook of respiratory medicine. 2nd ed. Philadelphia: Saunders; 1994. p. 2435-56.

36. Burwell CS, Robin ED, Whaley RD, Bickelmann AG. Extreme obesity associated with alveolar hypoventilation – a pickwickian syndrome. Obesity. 1994;2(4):390-7.

37. Butland RJA, Maskell NA. BTS guidelines for the investigation of a unilateral pleural effusion in adults. Thorax. 2003;58(Suppl II):ii8-7.

38. Caminero-Luna JA. Guia de la tuberculosis para medicos especialistas. UICTER. 2003. Disponível em: www.tbrieder.org/publications/books_spanish/specialists_sp.pdf. Acessado em 08/04/2015.

39. Carden KA, Boiselle PM, Waltz DA, Ernst A. Tracheomalacia and tracheobronchomalacia in children and adults. Chest. 2005;127(3):984-1005.

40. Carneiro APS, Algranti E. Sílicose. FUNDACENTRO. Disponível em http://www.fundacentro. gov.br/silica-e-silicose/silicose. Acessado em 04/03/2015.

41. Carvalho VO, Souza GEC. O estetoscópio e os sons pulmonares: uma revisão da literatura. Rev Med (São Paulo). 2007;86(4):224-31.

42. Cassinerio E, Graziadei G, Poggiali E. Gaucher disease: a diagnostic challenge for internists. Eur J Intern Med. 2014;25(2):117-24.

43. Chibante AMS, Miranda S. Doenças da pleura. São Paulo: Editora Atheneu; 2002.

44. Chung KF, Wenzel SE, Brozek JL et al. International ERS/ATS guidelines on definition, evaluation and treatment of severe asthma. Eur Respir J. 2014;43:343-73.

45. Chung KF. Approach to chronic cough: the neuropathic basis for cough hypersensitivity syndrome. J Thorac Dis. 2014;6(Suppl 7):S699-707.

46. Conselho Federal de Medicina (Brasil). Código de Ética Médica. Resol. CFM no 1246/88 – Brasília: Tablóide – Editora & Publicidade; 1990 – Art. 69, Cap. V. 21 p.

47. Conselho Regional de Medicina do Distrito Federal. Prontuário Médico do Paciente: guia para uso prático. Brasília: Conselho Regional de Medicina; 2006.

48. Cook JR, Ramirez F. Clinical, diagnostic, and therapeutic aspects of the Marfan syndrome. Adv Exp Med Biol. 2014;802:77-94.

49. Costabel U, Bonella F, Guzman J. Chronic hypersensitivity pneumonitis. Clin Chest Med. 2012;33(1):151-63.

50. Cruz CS, Tenoue LT, Matthay RA. Lung cancer: epidemiology, etiology, and prevention. Clin Chest Med. 2011;32:605-44.

51. Degowin RL. Diagnóstico clínico. Tradução: Nelson Xavier. 5ª ed. Rio de Janeiro: Editora Médica Científica Ltda.; 1990, 13. Título original: Bedside – diagnostic examination. ISBN 85-7199.

52. Del Real E. Historia Contemporánea de la medicina. Madrid: Espasa. Calpe; 1934. p. 30-31.

53. Desbiens NA. Medical misnomers. Resid. Staff Physician. 1987;33(1):155-8. apud Revista Argentina del Torax. 1988;49(4):442.

54. Dhar S, Daroowalla F. Hypersensitivity pneumonitis. Clin Pulm Med. 2011;18(4):169-74.

55. DiCaprio MR, Roberts TT. Diagnosis and management of Langerhans cell histiocytosis. J Am Acad Orthop Surg. 2014;22(10):643-52.

56. Dicpinigaitis PV, Colice GL, Goolsby MJ et al. Acute cough: a diagnostic and therapeutic challenge. Cough. 2009;5:11.

57. Dicpinigaitis PV. Cough in asthma and eosinophilic bronchitis. Cough. 2004;59(1):71-2.

58. Djojodibroto RD, Thomas PT, Kana KT, Hla M. Finger clubbing: do we require digital index quantitator? Med J Malaysia. 2014;69(2):60-3.
59. Dorland's Illustrated Medical Dictionary. 26th ed. Philadelphia: Saunders; 1981.
60. Duwe BV, Sterman DH, Musani AI. Tumors of the mediastinum. Chest. 2005;128(4):2893-909.
61. Dyhdalo K, Farver C. Pulmonary histologic changes in Marfan syndrome: a case series and literature review. Am J Clin Pathol. 2011;136(6):857-63.
62. Eakin EG, Resnikoff PM, Prewitt LM et al. Validation of a new dyspnea measure. Chest. 1998;113(3):619-24.
63. Earis JE, Marsh K, Pearson MG, Ogilvie CM. The inspiratory "squawk" in extrinsic allergic alveolitis and other pulmonary fibroses. Thorax. 1982;37(12):923-6.
64. Eknoyan G. A history of obesity, or how what was good became ugly and then bad. Adv Chronic Kidney Dis. 2006;13:421-427.
65. Emmons EE, Ouellette DR. Bronchiectasis. Disponível em ttp://www.emedicine.com/med/topic 246.htm. Acessado em 01/01/2007.
66. Epler GR. Bronchiolitis obliterans organizing pneumonia, 25 years: a variety of causes, but what are the treatment options? Expert Rev Respir Med. 2011;5(3):353-61.
67. Erasmus LD. Scleroderma in goldminers on the Witwatersrand with particular reference to pulmonary manifestations. South Afr J Lab Clin Med.1957;3(3):209-31.
68. Esson K. The millennium development goals and tobacco control: an opportunity for global partnership. World Health Organization Report; 2004.
69. Ettinger NA, Senior RM. The lungs and abdominal diseases. In: Murray JF, Nadel JA. Textbook of respiratory medicine. 2nd ed. Philadelphia: Saunders; 1994. p. 2416-31.
70. Faruqi S, Murdoch RD, Allum F, Morice AH. On the definition of chronic cough and current treatment pathways: an international qualitative study. Cough. 2014;10:5.
71. Felson B. Chest roentgenology. Philadelphia: WB Saunders; 1973. 574p.
72. Ferreira Francisco FA, Pereira e Silva JL, Hochhegger B. Pulmonary alveolar microlithiasis. State-of-the-art review. Respir Med. 2013;107(1):1-9.
73. Ferreira S. et al. Esclerose tuberosa com envolvimento pulmonar. Rev Port Pneumol. 2010;16(2):339-44.
74. Field RW, Withers BL. Occupational and environmental causes of lung cancer. Clin Chest Med. 2012;33(4):681-703.
75. Fischer A, West SG, Swigris JJ et al. Connective tissue disease-associated interstitial lung disease. Chest. 2010;138(2):251-6.
76. Fiuza de Melo et al. Tuberculose. In: Veronesi: tratado de infectologia. Focacia R (ed). 4ª ed. 2. v. São Paulo: Editora Atheneu; 2009.
77. Flick MR. The lungs and gynecologic and obstetric disease. In: Murray JF, Nadel JA. Textbook of respiratory medicine. 2nd ed. Philadelphia: Saunders; 1994. p. 2475-88.
78. Flume PA, Mogayzel PJ Jr, Robinson KA et al. Cystic fibrosis pulmonary guidelines: pulmonary complications: hemoptysis and pneumothorax. Am J Respir Crit Care Med. 2010;182(3):298-306.
79. Flume PA, Mogayzel PJ Jr, Robinson KA et al. Cystic fibrosis pulmonary guidelines: treatment of pulmonary exacerbations. Am J Respir Crit Care Med. 2009;180(9):802-8.

80. Fonseca EC et al. Síndrome de Urbach-Wiethe: relato de caso. Arq Bras Oftalmol. 2007;70(4):689-92.

81. Foucher P, Camus P. The drug-induced respiratory disease website. Disponível em http://www.pneumotox.com. Acessado em 23/11/2014.

82. Foucher P, Phillipe C (ed). Pneumotox online. The drug-induced lung diseases. Disponível em http://www.pneumotox.com/index.php?fich=accueil&lg=en. Acessado em: 08/10/2006.

83. Frankel SK, Brown KK. Collagen vascular diseases of the lung. Clin Pulm Med. 2006;13(1):25-36.

84. Fraser RG, Paré JAP. Diagnóstico das doenças do tórax. 2ª ed. v. II. Rio de Janeiro: Manole; 1981.

85. Freundlich IM. Diffuse pulmonary disease: a radiologic approach. Philadelphia: Saunders; 1979.

86. Friedman HH (ed). Problem-oriented medical diagnosis. Philadelphia: Lippincott Williams & Wilkins; 2001.

87. Fukuyama S, Kawaoka Y. The pathogenesis of influenza virus infections: the contributions of virus and host factors. Curr Opin Immunol. 2011;23(4):481-6.

88. Gajalakshmi V, Peto R, Kanaka TS, Jha P. Smoking and mortality from tuberculosis and other diseases in India: retrospective study of 43000 adult male deaths and 35000 controls. Lancet. 2003;362(9383):507-15.

89. Galbany-Estragués P. Cuidados de enfermagem em pacientes com tuberculose em um sanatório espanhol 1943-1975. Rev Latino-Am Enfermagem. 2014;22(3):476-83.

90. Garg N, Khunger M, Gupta A, Kumar N. Optimal management of hereditary hemorrhagic telangiectasia. J Blood Med. 2014;15;5:191-206.

91. Garrison FH. Introduccion a la Historia de la Medicina. Tomo II. Trad.: Eduardo García de Real. Madrid: Calpe; 1922.

92. Gerber PA, Antal AS, Neumann NJ et al. Neurofibromatosis. Eur J Med Res. 2009;14(3):102-5.

93. Gibson P, Wang G, McGarvey L et al. Treatment of Unexplained Chronic Cough CHEST: Guideline and Expert Panel Report. Chest. 2016;149(1):27-44.

94. GINA: Global Srategy for Asthma Management and Prevention. Revised 2014. Disponível em: http://ginasthma.org/Updated 2016. Acessado em 06/04/2017.

95. Giovino GA, Mirza SA, Samet JM et al. Tobacco use in 3 billion individuals from 16 countries: an analysis of nationally representative cross-sectional household surveys. Lancet. 2012;380(98942):668-79.

96. Godoy I. Fogão a lenha: um passatempo agradável, uma rotina perigosa. J Bras Pneumol. 2008;34(9). Disponível em: http://www.scielo.br/scielo.php?script=sci_arttext&pid=S1806-37132008000900001. Acessado em 27/11/2014.

97. Goh NSL. Connective tissue disease and the lung. Clin Pulm Med. 2009;16:309-4.

98. GOLD. Global Initiative for Chronic Obstructive Lung Diseases 2015. GOLD Report (Internet). Disponível em: http://www.goldcopd.org/guidelines-global-strategy-for-diagnosis-

99. Gruzieva O, Merid SK, Melén E. An update on epigenetics and childhood respiratory diseases. Paediatr Respir Rev. 2014;15(4):348-54.

100. Guyatt G, Rennie D, Meade MO et al. Diretrizes para utilização da literatura médica. 2ª ed. Trad. Ananyr Porto Fajardo e Rita Brossard. Porto Alegre: Artmed; 2011.
101. Hecht SS. Tobacco smoke carcinogens and lung cancer. J Natl Cancer Inst. 1999;91(14):1194-210.
102. Hipertensão pulmonar e esclerose sistêmica. J Bras Pneumol. 2005;31(Supl 2):S24-7.
103. Hirbe AC, Gutmann DH. Neurofibromatosis type 1: a multidisciplinary approach to care. Lancet Neurol. 2014;13(8):834-43.
104. Hochhegger B, Irion K, Bello R et al. Entendendo a classificação, a fisiopatologia e o diagnóstico radiológico das bronquiectasias. Rev Port Pneumol. 2010;16(4):627-39.
105. Hoffmann D, Hoffmann I. The changing cigarette, 1950-1995. J Toxicol Environ Health. 1997;50(4):307-64.
106. Houaiss A, Villar MS. Dicionário Houaiss da língua portuguesa. Rio de Janeiro: Objetiva; 2001.
107. Huard RC, Febre M, Haas P et al. Novel genetic polymorfisms that further delineate the phylogeny of the Mycobacterium tuberculosis complex. J Bacteriol. 2006;188(12):4271-87.
108. Hubbard RC, Crystal RG. Alpha-1-antitrypsin augmentation therapy for alpha-1-antitrypsin deficiency. Am J Med. 1988;84(6A):52-62.
109. Hunt JM, Bull TM. Clinical review of pulmonary embolism: diagnosis, prognosis, and treatment. Med Clin North Am. 2011;95(6):1203-22.
110. Hyde RW. Dyspnea. In: Poe RH, Israel RH. Problems in pulmonary medicine for the primary physician. Philadelphia: Lea & Febiger; 1982.
111. IARC (Internacional Agency for Research on Cancer). Silica Some Silicates Coal Dust and Para-Aramid Fibrils. IARC Monographs on the Evaluation of the Carcinogenic Risk of Chemicals to Humans. V. 38, Lyon, France; 1997.
112. Ingbar DH. A systematic workup for hemoptysis. Contemp Intern Med. 1989;1:60-70.
113. Irfan M, Farook J, Hasan R. Community-acquired pneumonia. Curr Opin Pulm Med. 2013;19(3):2-11.
114. Irwin RS, Baumann MH, Bolser DC et al. Diagnosis and management of cough executive summary: ACCP evidence-based clinical practice guidelines. Chest. 2006;129(1 Suppl):1S-
115. Irwin RS, Boulet LP, Cloutier MM et al. (ed). Managing cough as a defense mechanism and as a symptom. Chest. 1998;114 (2 Suppl):133S-81S.
116. Irwin SR et al. Diagnosis and Management of Cough: ACCP Evidence-Based Clinical Practice Guidelines. Chest. 2006;129(1):1S-205S.
117. Israël-Biet D, Juvin K, Dang TK et al. Fibrose pulmonaire idiopathique: prise en charge diagnostique et thérapeutique en 2013. Rev Pneumol Clin. 2014;70(1-2):108-17.
118. Jemal A. Global burden of cancer: opportunities for prevention. Lancet. 2012;380(9856):1797-9.
119. Johnson SK, Naidu RK, Ostopowicz RC et al. Adolf Kussmaul: distinguished clinician and medical pioneer. Clin Med Res. 2009;7(3):107-2.
120. José RJ, Pariselneris JN, Brown J. Community-acquired pneumonia. Curr Opin Pulm Med. 2015;21:212-8.
121. Joshi M, Joshi A, Bartter T. Marijuana and lung diseases. Curr Opin Pulm Med. 2014;20:173-9.

122. Kairalla RA. Manifestações pulmonares das doenças do tecido conectivo (DTC). In: Zamboni M, Pereira CAC (eds). Pneumologia: diagnóstico e tratamento. São Paulo: Atheneu; 2006. p. 235-251.

123. Kanaji N, Watanabe N, Kita N et al. Paraneoplastic syndromes associated with lung cancer. World J Clin Oncol. 2014;5(3):197-223.

124. Keane MP, Lynch III JP. Pleuropulmonary manifestations of systemic lupus erythematosus. Thorax. 2000;55:159-66.

125. Knorst MM. Dor torácica. In: Barreto SSM (Org). Prática pneumológica. Rio de Janeiro: Guanabara Koogan; 2010. p. 19-27.

126. Knowles MR, Daniels LA, Davis SD et al. Primary ciliary dyskinesia. Recent advances in diagnostics, genetics, and characterization of clinical disease. Am J Respir Crit Care Med. 2013;188(8):913-22.

127. Krustins E. Mounier-Kuhn syndrome: a systematic analysis of 128 cases published within last 25 years. Clin Respir J. 2016;10(1):3-10.

128. Lange S, Walsh G. Doenças do tórax: diagnóstico por imagem. 2a ed. Trad. Raimundo Gesteira. Rio de Janeiro: Revinter; 2002.

129. Lanken PN, Fishman AP. Clubbing and hypertrophic osteoarthropaty. In: Fishmman AP. Pulmonary disease and disorders. V. I. New York: McGraw-Hill Book Co; 1980. p. 85-6.

130. Laveneziana P, Similowskia T, Morelot-Panzini C. Multidimensional approach to dyspnea. Curr Opin Pulm Med. 2015;21(2):127-32.

131. Lazzarini-de-Oliveira LC, Franco CACB, Salles CLG, Oliveira A Jr. 38-year-old man with tracheomegaly, tracheal diverticulosis, and bronchiectasis. Chest. 2001;120:1018-20.

132. Lebwohl M. Manifestações cutâneas das doenças sistêmicas. Trad.: Soraya Imon de Oliveira. MedicinaNet. Disponível em http://medicinanet.com.br/conteudos/acp-medicine/4396/manifestacoes_cutaneas_das_doencas_sistemicas_%E2%8 0%93_mark_lebwohl_ md.htm. Acessado em 02/01/2015.

133. Li H, Groshong SD, Lynch D et al. Eosinophilic lung disease. Clin Pulm Med. 2010;17(2):66-74.

134. Light RW, Lee YCG (ed). Textbook of pleural diseases. 2nd ed. London: CRC Press; 2008.

135. Light RW. Pleural effusion. N Engl J Med. 2002;346(25):1971-7.

136. Light RW. The Light criteria: the beginning and why they are useful 40 years later. Clin Chest Med. 2013;34:21-6.

137. Lobo LJ, Zariwala MA, Noone PG. Primary ciliary dyskinesia. QJM. 2014;107(9):691-9.

138. Lommatzsch M, Julius P, Lück W, Bier A, Virchow JC. Hypertrophic pulmonary osteoarthropathy as a cue for NSCLC: four cases in the light of the current literature. Pneumologie. 2012;66(2):67-73.

139. Lovibond JL. Diagnosis of clubbed fingers. Lancet. 1938;1:363-4.

140. Lundsgaard C, Van Slyke D, Abbott ME. Cyanosis. Can Med Assoc J. 1923;13(8):601-4.

141. Lundsgaard C. Studies on cyanosis: primary causes of cyanosis. https://www.google.com.br/ search?q=Christen+Lundsgaard&tbm=isch&tbo=u&source=univ&sa=X&ei=B8gEVa3dIM TFggS7t4OACg&ved=0CB0QsAQ&biw=1252&bih=581J Exp Med. 1919;30(3):259-69.

142. Ma QY, Chen J, Wang SH et al. Interleukin 17A genetic variations and susceptibility to non-

143. Ma T, Ren J, Yin J, Ma Z. A pedigree with pulmonary alveolar microlithiasis: a clinical case report and literature review. Cell Biochem Biophys. 2014;70(1):565-72.
144. Maayan HC. Respiratory aspects of Riley-Day syndrome: familial dysautonomia. Paediatr Respir Rev. 2006;7 Suppl 1:S258-9.
145. Mahler DA, Selecky PA, Harrod CG, Benditt JO, Carrieri-Kohlman V, Curtis JR et al. American College of Chest Physicians consensus statement on the management of dyspnea in patients with advanced lung or heart disease. Chest. 2010;137(3):674-91.
146. Malfait F, De Paepe A. The Ehlers-Danlos syndrome. Adv Exp Med Biol. 2014;802:129-43.
147. Mançano A, Marchiori E, Zanetti G et al. Pulmonary complications of crack cocaine use: high-resolution computed tomography of the chest. J Bras Pneumol. 2008;34(5):323-7.
148. Mann B. Eosinophilic lung disease. Clinical medicine: circulatory, respiratory and pulmonary medicine. 2008;2:99-108.
149. Marik PE, Kaplan DMA. Aspiration pneumonia and dysphagia in the elderly. Thorax. 2003;124(1):328-6.
150. Marques A, Félix M, Barata F et al. Síndroma de Mounier-Kuhn: uma causa rara de infecções respiratórias de repetição. Rev Port Pneumol. 2007;13(5):721-27.
151. Martins HS. Dor torácica. In: Martins HS et al. Emergências clínicas: abordagem prática. 7ª ed. Barueri, SP: Manole; 2012.
152. Martins M, Neves N, Estanqueiro P, Salgado M. Hipocratismo digital: quando os dedos denunciam...Hospital Pediátrico de Coimbra (HPC). Disponível em: http://saudeinfantil.asic.pt/ download.php?article_id=62. Acessado em 12/12/2014.
153. McGee SR. Evidence-based physical diagnosis. 3rd ed. Philadelphia: Elsevier Saunders; 2012.
154. Mégarbane B, Chevillard L. The large spectrum of pulmonary complications following illicit drug use: features and mechanisms. Chem Biol Interact. 2013;206(3):444-51.
155. Melhem MSC. Histoplasmose. In: Veronesi: tratado de infectologia. Focacia R (ed). 4ª ed. São Paulo: Atheneu; 2009.
156. Mendonça EMC, Algranti E, Cruz da Silva RC et al. Bissinose e asma ocupacional em trabalhadores de uma fiação de linho em Sorocaba – SP. J Bras Pneumol. 1995;21(1):1-8.
157. Meyer CG, Thye T. Host genetic studies in adult pulmonary tuberculosis. Semin Immunol. 2014;26(6):445-53.
158. Michelson E, Hollrah S. Evaluation of the patient with shortness of breath: an evidence based approach. Emerg Med Clin North Am. 1999;17(1):221-37.
159. Millar RS. Leo schamroth: his contributions to clinical electrocardiography. Cardiovasc J Afr. 2009;20(1):28-9.
160. Miller A. Inspiratory flows and flow-volume loops in the diagnosis of upper airways obstruction. In: Miller A (ed). Pulmonary function tests in clinical and occupational diseases. Orlando: Grune & Stratton Inc.; 1986. pp. 53-62.
161. Minai OA, Sullivan EJ, Stoller JK. Pulmonary involvement in Niemann-Pick disease: case report and literature review. Respir Med. 2000;94(12):1241-51.
162. Montani D, Coulet F, Girerd B et al. Pulmonary hypertension in patients with neurofibromatosis type I. Pneumonol Alergol Pol. 2012;80(2):152-7.

163. Moreira JS. Hipocratismo digital: determinação radiológica. J Pneumol. 1978;4(2):61-7.
164. Morgenthau AS, Padilla ML. Spectrum of fibrosing diffuse parenchymal lung disease. Mt Sinai J Med. 2009;76(1):2-23.
165. Mota P, Silva HC, Soares MJ et al. Genetic polymorphisms of phase I and phase II metabolic enzymes as modulators of lung cancer susceptibility. J Cancer Res Clin Oncol. 2015;141(5):851-60.
166. Moulton BC, Barker AF. Pathogenesis of bronchiectasis. Clin Chest Med. 2012;33(2):211-7.
167. Mullerpattan JB, Udwadia ZF, Udwadia FE. Tropical pulmonary eosinophilia-a review. Indian J Med Res. 2013;138(3):295-302.
168. In: Murray JF, Nadel JA. Textbook of respiratory medicine. 2nd ed. Philadelphia: Saunders; 1994. pp. 545-558.
169. Nascimento GM, Nunes CS, Menegotto PF, Raskin S, Almeida N. Cutis laxa: case report. An Bras Dermatol. 2010;85(5):684-6.
170. Nóbrega BR, Figueiredo SS, Cavalcante LP et al. Traqueobroncomegalia (síndrome de Mounier-Kuhn) – relato de caso e revisão da literatura. Radiol Bras. 2002;35(3):273-82.
171. Nogueira DP, Gopelzer BF, Cox JW, Sauia N. Bissinose no município da capital do Estado de S. Paulo, Brasil. Rev Saúde Pública. 1973;7(3):251-72.
172. Norbet C, Joseph A, Rossi SS, Bhalla S, Gutierrez FR. Asbestos-related lung disease: a pictorial review. Curr Probl Diagn Radiol. 2015;44(4):371-82.
173. Norcliffe-Kaufmann L, Kaufmann H. Familial dysautonomia (Riley-Day syndrome): when baroreceptor feedback fails. Auton Neurosci. 2012;172(1-2):26-30.
174. Noyes BE, Lechner AJ. Apresentação e tratamento da fibrose cística. In: Lechner AJ, Matuschak GM. Pulmões: uma abordagem integrada à doença. Trad.: Idilia Ribeiro Vanzellotti. Porto Alegre: AMGH, 2013.
175. O'Brian CP. Adicção a drogas. In: As bases farmacológicas da terapêutica de Goodman & Gilman. Brunton LL, Chabner BA, Kanollmann BC (Orgs). Trad.: Augusto Langelor et al. 12a ed. Porto Alegre: AMGH; 2012. p. 661-3.
176. O'Donnell AE. Bronchiectasis. Chest. 2008;134:815-23.
177. Oliva IB, Cortopassi F, Rubinowitz AN. Clinical characteristics and imaging features of smoking-related lung diseases. Clin Pulm Med. 2014;21:86-95.
178. Paciej R, Vyshedskiy A, Bana D, Murphy R. Squawks in pneumonia. Thorax. 2004;59(2):177-8.
179. Parshall MB, Schwartzstein RM, Adams L, Banzett RB, Manning HL, Bourbeau J et al. An official American Thoracic Society statement: update on the mechanisms, assessment, and management of dyspnea. Am J Respir Crit Care Med. 2012;185(4):435-52.
180. Pasterkamp H, Kraman SS, Wodicka GR. Respiratory sounds. Am J Resp Crit Care Med. 1997;156(3):974-87.
181. Patel VK, Naik SK, Naidich DP et al. A practical algorithmic approach to the diagnosis and management of solitary pulmonary nodules. Part 2: Pretest probability and algorithm. Chest. 2013;143(3):840-6.
182. Pereira IC, Zacharias LC, Zagui R et al. Granulomatose de Wegener: relatos de casos. Arq Bras Oftalmol. 2007;70(6):1010-5.
183. Perez ERF, Brown KK. Fibrotic hypersensitivity pneumonitis. Curr Respir Care Rep. 2014;3:170-8.

184. Pierson DM, Ionescu D, Qing G et al. Pulmonary fibrosis in hermansky-pudlak syndrome. a case report and review. Respiration. 2006;73(3):382-95.
185. Pierce AM, Lee KB. Obesity hypoventilation syndrome: current theory of pathogenesis. Curr Opin Pulm Med. 2015;21(6):557-62.
186. Pineda C, Martínez-Lavín M. Hypertrophic osteoarthropathy. Rheum Dis Clin North Am. 2013;39(2):383-400.
187. Pinto LA, Stein RT, Kabesch M. Impact of genetics in childhood asthma. J Pediatr (Rio J). 2008;84(4 Suppl):S68-75.
188. Pneumotox: online [Internet]. Dijon: Pneumotox. Disponível em www.pneumotox.com. Acessado em 26/11/2014.
189. Prasad M, Tino G. Bronchiectasis. Part 1: Presentation and diagnosis. J Resp Dis. 2007;28:(12):545.
190. Pynn MC, Thornton CA, Davies GA. Asthma pathogenesis. Pulmão RJ. 2012;21(2):11-7.
191. Rachdi R, Kaabi M, M'Hamdi H et al. [Potter's reno-facial syndrome]. Tunis Med. 2004;82(7):690-7.
192. Radke RM, Baumgartner H. Diagnosis and treatment of Marfan syndrome: an update. Heart. 2014;100(17):1382-91.
193. Raghu G, Collard HR, Egan JJ et al. An official ATS/ERS/JRS/ALAT statement: idiopathic pulmonary fibrosis: evidence-based guidelines for diagnosis and management. Am J Respir Crit Care Med. 2011;183:788-824.
194. Regan GM, Tagg B, Thompsom ML. Subjective assessment and objective mensurement of finger clubbing. Lancet. 1967;1(7489):530-2.
195. Renzoni E, Srihari V, Sestini P. Pathogenesis of idiopathic pulmonary fibrosis: review of recent findings. F1000Prime Rep. 2014;6:69.
196. Restrepo CS, Carrillo JA, Martínez S et al. Pulmonary complications from cocaine and cocaine-based substances: imaging manifestations. Radiographics. 2007;27(4):941-56.
197. Rezende RSD et al. Dermatomiosite paraneoplásica por câncer de pulmão. Med Cutan Iber Lat Am. 2012;40(4):120-2.
198. Ribeiro L. A luta contra a tuberculose no Brasil: apontamentos para a sua história. Rio de Janeiro: Editorial Sul Americana, SA; 1956.
199. Ritz T, Bobb C, Griffiths C. Predicting asthma control: the role of psychological triggers. Allergy Asthma Proc. 2014;35:390-7.
200. Rocco G, Morabito A, Muto P. Management of Lung Cancer in the Elderly. CML - Lung Cancer. 2013;7(2):33-44.
201. Rohatgi PK. Radiological evaluation of interstitial lung disease. Curr Opin Pulm Med. 2011;17:337-45.
202. Rosemberg J. Mecanismo imunitário da tuberculose síntese e atualização. Bol Pneumol Sanit 2001;9(1):35-59.
203. Rosemberg J. Tuberculose – aspectos históricos, realidades, seu romantismo e transculturação. Bol Pneumol Sanit. 1999;7(2):5-29.
204. Rosen D, Roux FJ, Shah N. Sleep and breathing in congestive heart failure. Clin Chest Med. 2014;35(3):521-34.

205. Rubin BK. Secretion properties, clearance, and therapy in airway disease. Transl Respir Med. 2014;10:2-6.

206. Ryan NM, Gibson PG, Birring SS. Arnold's nerve cough reflex: evidence for chronic cough as a sensory vagal neuropathy. J Thorac Dis. 2014;6(Suppl 7):S748-52.

207. Ryan NM. A review on the efficacy and safety of gabapentin in the treatment of chronic cough. Expert Opin Pharmacother. 2015;16(1):135-45.

208. Sabbagh EP, Mordojovich GR, Undurragma FM. Anatomía radiológica del tórax. Rev Chil Enf Respir. 2012;28:109-37.

209. Sahn SA. The pleura. Am Rev Respir Dis. 1998;138:184-234.

210. Salerno D, Delwaide J, Detry O. L'hippocratisme digital. Rev Med Liège. 2010;65(2):88-92.

211. Salvi S. Tobacco smoking and environmental risk factors for chronic obstructive pulmonary disease. Clin Chest Med. 2014;35(1):17-27.

212. Samet JM. Environmental causes of lung cancer. 46 th Annual Thomas L. Petty Lung Conference: Lung Cancer: Early Events, Early Interventions Chest V. 125/Number 5 Supplement/ May, 2004.

213. Santana ANC et al. Acometimento pulmonar na doença de Behçet: uma boa experiência com o uso de imunossupressores. J Bras Pneumol. 2008;34(6):362-6.

214. São Paulo F. Linguagem médica popular no Brasil. Vol. I e II. Rio de Janeiro: Livraria A Capital dos Livros; 1936.

215. Sarkar M, Mahesh DM, Madabhavi I. Digital clubbing. Lung India. 2012;29(4):354-62.

216. Sasso AAD, Belém LC, Zanetti G et al. Birt-Hogg-Dubé syndrome. State-of-the-art review with emphasis on pulmonary involvement. Respir Med. 2015;109(3):289-96.

217. Schilling RSF. More effective prevention in occupational health practice. J Soc Occup Med. 1984;34(3):71-9.

218. Schwartz AG, Ruckdeschel JC. Familial lung cancer: genetic susceptibility and relationship to chronic obstructive pulmonary disease. Am J Respir Crit Care Med. 2006;173(1):16-22.

219. Schwartz AG. Genetic predisposition to lung cancer. Chest. 2004;125:86S-9S.

220. Schweitzer LC, Lipnharski F, Prezzi SH. Poncet's arthritis: case report. Rev Bras Reumatol. 2011;51(4):391-3.

221. Seward SL Jr, Gahl WA. Hermansky-Pudlak syndrome: health care throughout life. Pediatrics. 2013;132(1):153-60.

222. Shang S, Ordway D, Henao-Tamayo M et al. Cigarette smoke increases susceptibility to tuberculosis--evidence from in vivo and in vitro models. J Infect Dis. 2011;203(9):1240-8.

223. Shetty S, Parthasarathy S. Obesity hypoventilation syndrome. Curr Pulmonol Rep. 2015;4(1):42-55.

224. Schuhmann M, Brims FJH, O'Reilly KMA. Asbestos-related lung disease: An Update. Clin Pulm Med. 2011;18:265-73.

225. Simpson WL, Hermann G, Balwani M. Imaging of Gaucher disease. World J Radiol. 2014;6(9):657-68.

226. Smith JA, Kauffman CA. Pulmonary fungal infections. Respirology. 2012;17(6):913-26.

227. Smith VM, Shoemark A, Nisbet M et al. When to think of bronchiectasis and the investigations to perform. Clin Pulm Med. 2010;17(1):7-13.

228. Stern G. Niemann-Pick's and Gaucher's diseases. Parkinsonism Relat Disord. 2014;Suppl 1:S143-6.

229. Stockley RA. Alpha 1-antitrypsin review. Clin Chest Med. 2014;35(1):39-50.

230. Stoller JK, Lacbawan FL, Aboussouan LS. Alpha-1 antitrypsin deficiency. GeneReviews® [Internet]. Disponível em: http://www.ncbi.nlm.nih.gov/pubmed/20301692. Acessado em 29/11/2014.

231. Talley NJ, O'Connor SO. Clinical examination: a systematic guide to physical diagnosis. 7th ed. Australia: Elsevier; 2014.

232. Tashkin DP. Airway effects of marijuana, cocaine, and other inhaled illicit agents. Curr Opin Pulm Med. 2001;7(2):43-61.

233. Taveira-DaSilva AM, Moss J. Management of lymphangioleiomyomatosis. F1000Prime Rep. 2014;6:116.

234. Terasaki G, Paauw DS. Evaluation and treatment of chronic cough. Med Clin North Am. 2014;98(3):391-403.

235. Thomas JM, Musani AI. Malignant Pleural Effusions. Clin Chest Med. 2013;34(3):459-71.

236. Torres B. Pneumologia. Rio de Janeiro: Guanabara Koogan; 2005. p. 30.

237. Toujani S, Ben Salah N, Cherif J et al. La primo-infection et la tuberculose pulmonaire. Rev Pneumol Clin. 2015;71(2-3):73-82.

238. Travis WD, Costabel U, Hansell DM et al. An official American Thoracic Society/European Respiratory Society Statement: Update of the international multidisciplinary classification of the idiopathic interstitial pneumonias. Am J Respir Crit Care Med. 2013;188(6):733-48.

239. Tylki-Szymańska A. Mucopolysaccharidosis type II, Hunter's syndrome. Pediatr Endocrinol Rev. 2014;Suppl 1:107-13.

240. Valadas E, Antunes F. Tuberculosis, a re-emergent disease. Eur J Radiol. 2005;55(2):154-7.

241. Vanier MT. Niemann-Pick diseases. Handb Clin Neurol. 2013;113:1717-21.

242. Varaine F, Henkens M, Grouzard V (eds). Médicins Sans Frontiers – Guidelines. Tuberculosis. 5th ed. Translat: C. Lopez-Serraf, N. Friedman; 2010.

243. Vassallo R, Ryu JH. Smoking-related interstitial lung diseases. Clin Chest Med. 2012;33:165-78.

244. Vendrell M, Gracia J, Olveira C et al. Diagnosis and treatment of bronchiectasis. Recommendations of the Spanish Society of Pulmonology and Thoracic Surgery (SEPAR). Arch Bronconeumol. 2008;44(11):629-40.

245. Vestbo J. COPD: definition and phenotypes. Clin Chest Med. 2014;35(1):1-6.

246. Vijayan VK. Tropical pulmonary eosinophilia: pathogenesis, diagnosis and management. Curr Opin Pulm Med. 2007;13(5):428-33.

247. Volkow ND, Baler RD, Compton WM, Weiss SRB. Adverse health effects of marijuana use. N Engl J Med. 2014;370(23):2219-27.

248. Wagner M, Chang Chien KC, Aidara O et al. Imagerie des pneumopathies infiltratives diffuses chroniques en tomodensitométrie: du diagnostic à la quantification automatisée. Rev Mal Resp. 2011;28(10):1207-15.

249. Walker HK, Hall WD, Hurst JW (eds). Clinical methods: the history, physical, and laboratory examinations. 3rd ed. Boston: Butterworths; 1990.

250. Wang K, Gill P, Perera R et al. Clinical symptoms and signs for the diagnosis of Mycoplasma pneumoniae in children and adolescents with community-acquired pneumonia. Cochrane Database Syst Rev. 2012;10:CD009175.

251. Wang Y, Ni J, Sun Z, Chen S et al. The influence of XRCC1 genetic variants on lung cancer susceptibility in Chinese Han population. Gene. 2015;556(2):127-31.

252. Warren P. The evolution of the sanatorium: the first half-century, 1854-1904. Can Bull Med Hist. 2006;23(2):457-76.

253. Wells AU, Nicholson AG, Hansell DM. Challenges in pulmonary fibrosis. 4: smoking-induced diffuse interstitial lung diseases. Thorax. 2007;62(10):904-10.

254. West JB. Fisiopatologia pulmonar: princípios básicos. Trad. André Garcia Isbão, Edison Moraes Rodrigues Filho. 8ª ed. Porto Alegre: Artmed; 2014.

255. Wiener RS, Ouellette DR, Diamond E et al. The choosing wisely top five list in adult pulmonary medicine. Chest. 2014;145(6):1383-91.

256. Wijdicks EF. Biot's breathing. J Neurol Neurosurg Psychiatry. 2007;78(5):512-3.

257. Wilson LD, Detterbeck FC, Yahalom J. Superior vena cava syndrome with malignant causes. N Engl J Med. 2007;356(18):1862-9.

258. Woodhead M, Blasi F, Ewig S et al. Guidelines for the management of adult lower respiratory tract infections--full version. Clin Microbiol Infect. 2011;17 Suppl 6:E1-59.

259. World Health Organization (WHO). International agency for Research on Cancer. GLOBOCAN 2012. Estimated Cancer Incidence. Mortality and Prevalence Worldwide in 2012. Disponível em: http://globocan.iarc.fr/ Default.aspx. Acessado em 30/01/2015.

260. Wuyts WA, Cavazza A, Rossi G et al. Differential diagnosis of usual interstitial pneumonia: when is it truly idiopathic? Eur Respir Rev. 2014;23:308-19.

261. Xia J, Shi L, Zhao L, Xu F. Impact of vitamin D supplementation on the outcome of tuberculosis treatment: a systematic review and meta-analysis of randomized controlled trials. Chin Med J (Engl). 2014;127(17):3127-34.

262. Xu K-F, Lo BH. Lymphangioleiomyomatosis: differential diagnosis and optimal management. Ther Clin Risk Manag. 2014;10:691-700.

263. Yamashita CM, Lynch D, Downey GP. Lymphangioleiomyomatosis. Clin Pulm Med. 2008;15(6):325-31.

264. Yeung SC, Habrab MA, Thosani SN. Lung cancer-induced paraneoplastic syndromes. Curr Opin Pulm Med. 2011;17(4):260-8.

265. Yim JJ, Selvaraj P. Genetic susceptibility in tuberculosis. Respirology. 2010;15(2):241-56.

Índice remissivo

C

D

E

F

G

H

T

U

V